名老中医临床用药心得丛书

邓铁涛
用药心得十讲

顾问　邓铁涛
主编　邱仕君

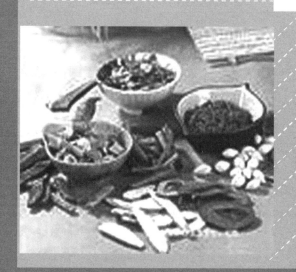

中国医药科技出版社

内 容 提 要

　　本书是对我国当代著名中医学家、国医大师邓铁涛教授临床用药经验整理总结的一部著作，共分十讲，分别从辨证、组方、药物、疗法等诸多方面阐述邓教授的用药特色和制方思路。

　　本书是广大在校师生、中医临床工作者及中医学爱好者必读之参考。

图书在版编目（CIP）数据

　　邓铁涛用药心得十讲/邱仕君主编. —北京：中国医药科技出版社，2012.1（2024.8重印）

　　（名老中医临床用药心得丛书）

　　ISBN 978 - 7 - 5067 - 5227 - 5

　　Ⅰ.①邓…　Ⅱ.①邱…　Ⅲ.①中药学：临床药学 - 经验　Ⅳ.①R285.6

中国版本图书馆 CIP 数据核字（2011）第 224742 号

美术编辑　陈君杞
版式设计　郭小平

出版　**中国医药科技出版社**
地址　北京市海淀区文慧园北路甲 22 号
邮编　100082
电话　发行：010 - 62227427　邮购：010 - 62236938
网址　www. cmstp. com
规格　710×1020mm $^{1}/_{16}$
印张　13 $^{1}/_{2}$
字数　336 千字
版次　2012 年 1 月第 1 版
印次　2024 年 8 月第 11 次印刷
印刷　大厂回族自治县彩虹印刷有限公司
经销　全国各地新华书店
书号　ISBN 978 - 7 - 5067 - 5227 - 5
定价　28.00 元

本社图书如存在印装质量问题请与本社联系调换

《名老中医临床用药心得丛书》

总编委会

学术顾问	邓铁涛	李济仁	李振华
	杨志一	徐宜厚	
总 主 编	吴少祯		
副总主编	王应泉	许 军	李 燕
编 委	（按姓氏笔画排序）		
	王 朔	白 极	冯世伦
	刘成丽	刘建青	许东雷
	杨扶国	李 艳	李 尊
	邱仕君	张 弛	陆鸿元
	范志霞	金芬芳	赵燕宜
	徐宜厚	徐蓉娟	郭天玲
	阎小萍	董 旭	

前　言

邓铁涛教授是我国当代著名的中医学家。在长达70多年的医疗、教学、科研实践中，邓教授融古贯今，提出了一系列对现代中医学发展影响深远的理论学说，在中医临床医疗、医学教育和科学研究等多个领域中皆有建树，为当代中医药事业的发展做出了卓越的贡献。2005年6月被科技部聘为国家重点基础研究发展计划（973计划）中医理论基础研究专项首席科学家。2009年5月被国家人力资源和社会保障部、卫生部、国家中医药管理局评选为"国医大师"。

邓教授是一位学验俱丰的临床大家，在学术上重视脾胃学说的继承与发扬，倡导气血痰瘀相关，力主寒温统一治外感热病，提出"五脏相关学说"并致力于研究其临床运用；在临床上擅长诊治疑难杂病，对冠心病、重症肌无力（危象）、肝硬化、硬皮病、风湿性心脏病等现代重大疑难疾病的治疗，积累了丰富的临床用药经验。总结邓教授的用药经验，不仅是对其临床经验的提炼，也是对其学术思想的发扬。

本书将对邓铁涛教授临床用药经验进行整理，总结为10个专题进行阐述。第一讲是五脏相关学说指导临床用药心得，主要探讨如何运用五脏相关学说指导用药，防治重症肌无力（危象）、冠心病、慢性肝炎肝硬化、慢性阻塞性肺疾病等现代重大疾病以及疑难危重病。第二讲是临证用药心得，以邓教授临证擅长诊治的9个病证为例，介绍其运用中医理论进行辨证用药的经验。第三讲精选邓教授经多年临床实践总结的23个自拟方。第四、五讲选介邓教授常用的29个古方，分析其用药经验。第六讲总结邓教授临床善用的一些效验药对。第七讲选取邓教授常用的13味中药，介绍其临床运用单味药的心得。邓教授幼承家技，又于岭南行医70余年，对于岭南中草药的应用得心应手，此经验收载于第八讲岭南草药应用心得中。邓教授既擅长运用内服方药，又十分注重饮食调养和外治之用药方法，因此本书于第九、十讲专列了食疗保健方和外治法用药心得，以期比较全面地反映邓教授的学术主张和用药经验。

本书参考了邓铁涛教授的多部学术专著如《邓铁涛医学文集》、《邓铁涛临床经验辑要》、《邓铁涛医案与研究》、《中国百年百名中医临床家丛书——邓铁涛》、《邓铁涛学术思想研究》、《邓铁涛审定中医简便廉验治法》等。另外本书在编写过程中，得到广州中医药大学刘小斌教授、邓铁涛研究所陈安琳老师的大力支持和指导，谨此志谢。

编　者

2011年8月

前　言

目 录

目

录

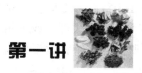

第一讲

五脏相关学说指导临床用药心得

中医五脏相关学说是继承中医五行学说的学术精髓，融合历代医家脏腑辨证的学术精华，基于当代名老中医临床实践形成的临床理论学说，是指导中医临床辨证用药的一种思维模式，对现代重大疑难疾病的防治具有重要意义。

1988 年，邓教授在《略论五脏相关取代五行学说》文中指出："事实上，近二三十年来我一直在用五脏相关学说指导临床实践，对于杂病之辨证论治尤其如此。"邓教授丰富的临床诊疗经验，为"五脏相关"这一原创性学说的提出奠定了客观基础，而以"五脏相关学说"作为临床理论和中医学方法论指导，又进一步提高了临床疗效。

邓铁涛教授运用五脏相关理论指导临床用药，主要体现在对重症肌无力（包括危象）、冠心病、慢性肝炎肝硬化、慢性阻塞性肺疾病等现代常见疾病以及疑难危重病的防治。

一、"脾胃虚损，五脏相关"理论指导重症肌无力辨治及危象救治

【五脏相关论治】

"脾胃虚损，五脏相关"是邓铁涛教授应用中医理论认识西医"重症肌无力"病症提出的学术论点。"脾胃虚损"语出金元李杲《兰室秘藏·脾胃虚损论》，语曰："脾胃既损，是真气、元气败坏，促人之寿。"此语是中医学对重症肌无力疾病本质的认识。"五脏相关"则概括了重症肌无力及其危象发生后复杂的临床证候。

重症肌无力是一种由乙酰胆碱受体抗体引起的自身免疫性疾病，主要临床特征为受累肌肉极易疲劳，经休息后可部分恢复。全身肌肉均可受累，以眼肌为主，呼吸肌受累则出现肌无力危象，甚至危及生命。根据该病的临床表现，当属中医学虚损证，可归为"痿证"范畴，分别相当于中医学的"睑废"或"胞垂'、"视歧"、"头倾"、"痿证"和"大气下陷"等病证。

本病的病因病机可归纳为先天禀赋不足，后天失调，或情志刺激，或外邪所伤，或疾病失治，或病后失养，导致脾胃气虚，渐而积虚成损。其主要病机为脾胃虚损，而与他脏有密切关系。脾胃为后天之本，气血生化之源，居于中焦，为气机升降之

枢。脾主升主运，脾虚气陷，则升举无力，上睑属脾，故提睑无力而下垂。肝藏血，开窍于目，肝受血而能视；肾藏精，"五脏六腑之精，皆上注于目而为之精"，"精脱则视歧，视歧见两物"。脾胃虚损，气血生化乏源，肝血不足，肝窍失养，或肾精不足，则可见复视、斜视、眼球活动受限或视物模糊。脾主肌肉四肢，脾虚生化濡养不足，则四肢痿软不能遂用。心主血脉，其华在面，脾虚不能化生气血上荣于心，则可见面色无华，表情呆滞。胃主降主纳，咽为胃之系，上接口腔，下通胃腑，脾胃虚损，受纳运化无权，则可见吞咽困难。肺主声，肾主纳气，脾土虚损则不能充养肺金，滋养肾气，致使气机无力鼓动声门则出现构音不清或声嘶。气出于肺而根于肾，脾于中间斡旋转运，则宗气充足以司呼吸。若脾胃虚损则枢机不利，聚湿生痰，壅阻于肺，故可见胸闷、胸痛、气促等。肾主骨，脾虚及肾，则可见颈软无力或腰酸隐痛。若肾不纳气，气难归根，甚或大气下陷，而出现肌无力危象。肌无力危象之呼吸困难，是由脾气亏虚，大气下陷，不能主司呼吸所致。

邓教授提出：重症肌无力的病理机转始终以脾胃虚损为中心环节，并贯穿于本病的全过程，这就是本病辨证论的着眼点。根据《内经》"虚则补之"、"损者益之"的原则，治疗该病当以补脾益损、升阳举陷为大法，兼顾养血益精固肾，机圆法活处理五脏兼证。急则治其标，缓则治其本，肌无力危象以标证为主要矛盾，提倡中西医结合进行抢救。

【用药心得】

1. 强肌健力，补脾益损

邓教授在长期临床实践基础上，自拟强肌健力饮为基本方加减治疗重症肌无力，主要药物为：黄芪60g，五爪龙60g，党参30g，白术15g，柴胡10g，升麻10g，当归10g，陈皮5g，炙甘草5g。小儿常加用枸杞子、独脚金。

本方源于李东垣之补中益气汤，但又异于原方。东垣用药偏轻，意在升发脾阳，以达补益中气，健运脾胃。本方参、芪、术之用量较大，乃针对脾胃虚损而设，且增加五爪龙一味，使其益损强肌之力倍增。五爪龙是邓教授常用的一味岭南中药，功似黄芪，能补脾益肺，生气而不助火，又称"南芪"，与黄芪南北呼应。此方对眼睑下垂者效好。若有吞咽困难、构音不清，可用茯苓、枳壳代替当归、升麻、柴胡，此又称为强肌健力Ⅱ号方。病情稳定的患者可两方交替长期服用。

邓教授在用此方治疗肌肉疾病时，黄芪的用量，儿童一般为20~30g，成人则一般从60g起用，待患者服后无不适症状加至90g；再视病情需要逐渐加大用量，120g为常用量，最大量用至240g。

2. 五脏兼证，用药加减

邓教授用"脾胃虚损，五脏相关"理论指导重症肌无力临床治疗，认为善治脾者，能安五脏，脾胃虚损是该病主要证型，出现五脏兼证者，可以在强肌健力饮基础上加减用药。兼肝血不足者，复视、斜视明显，可加首乌以养肝血，或加枸杞子、山萸肉同补肝肾；兼肾虚者，抬颈无力或腰脊酸软者，加枸杞子、狗脊以补肾壮腰；阳虚者，腰酸，夜尿多，加菟丝子、桑椹子、杜仲、桑螵蛸固肾缩泉；阳虚明显，畏寒肢冷者，选加巴戟天、肉苁蓉、淫羊藿、紫河车、鹿角胶、锁阳、关沙苑等以温壮肾阳；肾阴虚者，口干咽燥，加旱莲草、女贞子以滋养肾阴；肾阳虚明显加山萸肉，或加服六味地黄丸；兼心血不足者，心悸、失眠，夜寐多梦，加熟枣仁、夜交藤养心安神；兼胃阴虚者，口干，苔剥，党参易太子参，加石斛、小环钗以养胃阴；兼痰湿壅肺者，胸闷、气促，加茯苓、桔梗、橘络、百部、紫菀；兼湿滞者，苔白厚或白浊者，加茯苓、薏苡仁以化湿；兼痰湿者，咳嗽痰黏，加薏苡仁、茯苓、浙贝母，陈皮改用橘络；兼前额眉心痛，加山萸肉、生牡蛎；兼手臂酸痛，加桑寄生；吞咽困难者，以枳壳易陈皮，加桔梗一升一降，以调畅气机。

3. 并发症的用药经验

本病常兼见多种病证，兼外感表证，鼻塞流涕，咽痒咽痛，咳嗽咯痰，恶寒发热，头痛等症状，可服强肌健力饮之轻剂，酌加入豨莶草、桑叶、玄参、百部、千层纸、胖大海、紫菀、浙贝母等；合并甲状腺功能亢进症（以下简称甲亢），加山慈菇、炒山甲、生牡蛎；胸腺肿瘤或胸腺肥大，加山慈菇、玄参、浙贝母；合并高血压，选加鳖甲、牛膝、石决明；慢性肝炎，加川草薢、珍珠草、山药；肾炎血尿，加山药、玉米须、珍珠草、小叶凤尾草；肌肉萎缩，加紫河车；月经量少不通，加路路通、王不留行；月经过多，加阿胶；长期服用激素治疗者易致湿浊壅滞，加薏苡仁、茯苓化湿减轻激素副作用。

由于病程日久，病情缠绵，脾肾阳衰致气血运行不畅，而兼有气血瘀滞经络之象，舌暗红，尖边有瘀点、瘀斑，脉涩，可酌加丹参、当归、桃仁、红花等活血通络之品。瘀象明显者须加搜剔络中瘀血的蜈蚣、全蝎、僵蚕等虫类药。

久经中西药治疗疗效不满意，出现眼球活动受限，或固定不移，或斜视，可考虑配合梅花针治疗。眼睑属脾，眼球瞳仁属肾，根据五脏相关学说眼球活动受限是脾虚及肾，病情较重，治疗难度较大。药物内服配合梅花针治疗，可明显改善患者症状。

【临证体会】

本病为脾胃虚损之顽疾，病程长，易复发，故不论中药、西药都需长期服用。用大剂量激素冲击疗法，在病情好转后不能减药太快或骤然撤药，否则极易导致病情复发，甚至加重，严重时还可诱发危象。在服用中药的同时，如果病情渐有好转，且病情控制较稳定时，可逐渐减少激素用量，一般每月递减半片至一片后观察2周，如无不适再继续往下减。服用中药可协同西药增加疗效，减轻西药的副作用，并逐渐减少西药用量。但要注意的是，中药需服用一段时间后疗效方能比较明显，故患者要有信心和耐心，坚持长期服用。邓教授强调，在临床症状完全好转后，仍需服用2年中药，才能巩固疗效，防止复发。

若出现大气下陷之肌无力危象，症见呼吸困难，痰涎壅盛，气息将停，危在顷刻，应及时采取抢救措施，可中西医结合，加强吸氧、吸痰、插胃管、鼻饲中药，辨证使用苏合香丸或安宫牛黄丸点舌以及其他中成药除痰，保留灌肠等。感染严重者用抗生素。

本病疗程较长，应注意使患者从心理上树立信心，保持精神愉快，以防情志所伤。平时应慎起居，避风寒，预防感冒，避免过劳。不宜滥用抗生素，忌食芥菜、萝卜、绿豆、海带、西瓜、豆腐等性味寒凉的食物。

【验案举例】

陆某某，男，50岁，广东省顺德均安镇人，2004年3月2日入院，住院号：171101。因眼睑下垂，四肢无力2年，吞咽、呼吸困难加重10天收入院。缘患者2年前开始出现双眼睑下垂，复视，伴有全身乏力，颈软无力，时有吞咽不顺利，呼吸气短，在外院诊断为"重症肌无力"，服用溴吡斯的明治疗，病情时有反复。2003年5月CT检查发现胸腺瘤，并在顺德市人民医院行手术摘除治疗，术后病情一度平稳，其后又逐渐加重。2003年12月检查发现甲状腺肿大伴甲亢在中山二院行手术治疗，病情未见好转，咀嚼无力，吞咽困难，饮水反呛。10天前开始呼吸困难加重，3月2日晨8时许，无力自主呼吸，急送入广州中医药大学一附院急诊科。在急诊科给予吸氧、吸痰及肌注新斯的明（共两次，总计1 mg），下午4点后转入二内科。入院症见：呼吸浅促，神志淡漠，口唇紫绀，不能进食及说话，精神倦怠，冷汗淋漓，心慌胸闷，痰多难咳，四肢无力。两肺可闻及大量痰鸣音，舌淡红、苔白腻，脉细数。查血常规示：白细胞计数：$20.7 \times 10^9/L$，尿常规：尿潜血250/μl，镜检白细胞（++），镜检红细胞（+++），颗粒管型（0~1）个/Hp，免疫全套：IgM 2.72 g/L，C-反应蛋白66.6 mg/L，GLU 13.54 mmol/L，余检查（-）。中医诊断：痿证（脾肾虚损、大气下陷），西医诊断：重症肌无力危象；并胸腺瘤术后；并甲状腺部分切除术后。患者入院后鼻管吸氧呼吸困难仍然不能改善，晚上7点意识开始丧失，血氧饱和度从95%下跌至83%，出现痰阻气室、烦躁、口唇紫绀加重等症状，病情危重血氧饱和度49%，经口腔插管上呼吸机辅助呼吸，血氧饱和度上升96%。家属因经济困难拒绝转ICU。鉴于此，治疗上加强护理，注意气道管理，定时吸痰，保持呼吸道通畅，通过胃管鼻饲食物与药物。控制感染，使用青霉素类抗生素。溴吡斯的明每次60 mg，一日6次。激素用地塞米松10 mg/d静脉滴注。加强对症支持治疗，维持水电解质平衡。

3月9日，患者神清，精神好转，今晨大便2次，质中等，小便调。查体：呼吸有力，胸廓起伏好，两肺可闻及较多痰鸣音，眼裂增宽，瞳孔直径3 mm，对光反射存在，球结膜水肿，四肢肌力Ⅴ级，肌张力正常。血氧饱和度97%。胸片示：①拟支炎；②气管内插管。邓教授查房后指示：本病现阶段属脾肾亏虚，肾不纳气，中药功在补肾益气。方药如下：党参20 g，茯苓15 g，白术15 g，巴戟天15 g，淫羊藿12 g，狗脊30 g，川断15 g，锁阳10 g，肉苁蓉12 g。上方煎药冲高丽参茶2包，分3次喂。在医护通力合作下于3月10日成功脱机。

3月15日，患者呼吸平稳，言语流利，听诊双肺呼吸音清，自觉颈部不适，咽有梗阻感，血氧饱和度100%，舌胖大、苔厚浊，脉细涩。细菌鉴定：铜绿假单胞菌。地塞米松已用10余天，考虑用久效差，改为泼尼松每日2次口服：30 mg上午7点，30 mg中午1点。吞咽功能已无障碍，当日拔除胃管。患者觉咽喉不适，但吞咽无梗阻，无呛咳，属气管插管损伤局部黏膜，气管拔管1周后咽喉不适症状可消失。中药以健脾益气为大法：党参20 g，白术15 g，茯苓30 g，陈皮6 g，化橘红10 g，巴戟天20 g，苏叶10 g，砂仁（后下）6 g，黄芪20 g，甘草6 g。强肌健力口服液每次20 ml，一日3次。

3月17日，患者精神较前佳，仍觉咽喉不适，吞咽欠顺畅，但无呛咳，言语尚清，语声低微嘶哑，时有流涎，痰多，纳眠可，四肢肌力正常，可下床行走，二便调。舌质转淡，苔白微腻，右脉虚，以肾脉为著，重按无力，左脉弦涩。邓教授查房后指示：患者鼻准头亮，示病情好转，有生机；脉象见右肾脉虚，重按无力，为肾阳不足，肾不纳气之象，左脉涩示血少，涩中带弦，示正气来复；时有流涎、痰多，当属气虚生痰，治疗应在开发脾阳的基础上，辅以补肾纳气、益气除痰，忌攻下、消导及泻下之品，以免损伤正气。方用补中益气汤加用淫羊藿、巴戟天、枸杞子补肾纳气，五爪龙益气除痰。处方如下：黄芪120 g，党参30 g，升麻10 g，柴胡10 g，当归头15 g，巴戟天15 g，茯苓15 g，白术15 g，淫羊藿10 g，枸杞子12 g，陈皮5 g，甘草5 g，五爪龙50 g。

3月20日，患者神清，精神可，言语清晰，语声低微，进食顺利，痰涎分泌减少。病情渐趋稳定，中药守上方。嘱其注意休息，慎起居，防外感，多进食一些补中益气食物，如黄芪粥等，以促进疾病恢复。

患者于2004年3月31日出院，出院时患者已能独立登上7楼而不觉得累，呼吸吞咽顺利，无特殊不适。出院后门诊继续治疗，服用强肌健力饮系列药物。随访至今2010年1月，患者已经停用激素1年，溴吡斯的明每天只服60 mg，病情稳定，可从事轻体力劳动。

二、心脾相关理论与调脾护心法辨治冠心病

【心脾相关论治】

"心脾相关"属于中医学五脏相关理论系统间关联的模式之一，认为心系的生理功能有赖脾系的协助，病理变化亦与脾系密不可分。《灵枢·经脉》曰："脾足太阴之脉……其支者，复从胃别上膈，注心中"，即心与脾存在经络联系，气血、能量、信息得以沟通。中医学认为心与脾密切相关。在功能上，心主血脉，但血的生成，血运的动力和固摄皆有赖脾的协助。脾主运化，水谷精微为气血生化之源，脾运健旺，血液的化源充足，血脉充盈，心就能发挥主司血脉的功能。脾主统血，宗气充沛能推动血脉流畅地循行周身，脾气固摄有力才能使血行脉中、心瓣膜张弛有度。在气机方面，脾胃为一身气机之枢，脾主升，脾气的升举作用对机体各脏器位置的固定具有重要意义，对心脏及其瓣膜也是如此。病理上，脾失运化可使气血津液生化乏源，宗气衰弱则心气失养，心气无力维系瓣膜正常开合则出现松弛、关闭不全，心气无力推动血运则脉道不畅气滞血瘀；气虚日久，可损及心阳，阳虚则形寒肢冷，水液停滞，寒邪易乘。津血不足则不能上奉心脉，使心血虚少，心神失养则心悸不宁。水液运化迟滞则氤氲生湿，湿浊弥漫，上蒙胸阳致胸阳不展，胸闷、气短乃作；湿浊凝聚为痰，痰浊上犯，阻痹胸阳化生瘀血，心脉不通则胸痹疼痛乃生。另外，脾气虚损统血无权，致血行脉外亦成为瘀血。可见心系，尤其是心主血脉的功能与脾系相关程度之密切，可以说心不独主血脉，而是心脾相关共司血脉。因此，治疗心系病证，尤其是血脉虚损之疾，宜从脾论治或心脾同治。诚如孙思邈所说："心劳病者，补脾气以益之，脾王则感于心矣。"

冠状动脉粥样硬化性心脏病，简称冠心病，指冠状动脉壁形成粥样斑块，使管腔变硬及狭窄，导致心肌缺血缺氧而引起的心脏病，临床主要表现为胸闷、胸痛，甚至伴有呕吐、恶心、大汗、心动过缓、心律失常或休克等。本病多发生于 40 岁以上，男性多于女性，脑力劳动者居多。在我国，随着生活水平提高，本病已成为常见多发疾病，并已跃居人口死亡的主要原因之列，是危害人民健康的重大疾病。

中医学没有"冠心病"这一病名，但这一疾病早在 2000 多前已经存在。我国长沙马王堆出土的"女尸"，由于尸体保存完好，皮肤还有弹性。经现代解剖病理研究，证实她生前患有冠状动脉粥样硬化性心脏病。中医古籍文献所载"真心痛"、"胸痹"、"心悸"、"怔忡"、"心痛"等病证的叙述与冠心病十分相似。

冠心病的病因可归纳为劳逸不当，或恣食膏粱厚味，或七情内伤。而脾胃受损，正气内虚是本病的决定因素。有虚而因虚致实，气血失畅渐渐导致痰浊、血瘀内阻，进而形成本虚标实之证。虚与实孰先孰后？应该说是先有虚。由于正气内虚，才引起气血失畅，气虚生痰，血滞成瘀。故冠心病的发病率以老年人为最高，老年之病

多虚。血瘀如何形成？瘀即血流不畅。气与血，阴阳互根，所谓"气为血帅，血为气母"，故血瘀实由于气滞。血随气行，气行则血行，故气是主动，血是被动的。当然，血瘀也可导致气滞、痰湿等引起血瘀，亦可反作用于气。但冠心病一般是由气滞引起血瘀者为多见。气虚也可引起血瘀，因气虚则无力推动血液流行。现代血流动力学认为血液的推动力对流速、流量的影响是一个重要因素，这与中医学所说的气的作用很相似。因此，本病的基本病机为本虚标实，痰瘀相关。本虚主要为气虚、心阴虚、心阳虚，标实主要为痰与瘀。

以五脏相关学说为理论指导，冠心病病位在心，与他脏相关，而与脾关系最为密切。冠心病的早中期以痰证为常见，而中后期则以瘀证为主。痰与瘀，都是津液之病变，两者异中有同。舌苔厚浊或腻，脉弦滑或兼结代者，为痰阻；舌有瘀斑或全舌紫红而润、少苔，脉涩或促、结、代，为瘀闭；若两者兼有则为痰瘀闭阻。凡疼痛严重者，均应考虑到"痰"与"瘀"的问题。从广东地区的病列来看，心气虚（阳虚）兼痰浊者为多见，特别是早中期患者，其后则兼瘀或兼痰瘀者为多。

本病与肝、肾也有密切的关系，如本病多并发血压高，又与肝、肾阴阳失调有关。高血压心脏病，往往先有肝阳亢盛，再影响到心，而肝的病又先由肾阴虚衰，水不涵木所致。此外，与命门亦有关系，如症见休克，阳气衰竭，脉微欲绝，不仅是心阳衰，命门之火也衰。临床宜根据先后缓急，予以调理。总之，既要抓共性，又要抓个性，这是五脏相关辨治时不可忽略的原则。

【用药心得】

1. 温胆调脾护心

邓铁涛教授在多年临床实践的基础上，结合岭南土卑地薄，气候潮湿，脾土易受困而聚湿生痰的特点，认为南方冠心病患者以气虚痰浊者为多见，临证重视气虚痰阻在本病中的关键作用，在治疗冠心病时主张益气除痰祛瘀。邓教授认为治一脏可以调四脏，调四脏可以治一脏，即张景岳五脏之气互为相使之意。调理脾胃可以安五脏，"调脾治心"是邓教授重要的学术观点；又心与胆通，治心宜先温胆，胆通则心自安；脾为生痰之源，南方心血管病患者痰浊或痰瘀互结较为多见，故当调脾或健脾；病位在心，宜合加人参（党参、太子参）以护之。

邓教授制定胸痹的基本治法——"调脾护心法"。针对冠心病从脾入心、从痰至瘀的发生发展的过程，着重从脾胃入手，强调对脾、对痰进行诊治，突出了病机之本。以"心脾气虚、痰瘀阻络"证为基本证，合健脾和化痰二法，着重于补气除痰。除痰是一个通法，与补气药同用，通补兼施，有利于心功能的恢复。他喜用温胆汤加参（党参、丹参），被同行推为邓氏温胆汤，为防治冠心病的基本方。主要药物：党参（或太子参）18 g，竹茹 10 g，法半夏（或胆南星）10 g，云茯苓 15 g，化橘红 10 g，枳壳 6 g，甘草 6 g，丹参 18 g。

邓氏温胆汤以党参甘温益气健脾为君，且用量以 15～18 g 为宜，多用反而壅滞，不利豁痰通瘀，若口干，改党参为太子参 30 g。法半夏辛温性燥，为燥湿祛痰之要药，可杜生痰之源；化橘红苦温芳香，醒脾行气助法半夏化痰；丹参甘温，活血通脉止痛，三者共为臣药，配合君药达益气除痰祛瘀之效。茯苓健脾渗湿，俾湿去脾旺，痰无由生；轻用竹茹，除烦宁心，降逆消痞；用枳壳代枳实，意在开胸行气，又可防枳实破气伤正，共为佐药加强益气化痰、理气活血通络之功。甘草甘平，补中扶正、调和诸药，为使药。全方升清降浊、攻补兼施，共奏益气除痰、祛瘀通脉之功，脾气健则心气旺，痰瘀去则心阳振，使心脉通畅，不治心而心君自安，从而达到防治冠心病的目的。

2. 加减用药法

冠心病胸痹以痰证为主时，温胆汤分量加倍，气虚甚者合用四君子汤或重用黄芪；阴虚者可去法半夏加天花粉、瓜蒌；气阴两虚者合生脉散；若阳气虚衰，四肢厥冷，脉微细或脉微欲绝者，加用独参汤、参附汤或四逆加人参汤，五爪龙 30 g、鸡血藤 30 g，两药一入气分一入血分，经常加于方中。心动过速可加玉竹、柏子仁、丹参；期前收缩脉促者加珍珠层粉 1.5 g（冲服）。冠心病发展致心肌梗死，一般可用冠心苏合丸 1～2 枚即刻嚼服；若阴虚或有内热者不宜用苏合丸，可用人工牛黄、冰片各 0.4 g，麝香 0.2 g，同研末含服；血瘀胸痛甚者加丹参、田七末、豨莶草，或加失笑散 1.5～3 g 冲服；血压高加草决明、代赭石、钩藤、牛膝；血脂高加山楂、布渣叶、草决明、首乌或选用其他除痰之药。何首乌益阴养血，适用于偏阴虚者；草决明能平肝，适用于兼高血压偏阳亢者；山楂能活血消导，适用于兼痰瘀者。动脉硬化加五爪龙、鸡血藤、土鳖虫；精神科疾病加夜交藤、酸枣仁、五味子、钩藤、石决明；血糖高加淮山药、玉米须、黄芪或五爪龙、白术；甲亢加山慈菇、玄参、薏苡仁；尿酸高加薏苡仁、玉米须、土鳖虫；有外感加豨莶草、千层纸、桑叶、玄参。

【临证体会】

五脏中每一脏都有其特点，心有阴阳，但心主火，是阳中之阳，故阳气是其主要方面，《内经》说："背为阳，阳中之阳心也"。汉代继承这一论点，《金匮要略》论胸痹，认为阳气虚于上，痰湿等阴邪乘虚干扰而成病，治疗强调温阳除痰（湿），以恢复胸中阳气。其治胸痹诸方：瓜蒌薤白白酒汤、瓜蒌薤白半夏汤、枳实薤白桂枝汤、人参汤、茯苓杏仁甘草汤、橘枳姜汤、薏苡附子散，另加治疗心中痞、诸逆心悬痛之桂枝生姜枳实汤共 8 方，都是针对阳虚的。我们选用温胆汤加参正是根据《金匮要略》的理法方药而总结创制的。从理论上看，只知阳虚不知阴虚是不全面的，但心有阴阳两方面，而心阳则是这对矛盾的主要方面，即使是心阴虚，亦往往宜加补气之药。这与肾有阴阳，而肾以阴为主，补肾阳，往往在补肾阴的基础之上，同一道理。

邓教授认为本病是本虚标实之证，治标可以恢复胸中之阳气，但不宜久服，故标本同治比较好。李东垣说："相火为元气之贼"、"壮火食气"，所以桂枝、附子不宜长服。临床实践证明五脏相关学说为指导，"温胆调脾护心"是防治冠心病的原则，益气除痰是治疗的大法，兼瘀者稍加三七末或丹参之属即可。

对于冠心病的标证，针对心绞痛有突然发作、疼痛剧烈难以忍受的特点，急则治其标，邓教授根据祖传治疗痛证的验方，创制五灵止痛散（详见自制方章）用于治疗心绞痛发作。近年来又在五灵止痛散的基础上，结合冠心病心绞痛的病机特点及中医脏腑经络学说，研制成冠心止痛膏，外贴心俞、膻中、虚里等穴，可使其药效通过经络直达病所。汤、散、膏剂内服外用合而治之，标本兼顾。

【验案举例】

陈某某，男，58岁，工程师。因心前区间歇发作压榨样疼痛4年，于1975年10月19日入院，住院号124960。18年前开始发现高血压。4年前开始，每于饱餐、劳累、情绪激动时突然出现心前区压榨样疼痛，舌下含服硝酸甘油片能迅速缓解。自发现高血压后胆固醇持续增高（288～400 mg/dl）。检查：血压150/90 mmHg，心律规则，$A_2 > P_2$。舌淡嫩稍暗，苔薄白，脉弦细。胸透：主动脉屈曲延长，左心缘向左下延伸，略有扩大。心电图：运动前为正常心电图；二级梯双倍运动试验明显阳性。胆固醇：330 mg/dl。西医诊断：冠心病，心绞痛，高脂血症。中医诊断：胸痹，气虚痰阻证。治法：补气健脾除痰兼予养肝，以四君子汤合温胆汤加减。处方：党参15 g，白术9 g，茯苓12 g，甘草4.5 g，法半夏9 g，竹茹9 g，枳实4.5 g，草决明30 g，桑寄生30 g，何首乌30 g。

患者住院共80天，仅发作1次心前区压榨样疼痛，经服失笑散后缓解。出院前复查：心电图二级梯双倍运动试验阳性，胆固醇200 mg/dl。患者自觉症状明显改善，于1976年1月16日出院。

出院后一直坚持门诊治疗，服温胆汤加味制成的丸剂，并坚持适当体育锻炼。追踪7个月，病情一直稳定。

三、脾肾相关理论辨治运动神经元疾病

【脾肾相关论治】

"脾肾相关"理论是中医脏腑学说的重要组成部分，是"五脏相关"学说的子系统，自19世纪50年代起，邓教授就开始对脾肾相关理论进行深入的探讨。邓教授认为脾肾之间是相求并茂的关系，临床上只要见有脾肾虚损之征，其病机相同或相似，尽管疾病各不相同，治疗都可以从脾肾入手，以健脾益气、补肾填精为主导，使脾

胃健运，肾精充足，气血阴阳重归平衡，疾病乃治。他在治疗运动神经元疾病时，运用脾肾相关理论，往往获效。

运动神经元疾病是目前神经肌肉疾病领域研究重点课题之一。该病选择性地累及脊髓前角运动神经细胞、脑干颅神经运动神经核细胞，以及大脑运动皮质锥体细胞，临床特点为上、下运动神经元合并损害，病情发展过程呈进行性加重，治疗难度大，预后也较差，被称为神经科"绝症"。国外有学者认为该病患者多于 1～3 年内死亡，国内专家临床统计其平均病程为 3.1 年。

中医学没有运动神经元疾病的名称，邓铁涛教授认为根据其肌肉萎缩、肢体无力、肌束震颤等主要临床表现，可归属"痿证"范畴。临床以虚证多见，或虚实夹杂，与脾肾关系最为密切。该病主要是由先天禀赋不足，后天失养，如劳倦过度、饮食不节、久病失治等因素损伤肝脾肾三脏，损伤真阴真阳，致气血生化乏源或精血亏耗，则筋脉肌肉失之濡养，肌萎肉削，发为本病。

脾为后天之本，主四肢肌肉、主运化；胃主受纳，脾胃虚弱，气血生化不足，无以生肌，四肢不得禀水谷之气，无以为用，故出现四肢肌肉萎缩，肌肉无力。肾为作强之官，脾虚及肾，又可出现四肢肌肉萎缩、肢体无力，骨枯髓虚，形削肉萎，腰脊四肢痿软无力。肝藏血，主筋，肝血不能濡养筋脉，虚风内动，可见肌束颤动、肢体痉挛。其他证候，如吞咽困难、时有呛咳、肢体不温等亦与脾肾有密切关系。咽为肾关，脾主运化，胃主受纳，虚损者摄纳运化无权，吞咽饮食功能亦随之低下。肌肉萎缩部位肢体冰冷不温，即张景岳谓虚损病证"阳非有余、阴本不足"。肌肉之温煦，皆由阳气所化生，难得而易失者惟此阳气，既失而难复者亦惟此阳气。本病呈慢性或隐袭起病，初为气结在经，久则血伤入络，提示该病病程长，多兼有痰瘀，或痰瘀阻滞经络，临床多见关节拘挛呈爪型手或颈部歪斜、口水痰涎多、汗多、便秘，舌质淡暗、舌根部苔厚腻或剥落。因此，本病不单纯是虚，往往有虚实夹杂的情况。尤其在南方，肝肾阴虚兼夹湿热的患者不少。岭南土卑地薄，气候潮湿，若久处湿地，或冒雨露，浸淫经脉，使营卫运行受阻，郁而生热，久则气血运行不利，筋脉肌肉失却濡养而弛纵不收，乃至肌肉萎缩。

根据脾肾相关理论，本病临床主要分为脾胃虚损、脾肾阳虚、肝肾阴虚 3 个证型。脾胃虚损证多见于发病早期，治以补中益气，除痰通络。脾肾阳虚证多见于发病中期，治以健脾补肾，温阳填精。肝肾阴虚证多见于发病中后期，治以滋补肝肾，养阴治形。除此之外，尚可出现湿热浸淫，虚实夹杂的证型。故本病与脾肾虚损关系最为密切，临床治疗一定要补益脾肾，以治其本。

【用药心得】

1. 健脾补肾养肝，强肌健力治萎软索

邓教授根据经验拟定汤剂强肌灵，疗效良好。主要药物有：黄芪 45 g、五爪龙

30 g、太子参 30 g、白术 15 g、肉苁蓉 10 g、紫河车 10 g、杜仲 15 g、山萸肉 10 g、当归 10 g、首乌 15 g、土鳖虫 5 g、全蝎 6 g、甘草 5 g。用法用量：每天 1 剂，水 1000 ml 浓煎为 200 ml，口服；隔 8 小时后复渣，用水 700 ml 煎为 150 ml，口服，疗程 3 个月。该方功能健脾补肾养肝，强肌健力治萎软索。

临床用药，邓教授体会黄芪仍需要大量使用，从 45 g 起至 120 g，而五爪龙乃邓教授遣方之常用草药，配合黄芪以益气健脾，强肌健力，使之补而不燥，辅以太子参或党参、白术等健脾助运，紫河车、杜仲、肉苁蓉补肾益髓，当归、山萸肉、首乌养血柔肝，全蝎、土鳖虫息风除颤软索。

2. 加减用药法

肌束震颤甚者加僵蚕 10 g，或蜈蚣 1～3 条；肌肉萎缩甚者加鹿角霜 30 g、熟地或黄精 5 g；肢体无力甚者加千斤拔、牛大力各 30 g；痰涎多加猴枣散 1 支，舌质暗、舌苔腻浊，加川芎 10 g、薏苡仁 20 g；兼外感加千层纸 10 g、豨莶草 15 g。

【临证体会】

在服药同时配合捏脊手法可提高疗效。捏脊法所捏部位包括督脉及其左右之足太阳膀胱经，功能调五脏六腑而补脾胃。脾胃为气血之海、生化之源，捏脊能疏通气血，促进人体气机的升降，使脾胃健旺，运化正常，"四季脾旺不受邪"，故能提高免疫功能。据邓教授经验，取背部督脉、足太阳膀胱经，取穴按经脉循行方向，但以逆行为补。足太阳膀胱经取大杼、肺俞等穴，从上而下止于气每俞、关元俞；督脉取长强、腰俞穴由下往上直至大椎穴。每天 1 次，6 天为一疗程，停 1 周后再捏脊或艾灸。艾灸时用外科铺巾于背部，以防烧灼伤。

经临床观察，根据上述治疗原则组方用药，坚持长期治疗，可以有较好的疗效。本病患者男性比女性多见，国内患者生存期要比国外长，其原因可能是除了西医治疗外，同时接受中医中药治疗的缘故，这也显示中医中药在延长患者生命及提高患者生存质量方面，具有一定的优势。

【验案举例】

邝某某，男，36 岁，2003 年 12 月 10 日诊。患者因双手无力，肌肉萎缩 1 年余入院。患者既往长期使用电脑，于 2002 年 10 月份装修房屋后出现双手无力，握筷子不稳，并渐见肌肉跳动，双手轻微颤动，消瘦，于 2003 年 4 月份在美国当地医院，诊断为肌萎缩侧索硬化症（ALS），诊治效果不理想。既往有胃痛病史 3 年余。现症见：神清，双手无力，以大拇指为甚，双手大小鱼际萎缩，手指略弯曲，可见颤动，双下肢乏力，行走 10 余分钟即感疲劳，偶有左上腹部隐痛，无泛酸嗳气，略有头晕，纳可，口干，大便略干，语言清晰。脊柱自胸椎下段及腰椎上段略向右弯曲畸形，无明显压痛，肩胛部及双上臂可见肌肉跳动，四肢消瘦，无水肿，神经系统生理反射存在，感觉正常，双膝腱反射略亢进，巴氏、戈氏等征阴性。舌暗红，舌体颤动、无萎缩、苔薄白，脉细弱。查 AST：43 U/L，ALT：50 U/L，UA：438 μmol/L，CK：714 U/L，CK-MB：39 U/L，LDH：189 U/L，HBDH：161 U/L，C3：0.83 g/L，ANA 呈弱阳性，ds-DNA 呈弱阳性。四诊合参，当属中医学之痿证（脾肾亏虚，筋脉失养）。治拟健脾补肾，活血通络。处方：黄芪 30 g，五爪龙 60 g，茯苓 15 g，白术 20 g，柴胡 10 g，升麻 10 g，鸡血藤 30 g，桑寄生 30 g，全蝎 12 g，僵蚕 12 g，薏苡仁 30 g，秦艽 20 g，甘草 5 g，陈皮 5 g。常法煎服。

2003 年 12 月 15 日诊，复查：AST：52 U/L，CK：403 U/L，CK-MB：27 U/L，LDH：177 U/L，HBDH：154 U/L。各项指标均有下降，患者病情尚稳定，症如前述，舌淡苔腻，脉缓，辨证属湿阻脾胃，故加强健脾化湿。处方：茵陈 30 g，薏苡仁 30 g，茯苓皮 30 g，五爪龙 30 g，千斤拔 15 g，牛大力 15 g，巴戟天 15 g，龙骨 30 g，青天葵 10 g，砂仁 6 g，鸡内金 10 g，太子参 20 g，黄精 10 g，炙甘草 5 g，淮山药 15 g。常法煎服。

2003 年 12 月 24 日，诊见：神清，精神可，诉乏力、纳一般、眠欠安，口略干，无咽痛，大便调。四肢及肩胛肌明显萎缩，可见较频肌肉跳动，脊柱变形有所好转。邓教授认为患者肌跳明显，属肝风内动范畴，可加鳖甲等养阴潜阳、柔肝息风。处方：五爪龙 90 g，黄芪 30 g，太子参 40 g，白术 30 g，鳖甲（先煎）30 g，僵蚕 10 g，全蝎 10 g，防风 6 g，赤芍 12 g，首乌 30 g，菟丝子 15 g，楮实子 15 g，茯苓 15 g，玄参 10 g，桔梗 10 g，千层纸 6 g，甘草 5 g，陈皮 3 g。

2004 年 1 月 6 日，复查：AST：49 U/L，ALT：68 U/L，CK：397 U/L，CK-MB：32 U/L，LDH：174 U/L，HBDH：145 U/L。患者病情有所好转，精神较好，肌跳减少，肌力略有增强，面部少许痘疖，纳眠好转，二便调。舌暗红，苔略黄腻，脉缓。病情有所缓解，上方加用茜草根以凉血。

2004 年 1 月 12 日，神清，精神好，面部痘疖较前好转，纳眠可，二便调，腿乏力较前略有好转，肌跳略有改善，舌暗红，苔略白腻，脉缓。病情稳定，予以出院。邓教授嘱患者回当地医院继以健脾补肾养肝、活血通络软索为法施治，注意休养。随访 5 年，病情稳定。

四、肝脾相关理论与肝病实脾法辨治慢性肝炎

【肝脾相关论治】

肝脏发生炎症及肝细胞坏死持续 6 个月以上称为慢性肝炎。慢性肝炎可由慢性肝炎病毒感染、自身免疫、药物和毒物、乙醇等各种不同原因引起，因此不是一个单一的疾病，而是一个临床和病理学的综合征。慢性肝炎病毒感染是慢性肝炎最常见的病因，亦即慢性病毒性肝炎。病毒性肝炎由肝炎病毒引起，常见的肝炎病毒有

甲、乙、丙、丁、戊型肝炎病毒。慢性病毒性肝炎见于乙型肝炎病毒（HBV）、丙型肝炎病毒（HCV）、丁型肝炎病毒（HDV）感染。

慢性肝炎，特别是慢性病毒性肝炎，仍然是世界范围内的一个严重的公众健康问题。根据世界卫生组织统计，全世界乙型肝炎病毒携带者有 3 亿，携带者中约 1/3 出现肝损害的临床表现，是肝硬化、肝癌的主要原因。在我国，HBV 携带者约有 1.2 亿，其中约 10% 发展为慢性肝炎。我国慢性肝炎由丙型肝炎病毒引起者亦不少见。慢性肝炎病情反复难愈，而且容易引起肝炎后肝硬化，临床上早期肝硬化与前者的界限又难以截然区分，因此亟待更有效的治疗方药。

慢性病毒性肝炎临床主要表现为反复乏力、纳呆、两胁不适、厌油腻、恶心呕吐、腹胀、腹泻、头晕、失眠、肝区疼痛、肝肿大，部分病例出现发热、黄疸。归属于中医学的"胁痛"、"郁证"、"黄疸"等范畴。

中医学所论之肝与西医在解剖学上无异，如《医学入门》所说："肝之系者，自膈下着右胁肋，上贯膈入肺，中与膈膜相连也"。但从生理上看，则大不相同。西医所论肝脏，属消化系统，主要参与蛋白质、糖、脂肪三大代谢过程，是人体中最大的营养加工场。而从中医角度来看，这种消化、吸收的生理功能除与肝（肝主疏泄而助脾之健运）有关之外，更主要的是属于脾的功能（脾主运化）。再从临床上来看慢性肝炎，患者大都表现为倦怠乏力、食欲不振、身肢困重、恶心呕吐、腹胀便溏等一系列脾虚不运之症，以及胁痛、胁部不适、头目眩晕等肝郁的症状。因此，本病病位不单在于肝，更重要的是在于脾。

慢性病毒性肝炎的病因有内因和外因两个方面，外因多为感受湿热疫毒之邪，内因则与禀赋薄弱、素体亏虚、正气不足有关，二者相互关联，互为因果。湿热邪气外袭内蕴于脾胃与肝胆，则发为急性肝炎。若患者脾气本虚，或邪郁日久伤脾气，或肝郁日久横逆乘脾，或于治疗急性肝炎的过程中寒凉清利太过伤及中阳，均可导致脾气虚亏，而转变为慢性肝炎。此时矛盾的主要方面已由邪实（湿与热）转化为虚（脾虚）。故此慢性肝炎病机之本为脾虚。在疾病发展过程中，由于脾虚不运，可致湿浊内生，湿郁日久则可化热；或气血运行失畅，而致瘀血内留；或气血生化之源不足，阳损及阴，而致肝阴不足；或脾虚及肾，而致脾肾两虚。临床上可出现各种相应的兼夹证候，但脾气虚这一基本证候始终作为共性在绝大多数的慢性肝炎患者身上表现出来。因此，依据五脏相关学说辨证，应属肝脾同病而以脾病为主之证。

【用药心得】

1. 健脾益气，扶土抑木

邓教授在慢性肝炎的治疗中提出肝脾相关理论，认为慢性肝炎之病位在脾肝两脏，尤以脾为主；病机以脾虚为本；治疗以健脾补气为主，并根据辨证所得，或佐以疏肝，或佐以去湿，或佐以祛痰，或佐以养阴，或佐以补肾；通过临床反复验证，总结出一套运用健脾补气方药以扶脾抑肝治疗慢性肝炎的方案，拟"慢肝六味饮"为基本方加减治疗，在临床上收到一定的疗效。"慢肝六味饮"主要药物：党参或太子参 15～30 g，茯苓 15 g，白术 12～15 g，甘草 5 g，川草薢 10 g，黄皮树叶（或珍珠草）15～30 g。

对慢性乙肝患者的诊治，体现邓教授肝脾相关学术思想。《金匮要略》谓："夫治未病者，见肝之病，知肝传脾，当先实脾。"邓教授认为脾病固当实脾，肝病也当先"实脾"。本病病位在肝脾两脏，而主要在于脾，脾虚是本病的主要矛盾，故提出健脾补气，扶土抑木以治疗慢性肝炎的总原则。慢肝六味饮取四君子汤补脾气健运脾阳以"实脾"；用川草薢入肝胃两经升清降浊，去除困郁脾土之湿浊；黄皮树叶以疏肝解毒，行气化浊，或用珍珠草代用之。上述诸药以益气健脾为主，辅以解毒，佐以祛湿，共奏益气健脾、除湿解毒之功。

2. 五脏兼证，用药加减

脾虚较甚并见气短声低、精神不振者，加黄芪 15～25 g 以补气；兼湿浊上泛并见脘闷、恶心呕吐、舌苔厚浊脉缓滑者，加法半夏 10 g、砂仁 6 g 以和胃降浊；若湿浊中阻、身肢困重、腹胀便溏明显者，加薏苡仁 15 g、白蔻仁 6 g 以通阳除湿。

兼肝气郁结、胁痛较明显、易急躁、头晕、头痛、脉兼弦者，加郁金 10 g、白芍 15 g 以疏肝解郁，或可合四逆散同用；兼肝阴不足并见头目眩晕、失眠多梦、舌边尖红、苔少、脉弦细弱稍数者，加桑寄生 30 g（或桑椹 15 g）、旱莲草 12 g、菟丝子 12 g，以太子参易党参，去川草薢，以养肝阴。

兼肾阴虚并见面白唇红、头晕、睡眠不佳、口干咽燥、腰膝酸痛、舌质红嫩、苔薄白或苔少、脉细数而弱者，加首乌 30 g、山萸肉 12 g、熟地 20 g、桑寄生 30 g、旱莲草 12 g，以太子参易党参，淮山药易白术；兼肾阳虚，并见面色青白或晦暗，精神不振，腰腿酸痛，四肢欠温，脉兼迟或稍沉者，加杜仲 15 g、巴戟天 12 g、肉桂 2 g（焗服）、楮实子 10 g，以温补肾阳。

兼血瘀阻络并见面色黧黑或唇色紫暗、胁痛明显、胁下癥块（肝大，质较硬易扪及）、舌质紫暗或有瘀点、脉弦缓或涩者，加丹参 15 g、桃仁 10 g、䗪虫 10 g，以活血祛瘀。

兼湿郁化热并见有口苦、小便黄浊或轻度黄染或低热、舌嫩红、苔黄白厚浊、脉数者，加金钱草 25 g、田基黄（或鸡骨草）25 g、土茵陈 25 g，以太子参易党参，以清利湿热。

上述治法，总的原则不离健脾，组方的核心是四君子汤加川草薢、黄皮树叶。这是邓教授通过长期临证研究摸索到脾虚是慢性肝炎的共性而确立的。

【临证体会】

根据"慢肝六味饮"研制的中药制剂"肝舒胶囊"（主要药物有太子参、云茯苓、白术、川萆薢、黄皮树叶、珍珠草、楮实子、丹参、白芍、白花蛇舌草、甘草等），临床治疗乙肝患者 129 例，患者临床症状、体征均有不同程度的改善；观察丙肝患者 31 例，结果 ALT 复常率为 32.2%，丙肝抗 HCV 复常率为 12.9%。

至于慢性肝炎兼有肝脏肿大者，若肝质尚软或不易扪及，且无其他血瘀表现时，此多为气虚无力推动血液运行而致血瘀，故脾气虚是其矛盾的主要方面，此时不宜过早使用祛瘀药，因祛瘀药多有伤气、破气作用，若使用过早反不利于治疗。只有当肝质较硬易于扪及，或并见面暗、唇紫、舌紫暗或有瘀点、瘀斑等血瘀表现时，才可加入祛瘀药，但"气为血帅"，仍需在补气运脾的基础上使用祛瘀药。

邓教授治疗肝病，善从脾胃论治，临床用药既有东垣之法，又有他本人的独特见解，其原则有四：肝木克土，治当实脾；理气活血，病从脾治；清利湿热，扶脾固本；滋水涵木，补益肝肾。多数经治患者面色青黑较前变浅，鼻尖较明亮，病情已渐转好，之后额头、鼻头及口周皮肤基本接近正常，此一过程可知肝病之色渐退，脾的功能正逐渐恢复，使得诸症尽解，故健脾是治疗此病的关键。

根据五脏相关的理论，肝脾相关、肝肾相关，本病在脾虚的基础上，常可导致肝肾不足，故在本病的后期，病情稳定，年纪较大的患者，要注意加强补肝肾。

【验案举例】

庞某某，男，32 岁，1996 年 11 月初诊。患者 3 年前因"胆石症"手术而输血 300 ml。最近神疲，倦怠乏力，少气自汗，食欲不振，胁部不适感，腹胀便溏，舌淡红、胖嫩，边有齿印、苔薄白，脉弦细。化验：ALT：102 U/L，AST：86 U/L，抗 HCV（+），HCV－RNA（+），A/G 比值 1.2∶1。诊断为慢性丙肝，证属脾虚肝郁，治以健脾疏肝，佐以活血解毒。

处方：太子参 20 g，茯苓 15 g，白术 15 g，甘草 5 g，川萆薢 12 g，楮实子 15 g，黄芪 20 g，丹参 30 g，珍珠草 25 g，白芍 20 g。每日 1 剂，水煎服。

坚持服上方 4 个月后复查：ALT：26 U/L，AST：18 U/L，抗 HCV（+），HCV－RNA（+），自诉纳食增加，精神好转，体力明显好转，已无不适之症状。

五、肺脾相关理论辨治慢性阻塞性肺病

【肺脾相关论治】

五脏相关学说有层次（主次）之分，重视脏与脏相互作用时，何者处于主动地位，既与各脏的功能特点有关，也与作用的渠道有关，因而不是固定的。也就是与气、血、津、精等精微物质的特点及其与五脏的联系有关，不同于五行学说脏与脏之间平衡对等关系。文献调研发现，慢性阻塞性肺病（COPD）脏腑病机传变的模式包括肺脾、肺肾、肺心、肺脑、肝肺、脾肾、心肝、肾心之间的双向或单向传变，

这种传变模式部分可用传统五行学说来解释，但还有一部分必须结合疾病发展过程中的脏腑功能状态和作用渠道来解释。

慢性阻塞性肺病起病缓慢，老年多见，以受凉为诱因，常反复发作，导致肺脾肾虚，正虚易感邪，邪恋则伤正，形成正虚邪恋的恶性循环。

结合五脏相关学说，邓教授提出 COPD 的病机特点为本虚标实，本虚包括肺、脾、肾虚，标实为痰、瘀，其中脾虚是病机的核心。广东省中医院的 COPD 证候流行病学调研结果亦提示肺脾、肺脾肾、肺心肝相关，其中以肺脾之间关系最为密切。从病机传变特点来看，由于脾虚生痰，痰浊阻肺，肺失清肃，可发生由脾及肺的传变；脾肾为先后天互生的关系，脾伤则后天失养，后天无以养先天，则肾伤而咳喘并作。此外，COPD 的瘀证也是病机特点之一，瘀的产生，乃由痰郁日久，气机不畅而致瘀。故健脾一可培土生金、补益肺气，二可以后天养先天、补益肾气，三可杜绝生痰之源、痰祛气行则瘀血自化，因此健脾应作为治疗 COPD 的核心。COPD 患病人群以中老年为主，此类人群元气渐衰，加上 COPD 病机复杂，试图直接通过补肾来提升元气，非常困难；元气之盛衰，主要依赖于先天之精，亦与脾胃运化水谷精气的功能相关。故通过补脾，以后天养先天，一方面可加强补肾效果，另一方面又可补益宗气，从而加强了平喘之功。

【用药心得】

邓教授依据五脏相关学说，治疗 COPD 缓解期采用健脾温肺纳肾、化痰祛瘀并行的法则，总结健脾益肺Ⅱ号方为基本方。主要药物有：五爪龙、太子参、白术、茯苓、甘草、苏子、莱菔子、白芥子、鹅管石。

组方原则主要是"健脾益肺"，属于传统五行学说中的"培土生金"。除了用五爪龙、党参、茯苓、白术健脾益气外，予鹅管石温肺化痰、温肾纳气，莱菔子、白芥子、苏子降气化痰，脾肺肾三脏同治。健脾益肺Ⅱ号方可通过改善症状而提高中医证候疗效，对治疗 COPD 稳定期患者有一定优势，收效甚捷。咳嗽甚者加百部、紫菀、橘络，喘甚者加麻黄、地龙，兼食滞者加芒果核、布渣叶。

根据邓教授学术经验，在原方基础上调整兼顾肺肾和痰瘀药物，现研制为"健脾益肺Ⅱ号"中药免煎颗粒。广东省中医院呼吸内科早在 2003 年提出培土生金综合治疗 COPD 呼吸肌疲劳，可通过改善营养状态，缓解呼吸肌疲劳，延缓肺功能的进行性下降，提高生存质量。从治疗效果来看，培土生金、补益宗气为主的治疗效果较单纯补肾纳气的效果明显。

【临证体会】

历代医家对类似 COPD 的疾病，有的从单脏讨论，更多的是采用综合论治，即至少采用了两种以上治法，如肺肾同治、肺与大肠同治等。根据邓教授经验，本病主要从肺脾论治，以"补脾益肺"为主要治则。从五脏关系来说，"补脾益肺"既是对传统五行学说"培土生金"的具体解释，又比后者更全面，更符合临床实际。而在此同时，在疾病不同过程还是兼治相关脏腑，才能取得更好效果。

【验案举例】

郑某，女，58 岁，住院号：0017522。因"反复咳嗽、咯痰 10 年，气促 2 年，加重伴胸闷 2 天"于 2000 年 2 月 2 日入院。入院时症见：神清，疲倦，时有咳嗽，咯白色黏痰，痰少，气促，不能平卧，胸闷心悸，口干不欲饮，纳眠差，二便调，双下肢不肿。查体：T：36.3 ℃，P：120 次/分，R：24 次/分，BP：156/90 mmHg。形偏瘦，唇绀，桶状胸，叩诊过清音，双肺呼吸音粗，可闻及干湿啰音。入院诊断：中医：肺胀（肺脾肾虚，痰瘀阻络）；西医：慢性阻塞性肺病急性加重期，慢性肺源性心脏病，慢性心功能不全，心功能Ⅳ级。入院后给予化痰止咳、活血通络之中药，配合复达欣、甲基泼尼松龙、化痰片、硝酸甘油等抗感染、解痉、平喘、化痰、扩血管，配合雾化吸入。共治 79 天病情无明显好转，于 2000 年 4 月 21 日转入心脏中心，口服补心气口服液、希刻劳等无明显好转。4 月 28 日延请邓教授查房，当时症见：神清，烦躁，面色少华，时感气促，动则尤甚，口干不多饮，纳可，睡眠差，二便调，舌质淡，边有瘀点，苔白腻，舌底脉络迂曲，六脉细弱，左寸尤甚，右寸浮。血常规，电解质均正常，邓教授查房后指示：中医诊断属肺胀，证型为肺脾肾虚、痰瘀阻络，治宜化痰宣肺、益气祛瘀。

处方：苏子 10 g，莱菔子 10 g，白芥子 10 g，党参 30 g，五爪龙 30 g，茯苓 15 g，白术 15 g，田七末 2 g，炙甘草 6 g，蛤蚧 1 对，法半夏 10 g，鹅管石 30 g。6 剂。

二诊：药后患者精神明显好转，心烦气促明显减轻，睡眠转佳，仍时有汗出，气促，纳可，二便调，舌淡暗，舌边有瘀点，苔薄黄，六脉弱，两寸浮。以温补肺肾、化痰祛瘀为法，处方：五爪龙 50 g，党参 30 g，麦冬 10 g，五味子 10 g，苏子 10 g，莱菔子 10 g，白芥子 10 g，法半夏 30 g，炙甘草 6 g，蛤蚧 1 对，田七末 2 g，白术 15 g，吉林红参（另炖）10 g。7 剂。服药后，病情好转出院。

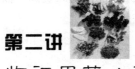

第二讲
临证用药心得

一、高血压病

中医学无高血压病之病名，根据本病的主要症状及其发展过程，属于中医学之"眩晕"、"头痛"、"肝风"等病证的范围。

【辨证用药】

邓教授认为引起高血压病的原因很多，首先是情志失节，如心情不畅、恼怒与精神紧张等。此外，过嗜烟、酒、辛、辣、肥甘厚腻，均可引起肝失疏泄、肝阳过亢、痰浊上扰或肝肾阴虚等病理变化，而导致高血压病的发生。对确诊为高血压病患者，宜详查症脉，辨证治疗。

症见头晕、头痛、心烦易怒、夜睡不宁，或头重肢麻、口苦口干、舌微红、苔薄白或稍黄、脉弦有力，为肝阳上亢型，多见于高血压病早期。宜平肝潜阳，邓教授自拟"石决牡蛎汤"，药物组成：石决明 30 g（先煎），生牡蛎 30 g（先煎），白芍 15 g，牛膝 15 g，钩藤 12 g（后下），莲子心 3 g，莲须 10 g。此方用介类之石决明、牡蛎以平肝潜阳为主药，钩藤、白芍平肝息风为辅药，莲子心清心平肝，莲须益肾固精为佐，牛膝下行为使药。

若症见眩晕耳鸣、心悸失眠、腰膝无力、记忆力减退，或盗汗遗精、形瘦口干、舌质嫩红、苔少、脉弦细或细数，为肝肾阴虚型，常见于久患高血压病患者。宜滋肾养肝，邓教授拟"莲椹汤"，药物组成为：莲须 10 g，桑椹子 12 g，女贞子 12 g，旱莲草 12 g，淮山药 30 g，龟板 30 g（先煎），牛膝 15 g。此方以莲须、桑椹、女贞子、旱莲草滋养肝肾为主药；山药、龟板、生牡蛎为辅药；牛膝为使药。

气虚痰浊型症见头晕头重、胸闷、气短、纳减、怠倦乏力，或恶心泛吐痰涎，舌胖嫩、舌边有齿印，苔白腻、脉弦细滑或虚大而滑，高血压病中期多见，宜健脾益气，邓教授喜用自拟"赭决七味汤"。药物组成：黄芪 30 g，党参 15 g，陈皮 3 g，法半夏 10 g，茯苓 15 g，代赭石 30 g（先煎），草决明 30 g，白术 15 g，甘草 3 g。方中重用黄芪合六君子汤补气以除痰浊，配以代赭石、决明子以降逆平肝。

阴阳两虚型症见头晕眼花、耳鸣、腰酸、腰痛，或阳痿遗精、夜尿多、自汗盗汗，常见于高血压病后期，宜补肝肾潜阳，邓铁涛拟"肝肾双补汤"。其组成为桑寄生 30 g，首乌 30 g，川芎 10 g，淫羊藿 10 g，玉米须 30 g，杜仲 10 g，磁石 30 g（先煎），生龙骨 30 g（先煎）。

上述诸证，临床上有时单独出现，有时相互兼见，临证时须根据具体情况进行辨治。

【用药心得】

治疗高血压，治肝是重要的一环，但疾病变化多端，不能执一，应辨证论治。高血压病早期，宜平肝潜阳，用"石决牡蛎汤"；中期宜健脾益气，用"赭决七味汤"；后期宜补肝肾潜阳，用"肝肾双补汤"；久患高血压病者，宜滋肾养肝，用"莲椹汤"。

高血压的发生中医学认为与恣食膏粱厚味及形体肥胖有关。恣食膏粱厚味则伤脾生湿生痰化热；肥人多痰湿，痰湿随气血流行，内而脏腑，外而筋肉，其停滞与流动，必然影响、阻碍气血的正常运行，痰血交结，而成痰瘀。若以气虚痰浊为主的高血压患者，邓教授喜用加参温胆汤益气除痰祛瘀。

若年老久病者，肾精亏虚，元气不足，用六味地黄丸加减以补肾；肾阳虚为主者，形寒肢冷、气短乏力、舌淡嫩或嫩红，苔薄白润、脉细弱，可用"附桂十味汤"（肉桂、熟附子、黄精、桑椹、丹皮、茯苓、泽泻、莲须、玉米须、牛膝）；若肾阳虚甚兼浮肿者，用真武汤加杜仲、黄芪；中气不足，以四君子汤化裁；脾阳不足致肝阳相对偏亢，治疗当升脾阳而降肝阳，方用四君子汤配干莲叶和扁豆花健脾升阳兼解暑，用龟板以潜肝阳，素馨花疏肝气。

对于兼症之加减，亦应详查症脉。舌光无苔加麦冬、生地；苔黄、脉数有力加黄芩；苔黄干兼阳实热便秘者，可加大黄之类泻其实热；苔厚腻去莲须加茯苓、泽泻；头痛甚者，加菊花或龙胆草；头晕甚加明天麻；失眠心悸加夜交藤或酸枣仁、柏子仁；兼脾虚者加黄芪、党参、五爪龙、太子参、吉林参、茯苓、淮山药、扁豆衣之属健脾益气；兼肝阳上亢者，加用菊花、钩藤、生牡蛎平肝潜阳；兼肝肾阴虚者，加首乌、桑寄生、桑椹、女贞子、牛膝之属；若兼血瘀者，加丹参、川芎、田七末等活血祛瘀。

浴足对高血压病有着较好的辅助治疗作用。邓教授常用浴足方：牛膝 30 g、川芎 30 g、天麻 15 g、钩藤 10 g、夏枯草 10 g、吴茱萸 10 g、肉桂 10 g（具体用法详见外治法章）。

另外，广东草药红丝线有降压作用，可用红丝线 30 g、瘦猪肉 100 g，煎水饮用。

【临证经验】

从高血压病的证候表现来看，其受病之脏主要属于肝的病变。而肝脏之阴阳得

第二讲 临证用药心得

以平衡又与其他各脏腑有密切的关系。若其中任何一方出现矛盾，即可影响肝脏阴阳的平衡而发病。在治疗时，邓教授抓住这一特点，或平肝潜阳，或滋肾养肝，或肝肾双补，或健脾益气平肝。

若从预防来说，应针对病因采取综合措施，务宜"审证求因，合理用药，调养巩固"。

（1）调节情志　本病与精神因素，工作紧张关系较大，对患者的精神环境与工作安排十分重要。当然患者的内因是决定的因素，因此做好患者的思想工作是一个重要的措施。另外，饮食与生活上的调节都很重要。

（2）体育疗法　如气功、太极拳，已证明是行之有效的方法。不论预防与治疗，都有可靠的作用。邓教授自己虽患高血压多年，但常以散步、气功、八段锦等运动进行调适，效果十分显著。

（3）中西并用　中西结合治疗也是需要的，西药疗效快，中药疗效慢但比较巩固，可以因势结合使用。如见高血压危象，先用西药或针灸（针刺太冲穴用泻法可治高血压危象）控制，然后中西并用。对顽固之高血压亦宜中西并用，至一定时期然后才纯用中药。

邓教授本人1980年患高血压，辨证为肝肾虚兼气虚，方用黄芪30 g，桑椹子、杜仲12 g，首乌20 g。除服上药外，每日早、午、晚坚持散步40分钟，月余而愈。1987年底因工作繁忙高血压病复发，血压高达230/110 mmHg，用中药效果不明显，用西药降压素，血压可降但不持久。邓教授分析此次发病与工作过劳有关，每一工作用脑，血压便上升可以为证。中药调理跟不上消耗故无效。于是决定不服药，但每天测血压1～2次，监测血压之波动，只于过高时服一片降压素，主要用休息加气功（站功、全身放松）治疗。如是坚持数月，从全休到半休的情况下，血压逐步下降，维持在（140～160）／（70～80）mmHg水平。

二、脑血管意外

脑血管意外属中医学"中风病"的范围。邓教授认为本病的病因应以内因为主，内虚为本，加以七情、饮食、劳倦等因素，以致肝风、肝火内动，或湿痰、瘀血内阻，或虚阳浮越而发病。外风外寒往往为本病之诱发原因。

【辨证用药】

根据中风的临床表现，可分为中脏、中腑、中经络三大类。其中中脏以突然昏倒，不省人事，或发热或不发热为主要表现，可分为闭证与脱证。闭证属实证，为邪气内闭清窍，以神昏、牙关紧闭、口噤不开、肢体强痉为特征，根据其有无热象，又有阳闭与阴闭之分。脱证是五脏真阳散脱于外，属虚证，可见昏扑，不省人事，目合口开、鼻鼾、息微、肢冷或手撒遗尿，大汗出，或汗出如油，或面色如妆，脉细弱或浮大无根，或沉细欲绝。中腑以神清，或神情默默，善悲而哭，半身不遂或但臂不遂，失语或语言不利，口眼歪斜，或大小便失禁等为主要表现。中腑可分为肝阳亢盛、气虚血瘀、阴亏血虚三型。中经络以口眼歪斜，语言不利，肌肤不仁，手足麻木为主要特征。风痰阻络者或可兼见恶寒发热，肢体拘急，舌苔白或兼滑腻，脉浮滑或弦数。阴亏阳亢者可见舌强语謇，舌红苔少，脉弦滑数。

在治疗上，邓教授吸取清·尤在泾《金匮翼》卒中八法及张山雷《中风斠诠》治中风八法的精华部分，结合个人的经验，拟定了下述辨证论治方案。

中腑之肝阳亢盛型，宜平肝息风，用自拟羚羊角骨汤，处方组成：羚羊角骨25 g，钩藤15 g，白芍12 g，地龙12 g，石决明30 g，天竺黄10 g，杜仲12 g，牛膝15 g。气虚血瘀型，治以补气祛瘀通络，用补阳还五汤或黄芪桂枝五物汤，若以血瘀证为主，气虚不甚者，可用通窍活血汤加减。阴亏血虚型，宜养血滋阴，用地黄饮子。

中经络之风痰阻络型，治疗宜养血祛风通络，用自拟秦艽牵正汤，处方组成：秦艽18 g，川芎10 g，当归10 g，白芍15 g，生地20 g，茯苓15 g，白附子10 g，僵蚕10 g，全蝎10 g，羌活10 g，防风6 g，白术12 g。阴亏阳亢型宜滋阴平肝潜阳，以自拟钩藤饮加减：钩藤12 g，牡蛎30 g，牛膝15 g，天竺黄12 g，全蝎10 g，石决明30 g，天麻10 g，首乌20 g，杜仲12 g。针刺取地仓、颊车、合谷均取患侧，太冲。

【用药心得】

中风分为中脏、中腑、中经络三大类。中腑之肝阳亢盛型，用自拟羚羊角骨汤；气虚血瘀型，用补阳还五汤或黄芪桂枝五物汤；若以血瘀证为主，气虚不甚者，可用通窍活血汤加减；阴亏血虚型，用地黄饮子。中经络之风痰阻络型，用秦艽牵正汤；阴亏阳亢型以钩藤饮加减。对于中脏者，治疗时可将方药配合针灸治疗。

临证治疗，若兼失语者，加天竺黄、菖蒲、生葱，并配以针刺治疗。偏瘫者，上肢取肩髃、曲池、外关，下肢取环跳、足三里、阳陵泉、绝骨、三阴交；失语者，取通里、涌泉、廉泉、哑门。若兼痰多者，去生地加胆南星；兼热者，加石膏、黄芩。同时可配合针灸治疗：针刺地仓、颊车、攒竹、合谷（均取患侧）、太冲，久病者当用灸法，或在上述部分以维生素 B_1、B_2 做穴位注射。大便秘结者，加枳实、郁李仁润肠通便；肝肾阴虚，以牛膝、桑寄生清颅内积瘀，用补阳还五汤加减；头痛加用茺蔚子。

【临证经验】

对于中脏者，治疗时可将方药配合针灸治疗，疗效较佳。阳闭证，因患者常有昏迷不省，牙关紧闭，无法口服药，故以至宝丹研碎化水，滴于患者舌上，待症状稍好转后用清肝降火、滋阴潜阳之剂，并针刺十二井穴（针出血）、太冲、水沟、丰隆（均用泻法）；阴闭证，予苏合香丸（用法如至宝丹）及息风豁痰之剂，针刺太冲、水沟、丰隆（均用泻法）；脱证可灌服或鼻饲参附汤以急救回阳，若属肾阴亏而虚阳浮越者，用地黄饮子，针法可艾灸关元、神阙（隔盐灸，不拘壮数）。

对于脑血管意外后遗症的治疗，邓教授较推崇王清任《医林改错》中之补气活血法，认为补阳还五汤或通窍活血汤加减治疗脑血管意外后遗症（尤其是中腑）疗效确切。补阳还五汤出自王清任的《医林改错》，原主治中风半身不遂者，确有良效，临床沿用至今。邓教授常用于治疗中风病属气虚有瘀者，效果甚佳，他认为补阳还五汤适用于中风以虚证为主者。至于在脑出血急性期可否用补阳还五汤，历来有不同的看法，邓教授认为关键在于辨证。脑出血以虚证为主，尤其是气虚血瘀者则可大胆使用，早期即可用补阳还五汤；若脑出血属实证、热证，尤其是肝阳上亢化热化火动血致出血者，则不宜使用。在药物用量上，邓教授认为补阳还五汤取效的主要关键，在于重用黄芪60～120 g，甚至120 g以上（此时煎药用水量及煎药时间，必须相应增加，否则便不能获得应有的疗效）。通窍活血汤加减则宜用于脑血栓形成，不可用于脑出血。

三、风湿性心脏病

风湿性心脏病简称风心病，是风湿热活动过程所致的瓣膜损害，多属中医学"心痹"、"怔忡"范畴。

【辨证用药】

风湿性心脏病是在人体正气内虚的情况下，风寒湿三气杂至，引起痹证，痹证迁延不愈，或复感外邪，内舍于血脉、心脏，反复日久，导致心脏瓣膜损害而成。正如《济生方·痹》说："皆因体虚，腠理空疏，因风寒湿气而成痹也"，《素问·痹论》说："脉痹不已，复感于邪，内舍于心"。于是便产生"脉不通，烦则心下鼓，暴上气而喘"等一系列临床见症。其病机可概括为本虚标实，以心之阳气（或兼心阴）亏虚为本，血瘀水停为标；以心病为本，他脏（肾脾肝肺）之病为标。

心居胸中，主血脉，依靠心气的作用，推动血液如环无端地周流全身。若心气亏虚，无力推动全身血液循环，久则可致心阳亏损，表现为心悸怔忡、气短神疲、形寒肢冷等症；若阳损及阴，致气阴亏损，也可见口干心烦、舌嫩红少苔；气虚不能推动血液运行，停积而为瘀，痹证久病入络亦为瘀，瘀积心中，引起心脏增大、心痛怔忡；瘀积肺中，可见咯吐痰血、咳喘不宁；瘀积肝脏，引起胁下积块、疼痛；瘀积血脉中，可见唇舌紫暗、面晦肢痛等。就水液停积而论，心在五行属火，脾属土，心气虚，火不生土，必致脾气亏虚，运化失常，水不化津，心脾虚损，"穷必及肾"，致肾气渐衰，肾阳不足，温煦气化无权，加之血瘀阻肺，不能通调水道，水湿不能运化排泄，停积于脏腑经脉，久之必泛滥为肿，故可见全身水肿，尤以双下肢为甚；若晚期水气上冲，凌心射肺，可见气急喘促、怔忡烦燥，此易成脱证危候。

邓教授治疗风心病以治本为主，在补虚的基础上标本同治。自拟"治风湿性心脏病方"，方药组成：太子参30 g，白术15 g，茯苓15 g，甘草5 g，桃仁10 g，红花5 g，五爪龙30 g，鸡血藤24 g，桑寄生30 g。

【用药心得】

慢性风心病病变部位主要涉及到心，与他脏（肺脾肝肾）关系密切。属重病顽症，必须辨证精确，治法恰当，遣方用药合理灵活，方能收效。

"治风湿性心脏病方"用四君子汤加味以益气活血。在补气中可稍佐行气药，如枳壳、橘皮之类，使补而不滞。对利水与消瘀，应中病则止，切勿过急过猛，或饮以重剂。利水过快易伤阴，祛瘀过剧多耗血破血，徒加重患者临床症状。伴水肿，加黄芪、熟附子、茯苓皮温阳利水；有心衰症状加黄芪、防己、桂枝、丹参以益气利尿，活血祛瘀。

若痰瘀明显者，用邓氏温胆汤；气阴两虚者，可合生脉散益气养阴；气血两虚者，用八珍汤加减，重用西洋参、阿胶气血双补，加艾叶、砂仁，以防诸补药碍胃之弊；若出现肢冷畏寒、面暗汗泄、脉微细或迟虚等阳气衰虚之症，可在原方再加桂枝、熟附子，或用四逆汤加人参（高丽参或吉林参），急急益气温阳强心，以防阳气虚脱；若卫阳不固，汗出如注，虽投参附、四逆而汗出仍不止者，可重用黄芪，并用煅龙骨、煅牡蛎重镇潜阳以敛汗；若见心悸心烦，夜卧不安，颧红燥热，此为阳损及阴，常以生脉散加沙参、玉竹、生地、女贞子、旱莲草；如患出现面色晦暗，唇甲紫绀，或胁下积块，或咯血，或舌青紫，脉结代或涩，可在补虚药的基础上加用桃红饮（桃仁、红花、当归尾、川芎、威灵仙）；若患者出现肢肿身重，为水饮内停之象，可在益气扶正的基础上加用五苓散或五皮饮之类以利水消肿。

若患者病情较重，出现气急喘促，怔忡烦燥，此为水气射肺凌心，心肾阳气大虚之象，为防其出现阴阳相脱之虞，当以独参汤（常用高丽参）合真武汤浓煎频服，温阳益气利水。危急之时，也可用高丽参针剂静脉注射，再服煎剂，如此常可救患者于垂危。

慢性风心病再次感受风寒湿热之邪，出现发热、关节红肿热痛、屈伸不利，此为风湿痹证复发，必将再次出现急性心脏炎而加重原有心脏病变。急性风湿性心脏炎以心阴虚和风湿多见，而心气虚与血瘀也不可忽视。因此，可以生脉散益气养阴以固本，酌加威灵仙、桑寄生、豨莶草、木瓜、防己、鸡血藤、络石藤等以祛风湿，并选加桃仁、红花、丹参、失笑散之类以活血祛瘀止痛。

【临证经验】

慢性风湿性心脏病多已有心瓣膜的损害与变形，中药与西药一样，不能使其在解剖结构上恢复到正常，但通过辨证论治，补不足，损有余，调节机体在有瓣膜损害的情况下，最大限度达到阴阳平衡，从而减轻患者痛苦，减少并发症，改善患者生活质量，延长患者寿命。

药物治疗的同时还应注意生活调理。适当锻炼身体，但不能过劳，"劳则气耗"。坚持练气功、打太极拳等运动，不但能促进气血周流，增强抗病能力，而且能锻炼心脏，有效地提高心脏储备力，起到"治本"的作用。其次要注意后天之本脾胃的运化，"有胃则生，无胃则死"，饮食宜清淡，易消化，富于营养，避免食滞胃肠而增加心脏做功；食物不宜过咸，以免凝涩血脉，加重心脏负担。还应注意防寒避湿，防止外感，避免风寒湿邪再次侵入为害。如此，方能带病延年。

四、心功能衰竭

充血性心力衰竭，简称心衰，是临床上极为常见的危重症。临床上，慢性心力衰竭是大多数心血管疾病的最终归宿和主要的死亡原因。因此，心衰的防治一直是倍受重视的研究课题。由于中医学注重整体功能的调理，纠正心衰所存在的阴阳失调，从根本上纠正心衰的病理生理基础，加之中药副作用少，适于长期使用，因而在心衰的治疗方面具有良好的前景。

心衰属于中医学"怔忡"、"心痹"、"心水"、"喘证"、"水肿"、"气衰阳脱"等病证的范畴，临床上常有显著水肿、甚至各浆膜腔积液，用利尿剂效果不明显或无效，对洋地黄类药物耐受性差，极易出现中毒表现。见证复杂，既有喘促，又有咳嗽、咯痰、水肿、纳呆，心、肺、脾、肾、肝五脏俱受累，虚实互见。

邓教授强调，以五脏相关学说指导心衰的辨治，认为应该首先辨明病位，详审病机，同时宜与西医的辨病结合起来，从而找出新的规律，以提高辨治的水平。

【辨证用药】

五脏是一个相互关联的整体。在心衰的发生发展过程中，肺脾肾肝都与心互相制约，互相影响。然五脏之中，心属火，脾属土，心脾乃母子关系，故在心衰的病理演变中，脾与心的关系最为密切。缘脾为后天之本，主运化、升清降浊，为一身气机之枢纽，脾旺则四脏气机通达，气血调和，真气内充，病去正安。相反，脾之功能失司，则周身气血运行不畅，生化无源，必然会诱发和加重心衰的发生。此乃"子盗母气"之理也。

在心衰的发病中，"痰"和"瘀"是其中的重要病理因素，它们既为心脾肾功能失调的病理产物，又反过来成为影响脏腑功能的病理因子。痰之与瘀，密切相关，一方面痰浊内阻，血为之滞，停而为瘀；另一方面瘀血阻脉，则津液不化，变生痰浊；再者，痰瘀易于互传。故邓教授提出痰多兼瘀，瘀多兼痰。

因此，心衰的主要病机为心脾两虚，痰瘀相关。五脏是一个整体，治脾胃可以安四脏，调四脏亦可以安脾胃。在多年的临床实践中，邓教授总结出了"心衰从脾论治"的学术观点。认为治疗心衰当标本兼治，以益气化浊行瘀为法，自拟"治慢性心衰方"以益气生脉。主要药物：花旗参10 g（另炖），麦冬10 g，炙甘草6 g，大枣4 枚，太子参30 g。

【用药心得】

邓教授在辨治心衰时，强调五脏相关，以心为本，本虚标实，"重在补虚"，重点调补心脏的气血阴阳。而气属于阳，温阳即所以补气；血属于阴，滋阴即所以养血。因此，辨治心衰主要可分为两大类型，即心阳虚型与心阴虚型，故立温心阳和养心阴为治疗心衰的基本原则，代表方为暖心方（红参、熟附子、薏苡仁、化橘红等）与养心方（生晒参、麦冬、法半夏、茯苓、田三七等），前者重在温心阳，后者重在养心阴，分别用于阳气虚和气阴两虚的心衰患者。

二方均以人参为主药，培元益气，一配附子温阳，一配麦冬养阴，薏苡仁、茯苓健脾以利水，法半夏、化橘红通阳而化痰，三七虽功主活血，但与人参同科，也有益气强心的作用。二方均属以补虚为主，标本兼顾之剂。除二方外，阳虚亦可用四君子汤合桂枝甘草汤或参附汤，加五爪龙、黄芪、酸枣仁、柏子仁等；阴虚用生脉散加沙参、玉竹、女贞子、旱莲、桑椹子等。在此基础上，血瘀者加用桃红饮（桃仁、红花、当归尾、川芎、威灵仙）或失笑散，或选用丹参、三七、鸡血藤等；水肿甚者加用五苓散、五皮饮；兼外感咳嗽者加豨莶草、杏仁、紫菀、百部；喘咳痰多者加苏子、白芥子、莱菔子、胆南星、海浮石；湿重苔厚者加薏苡仁。喘咳欲脱之危症则用高丽参合真武汤浓煎频服，配合静脉注射丽参针、参附针或参芪针，以补气固脱。

在用药方面，补气除用参、芪、术、草之外，邓教授喜用五爪龙，且用量多在30 g 以上。温阳可用桂枝、制附片。但应注意，制附桂大辛大热，一般只用于阳虚阴盛，形寒肢冷，面白肢肿的患者。寒象不明显者，则多用甘温之剂，或配合温胆汤温通心阳。对于心阴虚患者，也宜在益气温阳的基础上，加用滋阴养血之品。若虚热已退，气虚突出之时，仍当以益气扶阳为主。

对于心衰的辨治，虽然强调辨证论治，但也不能忽视西医辨病对治疗的参考意义。必须病证结合，灵活变通。根据心衰的不同病因，适当调整治疗方案。病因为冠心病者，多见气虚夹痰，痰瘀互结，可用温胆汤加人参、白术、豨莶草、田三七等，益气祛痰、温阳通脉；若属阴虚，则多用温胆汤合生脉散加减；病因为风湿性心脏病者，每有风寒湿邪伏留，反复发作，治疗则在原基础上加用威灵仙、桑寄生、豨莶草、防己、鸡血藤、桃仁、红花以祛风除湿，并嘱患者注意防寒避湿，预防感冒，防止风寒湿邪再次侵入为害；病因为肺源性心脏病者，可配合三子养亲汤、猴枣散，以及鹅管石、海浮石等温肾纳气，降气平喘；病因为高血压性心脏病者，大多数肝阳偏亢，则需配合平肝潜阳法，常用药物有草决明、石决明、代赭石、龟板、牡蛎、钩藤、牛膝等；若心衰尚不严重时，可先按高血压辨证论治，常常也可同时收到改善心衰的效果；原有糖尿病或甲亢的患者，证候多属气阴两虚，治疗一般以生脉散加味；糖尿病患者可加山萸肉、桑螵蛸、玉米须、仙鹤草、淮山药等，淮山药用量要大，一般用 60～90 g；甲亢者则加用浙贝母、生牡蛎、山慈菇、玄参等，以化痰软坚散结。

难治性或顽固性心力衰竭，气阴两虚，水停瘀阻，可用中满分消丸清热利湿，攻下逐水，该方出自《兰室秘藏》。方中重用厚朴、枳实，合姜黄，苦寒开泄，行气平胃；黄芩、黄连、干姜、半夏同用，取泻心之意，辛开苦降，分理湿热；又知母治阳明独胜之火，润胃滋阴；泽泻、猪苓、茯苓、白术理脾渗湿，少佐橘皮、砂仁、红参、白术、茯苓、甘草以扶正，寓补脾胃之法于分消解散之中。诸药相合，可使湿热浊水从脾胃分消，使热清、水去、气行，中满得除。

心衰的缓解期容易复发，尤其感染为首位，因此，邓教授重视综合调理及调理脾胃，防止复发方能带病延年。邓教授喜用参苓白术散或补中益气汤加五爪龙；人参、田七或丹参加陈皮研末长期服用。

【临证经验】

对心衰的辨证论治，首先辨明病位，详审病机。心衰虽可累及五脏六腑，但以心病为本，他脏为标。调理心之气血阴阳，为治本之法。心衰虽有气血阴阳虚损之不同。但气属阳，血属阴，辨明心阴心阳，则心气心血已在其中。心气虚是心衰最基本的病机，在所有患者都有不同程度的存在，乃心衰之共性。若进一步发展，则有由气损及阴或气损及阳的两种可能。临床出现心气阴虚和心阳气虚两种证候。心属火，为阳中之阳，人体生命活动有赖于心阳的温煦。心衰是因为心阳气虚，功能不全，血脉运行不畅，以致脏腑经脉失养，功能失调，故治疗重在温补阳气。

心衰虽然病情复杂，表现不一，但病机可以概括为本虚标实，以心之阳气（或兼心阴）亏虚为本，瘀血水停为标。心主血脉，血脉运行全赖心中阳气的推动，心之阳气亏虚，鼓动无力，血行滞缓，血脉瘀阻，从而出现心衰。故心脏阳气（兼阴血）亏虚是心衰之内因，是心衰发病及转归预后的决定因素。标实则由本虚发展而来，多以兼症出现，可见于各类型心衰患者，治疗也只能在补虚方药上加味，绝不可标本倒置。专事攻逐，愈伤其正。

治疗心衰虽强调辨证论治，但不能忽视西医辨病治疗的重要意义。应当严格控制水盐摄入，改善睡眠，严格按照目前西医心衰的国际治疗指南规范进行治疗。坚持中西医结合治疗本病是取效的关键。

五、硬皮病

硬皮病可分为局限性和系统性两类，前者指病变局限于皮肤，后者指皮肤硬化兼有内脏病变，是一种全身性疾病。病情缓慢进展，故又称之为进行性、系统性硬化症。常发病于20～50岁左右女性，患者中女性与男性之比约为（2～3）:1。主要以皮肤组织增厚和硬化，最后发生萎缩为特点。根据其病理和临床表现，邓教授认为，应当将其归纳为中医学的虚损证，属于中医学"皮痹"、"痹证"的范畴。

【辨证用药】

多年来，邓教授一直运用肺脾肾相关理论对硬皮病病因病机进行分析，并用以指导硬皮病的临床辨证治疗。

本病的病因可归纳为先天禀赋不足，后天失调，或情志刺激，或外邪所伤，或疾病失治、误治，或病后失养，均可导致脏腑亏虚，积虚成损。患者病先起于皮毛而后及于骨，波及内脏，是从上损及于下损之证，病虽先于肺，但又损及后天之本的脾与先天之本的肾，一损俱损，出现上、中、下三损兼存，而以中下损为主的情况。病虽在皮毛与肺，其本在脾肾，以阴液不足为基本病机。因此本病病机为肺脾肾相关，五脏俱虚，从而形成多脏同病，多系统、多器官受损的局面。肺主皮毛，肺气亏虚，失却"熏肤充身泽毛，若雾露之溉"的作用，故皮肤失其柔润，变硬如革，干燥，无汗；脾主肌肉、四肢，本病常伴脾气虚亏，失其健运，气血生化乏源，饮食不能为肌肤，故肌肉萎缩而四肢活动困难。病久"穷必及肾"，肾主骨，肾阴亏损，不能主骨生髓，故骨质受害，关节僵直，活动障碍。此外，脾虚气血生化乏源，病及于心，致心血不足，可见心悸、失眠、夜寐多梦；脾为生痰之源，肺为贮痰之器，脾虚无力运化水湿，肺失宣降，痰湿壅肺者可见咳嗽、胸闷、气促；气虚血运无力，久则可致血瘀内停。

针对硬皮病"肺脾肾亏损"之病机以及硬皮病的常见分型，在"损者益之"、"虚者补之"的大原则基础上，结合历代医家治疗虚损的经验，邓教授提出硬皮病"肺脾肾三脏同治，以肾为主"的治疗原则。其中因肾为先天之本，脾为后天之本，根据先后天根本论，脾肾同治是本病治疗的主要着眼点。脾不健运则补肾不易受纳，但不补肾则病必难愈，故补肾于本病的治疗实为关键中的关键。自拟"软皮汤"作为治疗本病的基本方，补肾健脾养肺，活血散结以治皮。主要药物：熟地24 g，淮山药30 g，茯苓15 g，山萸肉12 g，泽泻10 g，丹皮10 g，阿胶10 g（烊化），百合30 g，太子参30 g。忌食生冷、辛辣。

【用药心得】

"软皮汤"的实质是以六味地黄丸（熟地，泽泻，丹皮，怀山药，茯苓，山萸肉）为主要组成部分：熟地黄滋阴补肾，填精益髓；山萸肉补养肝肾，敛摄精气；怀山药补益脾阴，益肾固精。三者共用，滋补肾、肝、脾三脏之阴，其中以滋养肾阴为主，起到"虚者补之"以治其本的功效。方中加入黄芪、党参或太子参则起到补益肺气兼健脾的功效，其中黄芪更能走肌表输布津液，是为要药。若肺脾虚甚，除加黄芪外也可加五爪龙加重补脾肺益气之力；党参与太子参的选择则视患者脾胃气阴虚损偏重而定，若以气虚为主者则选党参，健脾益气；若患者同时出现胃阴不足的症状则选择太子参益脾气，养胃阴。再者硬皮病虽以脾肾中下损为主，但并非忽视肺之上损，故配以阿胶、百合益肺养血治皮毛损伤。其中阿胶为"血肉有情之品"可填阴塞隙，病在肌肤用阿胶为中医学"以形养形"之意。此外，还可以酌情选加鹿角胶、鳖甲等血肉有情之品加重补肾益精之功。肺脾亏虚型硬皮病患者常见皮肤如革、干燥，甚则皮肤萎等肺阴虚，皮毛失养的表现，"肺主皮毛"，百合归肺心经，功能养阴润肺，为治疗硬皮病患者肺脏虚损的要药。

兼气阴两虚，在软皮汤培补先后天之本的基础上加用入阴分的知母、地骨皮；阴阳俱虚，鹿角胶、阿胶、鳖甲、熟地与仙茅、巴戟天同用，肺脾肾同治，阴阳俱补；皮肤干硬如皮革，是久病兼有血瘀，故在养阴血时可配合红花、赤芍、仙鹤草、阿胶或丹参等活血而不燥的药物，活血散结使硬结皮肤得以舒缓。如患者舌淡、阳虚明显可加桂枝走表而通阳，助行津液；肺脾虚甚，加黄芪、五爪龙补益脾肺之气；兼瘀者加丹参、牛膝、炒山甲等；补肾益精方面还可以酌情选加鹿角胶、鳖甲等血肉有情之品。患者心血不足导致失眠、多梦、难入睡等则加熟枣仁、鸡血藤补血养心；胃阴虚出现胃脘隐隐灼痛、饥不欲食，甚至五心烦热者除用太子参外可加石斛、金钗滋养胃阴；痰湿壅肺，出现咳嗽，咳声重浊，痰多等见症者加橘络、浙贝母、百部、紫菀祛湿化痰。因此证患者久服滋补药，故服药一段时间后须防药物碍脾，可少加砂仁或陈皮助脾胃运化。

硬皮病病程较长，除药物治疗外，无论局限性还是系统性硬皮病患者，均可配合饮食疗法，寓治疗于日常饮食之中，亦能取得较好的辅助疗效，食料方法有田鸡油炖冰糖；沙虫干煮瘦肉；猪肤（即猪皮）煮怀山药、黄芪、百合等。邓教授认为以上饮食之物质重味厚，功能填阴塞隙，血肉有情，皆能充养身中形质，即治病法程矣。邓教授以此理论和相应方药治疗硬皮病多例，效果均满意。

【临证经验】

中医古代文献未见有关硬皮病的明确记载，但有较多的类似描述。《难经·十四难》就有"五损"的说法："一损损于皮毛，皮聚而毛落；二损损于血脉，血脉虚少，不能荣于五脏六腑；三损损于肌肉，肌肉消瘦，饮食不能为肌肤；四损损于筋，筋缓不能自收持；五损损于骨，骨痿不能起于床。反此者，至脉之病也。从上下者，骨痿不能起于床者死；从下上者，皮聚而毛落者死。"宋·吴彦夔《传信适用方》记载："人发寒热不止，经数日后四肢坚如石，以物击之似钟磬，日渐瘦恶。"这一描述与西医学硬皮病有不少近似之处。综述历代医家认为虚损的形成皆是"因病致偏，偏久致损"或"因烦劳伤气，纵欲伤精，他证失调，蔓延而致"。所以"久虚不复谓之损，损极不复谓之劳，此虚劳损三者，相继而成"（《临证指南医案·虚劳》）。病变涉及脏腑主要在肺、脾、肾三脏，病虽在皮毛与肺，其本在脾肾。病机以肺、脾、肾气阴不足为主，形成多脏同病，多系统、多器官受损害的局面。患者虽仅皮肤肌肉受损，但久病可损及骨，患者可有骨质脱钙、头骨凹凸不平等及全身脏器心肝肾等多器官受损。因此，无论是局限性还是系统性硬皮病，都应该早期诊断，早期治疗。

六、慢性胃炎

慢性胃炎是指由各种不同原因引起的胃黏膜慢性炎症性改变，为最常见的胃部疾病。属中医学"胃痛"、"痞满"等范围。

【辨证用药】

本病多由烦劳紧张，思虑过度，暗耗阳气，损伤阴液所致；亦可由于长期饮食失调，损伤脾胃而致；还可因先天不足，后天失养，大病失调而成。故本病病机为本虚夹标实。其虚，主要为脾胃亏虚，脾亏虚于阳气，胃亏虚于阴液，为病发的前提和本质。本病之实，则多由虚损之后所继发。脾气亏虚，血失鼓动，血滞成瘀阻络，此为一；脾失健运，湿浊不化，痰湿停聚，此为二；瘀阻湿郁，加之阴液亏损，则易引起虚火妄动，此为三。

根据其病机，治疗时应着重补脾气、养胃阴，这是治疗的根本。邓教授在长期临证中，总结得出治疗慢性胃炎的基本方，处方组成：太子参30 g，茯苓12 g，淮山药12 g，石斛12 g，小环钗12 g，麦芽30 g，丹参12 g，鳖甲30 g（先煎），甘草5 g，田七末3 g（冲服）。功能健脾养胃，益阴活络，主治萎缩性胃炎，慢性浅表性胃炎。

【用药心得】

方中太子参、茯苓、淮山药、麦芽、甘草等为培补脾胃健运其气，太子参、淮山药、茯苓等补气之力虽不及党参、黄芪，但不会滞气助火，反佐麦芽使之易于受纳，这对于消化吸收功能甚差，胃阴已伤的患者，较为适合，故为邓教授所喜用；至于救胃阴，特别是舌苔光剥者，石斛、小环钗、淮山药最为相宜；活络通瘀、清降虚热，丹参配鳖甲较为妥贴；至于化湿浊，宜选用药性较平和扁豆、茯苓、鸡蛋花、薏苡仁等药性较平和的药物，切忌用温燥之品，因为易伤元气与胃阴，胃阴不足，病机不转，则犯虚虚之弊。

脾胃气虚较甚者，可酌加黄芪、白术或用参须另炖；若湿浊偏重者，加扁豆、鸡蛋花、薏苡仁等；若肝气郁结者，加素馨花、合欢皮、郁金等；若疼痛明显者，可加木香、延胡索、佛手等；若嗳气频作者，加代赭石、旋覆花等；若大便干结者，加火麻仁、郁李仁等。

若胃虚肝乘而致呕吐，应以重镇降逆，益气和胃为法，方选旋覆代赭汤，并辅以健脾疏肝之品。方中旋覆花苦辛，降逆下气；代赭石甘寒质重，平肝镇逆；半夏、生姜降气和胃化痰，增强降逆止呕之功；太子参、白术、茯苓、大枣健脾和中；广木香、素馨花行气疏肝；田七片行气开郁，清热止痛；加竹茹、川连以清热止呕。

若脾胃虚弱、痰浊中阻，应以健脾化痰为主，用陈夏六君子汤加减。

若气滞胃痛，用四逆散合郁金行气疏肝，酌加太子参、茯苓等固本培元；兼有胆囊炎、胆结石，予失笑散合琥珀末活血散结，加石斛养阴。

【临证经验】

慢性胃炎是伤于后天，其本既虚，脾胃消化吸收功能甚差，故培补不能急功求成，骤投大温大补之厚剂。如按此法，只能滞其胃气，灼其胃阴，适得其反。同时，救护胃阴亦不宜用过于滋腻之品，以免壅阻脾脏阳气的恢复。在治本的同时，也不应忽略标实，宜具体辨证施治，或活络祛瘀，或除湿化痰，或清退虚热。但活络祛瘀要防破血太过，清退虚热要防伤阳，化湿切忌过于温燥，以免损伤正气，使虚者更虚。

本病乃慢性疾病，病程较长，日久穷必及肾，损及他脏；且脾属土，肝属木，脾虚肝乘，故治疗时不应忽视脾胃与肝肾的关系，同时亦应注意脾肺的关系，故应先抓主要矛盾，于适当之时选加调养肺、肝、肾之品。同时，注意消除可能致病的因素，如戒除烟酒，治疗口腔、咽喉部慢性病灶，忌用对胃有刺激的药物，避免过劳及精神紧张。注意饮食，戒刺激性、过热、过冷及粗糙食物，以软食为宜，少食多餐，细嚼慢咽。

七、肝硬化

肝硬化是由不同病因长期损害肝脏所引起的一种常见的慢性肝病。临床上以肝功能损害与门静脉高压为主要表现，晚期常出现消化道出血、肝性脑病等严重并发症。肝硬化是一种严重危害人民健康的重大疾病，是我国人群的主要死亡原因之一。肝硬化早期可无典型症状，西医学的诊断手段，如生化、超声等检查值得借鉴。在我国由慢性病毒性肝炎所致的肝硬化最常见。

肝硬化应属中医学之"积聚"、"癥瘕"范畴，肝硬化腹水则属"臌胀"之范畴，病因不一，病理复杂，但不外肝、脾、肾三脏功能失调，以致气血痰水瘀积于腹内而成。肝硬化的早期诊断，西医的诊断手段、生化检查以及 B 型超声波、CT 及 X 线等检查值得借鉴，给中医药的治疗提供有利条件。

【辨证用药】

肝硬化病因主要由于酒食不节，情志所伤，劳欲过度，感染血吸虫以及黄疸、积聚失治。发病机制则为肝、脾、肾三脏功能障碍，出现气滞、血瘀、水饮互结于腹中；其病位在肝、脾、肾，病变以本虚标实为特点。

邓教授通过几十年的摸索，发现舌底静脉充盈曲张常与 X 线检查之食道静脉曲张相吻合，认为本病多由湿热邪毒或虫蛊、酒毒侵犯肝脏日久所致，属本虚标实之证；治当扶正祛邪、标本兼顾；并对早期肝硬化逐步拟出一首有效方——"软肝煎"，以健脾护肝补肾、活血化癥软坚。主要药物：太子参 30 g，白术 15 g，楮实子 12 g，川草薢 10 g，茯苓 15 g，菟丝子 12 g，土鳖虫（研末冲服）3 g，丹参 18 g，鳖甲（醋炙）30 g，甘草 6 g。用法：先将土鳖虫烘干研成细末。取砂锅加水 3 碗，入鳖甲先煎半小时，纳诸药煎至 1 碗，冲服土鳖虫末，渣再煎服。忌油腻、辛辣，戒烟酒。

【用药心得】

软肝煎与慢肝六味饮乃姐妹方，均取义于"见肝之病，知肝传脾，当先实脾"之旨。六味饮治慢性肝炎，健脾为主配黄皮树叶以疏肝解毒，行气化浊。软肝煎健脾养肝肾为主，软坚化瘀为辅。方中茯苓、白术、甘草健脾益气；太子参补而不燥，气阴双补，甚为合宜；楮实子善治水气蛊胀，配菟丝子补肝而益肾，此乃虚则补其母之意；丹参一味，功同四物，养血活血；土鳖虫、鳖甲皆灵动之物，活血软坚化瘀；草薢则助四君以祛湿健脾。诸药合用，共奏健脾养肝补肾、活血化癥软坚之功。本方用药精当、平和，化癥不伤气血，补益不碍癥消，为不可多得的治疗肝硬化之良方。此方辨证加减耐心久服，一则以阻慢其硬化进程，再则冀其软化。

软皮汤临证加减可治疗多种证型的肝硬化，肝炎后肝硬化，转氨酶高者，加黄皮树叶（或珍珠草）30 g；酒精性肝硬化，加葛花 10～15 g；门脉性肝硬化，若硬化较甚，加炒山甲 10 g；牙龈出血或皮下有出血点者，加紫珠草或仙鹤草 30 g；阴虚无湿者去草薢，加山药 15 g、石斛 12 g；肝阴不足，舌红苔少者加旱莲草、女贞子各 10 g，石斛 15 g，更兼剥苔者加龟板 30 g；有黄疸者，加田基黄 15～30 g；腹水加牵牛子逐水，攻补兼施；兼面暗、唇紫、脉涩等血瘀症状，加炒山甲活血软坚；血压高者，加龙骨、牡蛎、草决明、怀牛膝、玉米须等降压。症见心悸、气短而喘，除脾虚肝肾不足外，兼有心肺同病，加苏子、白芥子以降气除痰而治其喘悸。

若脾虚为主，肝木克土，血瘀邪实，实脾以杜肝木克土，投四君子汤合黄芪，佐以理气活血、利水之法；属胆热脾寒，水湿内停，予柴胡桂枝干姜汤加减；胆汁性肝硬化患者，用邓教授软肝煎合四金汤加减；黄疸较重，肝酶学指标高，可加用邓教授治疗肝炎常用之"四金汤"加田基黄：郁金、鸡内金、金钱草、海金沙，疏肝利胆；田基黄为退黄之要药，邓教授常用于黄疸之治疗；加用桑寄生既可补肝肾，降血压，又可作为肝胆之引经药。

【临证经验】

肝硬化晚期出现腹水，取单味甘遂用甘草煎浓汁浸泡后晒干研为细末，装入肠溶胶囊吞服，每服1~2g，翌日即用健脾益气之剂补之，以防攻伐太过。详见自制方章节。

若肝硬化腹水并上消化道出血时，宜急用止血法，予白及粉、三七粉各3g顿服，每日4次，或用云南白药每日8g分服。若出血过猛，可用西医之三腔二囊管压迫法，或手术结扎胃底和食管曲张静脉等法处理。

食疗可用鳖或龟约斤许，加淮山药30g、薏苡仁15g炖服，每周1次或10天1次，临床观察对白蛋白的提高有较好的作用，注意不要食滞便可。

肝硬化治疗效果与病之浅深呈正比。因此，早期发现、早期治疗最为重要。当然，患者的精神因素对于此病影响甚大，精神负担过重者虽浅尤深，做患者的思想工作，是不可缺少的心理治疗。此病治疗必须彻底，不能但见症状改善或肝功能正常便行停药，必须继续服药半年至一年以巩固疗效。另外，坚持太极拳之类的柔软运动，注意饮食营养及节减房事是十分重要的。

八、慢性肾炎

慢性肾小球肾炎简称慢性肾炎，是较常见的泌尿系内科病，它与急性肾炎同属中医学"水肿"范畴，因起病缓慢，病程冗长，以虚证居多，又属水肿"阴水"范围。

【辨证用药】

中医学认为水肿证的发病机制与肺、脾、肾三脏失调有关，邓教授则认为慢性肾炎主要因脾肾两脏虚损所致，如《诸病源候论·水肿病诸候》中说："脾肾虚则水妄行，盈溢皮肤而令身体肿满"。《景岳全书·肿胀》中载："凡水肿等证，乃肺脾肾三脏相干之病，盖水为至阴，故其本在肾；水化于气，故其标在肺；水惟畏土，故其制在脾。今肺虚则气不化精而化水，脾虚则土不制水而反克，肾虚则水无所主而妄行。"明确指出了水肿之发病，主要是全身气化功能障碍的表现，与肺脾肾关系密切，以肾为本，肺为标，脾为制水之脏。若病至后期，与脾肾的关系尤为密切，此时脾阳虚衰证与肾阳衰微证往往同时出现，而表现为脾肾阳虚，水湿泛滥。

本病可分为4个证型，早期因脾虚不能运化水湿，故常表现为脾虚湿困。脾虚则气血生化之源不足，又可兼见血虚。至中后期，脾气虚损及肾，可表现为脾肾阳虚。若患者由阳损及阴，或经治疗虽病向好转，但温阳利水太过或用激素治疗损伤阴液，俱可表现为肝肾阴亏。若正气日虚，脾肾衰败，湿郁化浊上蔽心窍，除见脾虚湿困或脾肾阳虚之证外，还可见恶心呕吐、心悸气短，或皮肤瘙痒，或口有尿臭，或呕血便血，或胸闷喘息，烦躁不宁，甚则抽搐惊厥，昏迷不醒，舌苔黄浊或舌光无苔，脉象虚大或沉微细数。

对于慢性肾炎脾虚湿阻型的治疗，邓教授较常用的是参苓白术散加减，以健脾利湿。基本方为：党参15 g，白术12 g，茯苓皮25 g，甘草4 g，山药12 g，薏苡仁15 g，黄芪20 g，牛膝12 g，猪苓15 g，桂枝12 g（或肉桂1.5 g，焗）。方中党参、白术、山药、黄芪、甘草健脾补气，薏苡仁、茯苓皮、猪苓利水而不伤正，桂枝温阳利水，牛膝引水下行。

脾肾阳虚型，用真武汤合五苓散、五皮饮加减化裁，基本方为：熟附子10～15 g，姜皮20 g，白芍12 g，白术15 g，茯苓皮30 g，肉桂3 g（焗），大腹皮12 g，猪苓15 g，泽泻12 g，党参20 g，黄芪20 g。

肝肾阴虚型，多用杞菊地黄汤加牛膝、车前子等。若阴阳两虚者，可用济生肾气丸。

脾肾衰败，浊蒙心窍型，除按上述脾虚湿困或脾肾阳虚辨证用药口服外，还可用生大黄30 g煎水保留灌肠，每日1次，连用数天，可降血氨、消水肿。若出现昏迷不醒，宜即针灸水沟与涌泉，如湿浊化热患者见舌苔焦黑而干，可兼灌服或鼻饲安宫牛黄丸。

【用药心得】

若湿重，而见苔白厚腻的，去山药，加防己12 g、砂仁8 g；血虚明显的去猪苓、桂枝，加当归12 g（或鸡血藤30 g）、枸杞子12 g以养血；若见血压升高的，重用黄芪（30 g以上），去桂枝、山药，加生石决明30 g（先煎）、代赭石30 g（先煎）以潜虚阳；若见血尿（镜下血尿）者，去桂枝，选加小叶凤尾草15 g、淡豆豉30 g、田七末3 g（冲服）；若血压高者，可加生牡蛎30 g、草决明25 g。

若水肿严重，尤其是胸腹腔有积水者，则先治其标。如患者上半身肿甚或见胸腔积液者，可予麻黄15 g、杏仁10 g、熟附子3 g、生姜3片、赤小豆30 g、茯苓皮60 g，煎水服。夏天冷服，冬天温服，服后微汗出为度，待患者水肿明显减轻后，再予参苓白术散。若腹水明显，可予甘遂末1 g装于空心胶囊，早晨白粥送服。

若经治疗后患者症状基本消失，惟尿蛋白长期不除者，可用邓教授自拟方消尿蛋白饮：黄芪15～30 g，龟板30 g，淮山药15 g，薏苡仁15 g，玉米须30 g，旱莲草12 g，菟丝子12 g。蛋白尿与脾肾两虚关系最大。脾气散精，肾主藏精，若脾虚不能运化水谷精微输布全身，反与湿浊混杂，从小便而泄；若肾气不固，气化蒸腾作用减弱，亦可致精气下泄而为蛋白尿。且患者兼有疲乏、纳差、腰酸等脾肾虚表现，故治以健脾固肾、利湿化浊。

不明原因的血尿用四君子汤加减治疗。用四君子汤健脾益气；酌加小叶凤尾草15 g、淡豆豉30 g、三叶人字草30 g除血尿；加淮山药、薏苡仁、玉米须、蝉蜕消尿蛋白;白茅根、旱莲草、仙鹤草、益母草等为清热凉血、止血利尿之品,皆可酌情选用。三叶人字草为治血尿之圣药,若患者病情稳定无临床症状,惟镜下血尿长期不除的者,可用单味三叶人字草 30 g 熬汤当茶饮,亦能起到良好疗效。长期饮用可起到巩固疗效,预防再发的作用。

【临证经验】

本病早期脾虚湿困,参苓白术散加减;至中后期,脾肾阳虚,用真武汤合五苓散、五皮饮加减化裁;肝肾阴亏多用杞菊地黄汤加牛膝、车前子等;若阴阳两虚者,可用济生肾气丸;病久脾肾衰败,还要配合灌肠。

邓教授虽主张分为上述 4 个证型,但在治疗时抓住病机关键,脾肾同治,调补脾气为主;但始终认为脾虚是本病的共性,治疗过程中应时时注意调补脾气,保持脾气的健运,这是关键环节。

九、结石症

对于结石症的治疗,中医药有明显的验、便、廉等优势。

【辨证用药】

1. 胆石症

中医学无胆石症之病名。但可根据胆石症的证候辨证,得出治法。本病近似于中医文献所说的"结胸发黄"证,一般属于肝胆郁结兼湿热内蕴的一类疾患。如胆绞痛,是痛有定处不移,痛处近胁部属肝胆部位。此病常见寒热往来,是少阳胆经病证的特征之一。出现肠胃症状,则是肝气郁结侵犯脾胃,运化失常所致。由于湿浊停留,湿郁化热,而成"瘀热在里,身必发黄"的黄疸。关于此病服药治疗的报道不少,如遵义医学院、天津南开医院等的排石汤,证明均有效。有报道用服药加电针治疗,效果也不错。

邓教授认为此证苦寒药不宜多用,否则易损伤脾胃,影响患者体质。特别是慢性炎症时期,过于苦寒攻下则有虚虚之弊,此时的治疗方法,应疏肝利胆排石,健脾活血。可用以下基本方:柴胡 9 g,太子参 15 g,金钱草 30 g,郁金 10 g,白芍 15 g,蒲黄 6 g,五灵脂 6 g,甘草 3 g。热盛者去太子参加黄芩、栀子;湿盛者去太子参加茵陈、木通;大便秘结者去太子参加玄明粉、枳壳或大黄;脾虚者加茯苓、白术;兼有黄疸者,常加用郁金、金钱草、鸡内金、海金沙等疏肝利胆;田基黄为退黄之要药,桑寄生既可补肝肾、降血压,又可作为肝胆之引经药,常用于黄疸之治疗。

上方可多服,患者脾得健运,疼痛减少,饮食增加,身体自复。以后可以每月连服 5~7 剂或每半月内连服 4~5 剂,以防胆石停留引起复发。上方已治愈多人,其中有些是手术后疼痛一再复发,拟再进行手术治疗者。

2. 尿路结石

尿路结石与中医学的"石淋"证基本相同。本病往往引起急腹症或肾绞痛之症状，中医学认为此病的病机，是由于湿热下注，蕴蒸日久所致。治疗宜用利水通淋法。用方如八正散（车前子、木通、瞿麦、萹蓄、滑石、甘草、栀子、大黄）之属。单味药如金钱草已有很多报道，肯定有排石作用，近人多用。

邓教授不太赞成多服大剂清利湿热之药，原因是往往石未攻下而正气先伤，因而喜用导赤散加减：金钱草30g，生地15g，广木香6g（后下），鸡内金10g（研末冲服），海金沙3g（冲服，或琥珀末或砂牛末与海金沙交替使用），甘草3g，木通9g。此方即邓教授自拟三金汤，功效利水通淋，化石排石。导赤散清心火利小便，此方有生地，能利水而不伤阴。治心经热盛，症见口渴面赤、心胸烦热、渴欲冷饮，或心移热于小肠，致口舌生疮、小便短赤、尿道刺痛等症。但此方缺少排石之力，故重用金钱草为排石主药；至于海金沙，《本草纲目》载："治湿热肿满，小便热淋、膏淋、血淋、石淋、茎痛，解热毒气"。此外，琥珀末或砂牛末可与海金沙交替使用。鸡内金亦有化石的作用，宜研末冲服。若小便涩痛，可加小叶凤尾草24g、珍珠草24g；血尿者加白茅根30g、淡豆豉10g、三叶人字草30g；气虚明显者加黄芪30g。肾阳虚者加附桂或附桂八味丸加金钱草、琥珀末之类治之。对于肾绞痛或腹痛甚者，可当即用拔火罐法治疗，其效如桴鼓。痛在上腹或腰背者罐口放在腰背部痛点处（罐口余偏于下方），痛在下腹部者，罐放腹部痛点处。此法不仅能止痛，而且能使结石下移，以利排出。曾治一患者，3次绞痛，拔罐3次后使结石入膀胱，后服药排出。

排石后应注意复发的可能，故应根据其体质辨证用药，每月服数剂以调其阴阳，并通利水道，以竟全功。

【临证经验】

例1　陈某，男，22岁，学生。患者自6~8岁不时上腹疼痛发黄，发作频频，以后数月到数年发作1次不等。1954年10月（19岁）发作入某医院，诊断为胆石症，进行胆囊摘除手术，术后痊愈出院。1年后复发，某医院X线检查诊断为胆管结石，拟再行手术治疗。1956年12月7日经另一医院X线检查诊断与前同，拟采用保守疗法，一年曾3次发作。症状为上腹疼痛，发热呕吐，巩膜及皮肤发黄。第二次发作时曾诊断为胆管周围炎，再用保守疗法，经11天治疗，出院后3天又再复发，比前次疼痛，故又疑为胆石症，拟剖腹探查，患者春节出院后，没去医院进行手术。

1957年2月5日来诊时，症见腹部时痛，巩膜黄，小便深黄，腹泻，消化不佳，脉滑任按，舌质深红，苔白，两颧赤色，鼻梁色微青，唇红，症脉俱实，此中医学所谓阳黄，治以清热疏肝活血为主。处方：郁金、五灵脂、白芍各12g，柴胡、枳壳各9g，桃仁、蒲黄、当归尾各6g，绵茵陈24g。

服药后肠鸣腹痛，小便更黄，大便溏黄中带黑，每天 2~3 次，每次量不多。6 日再服，服后腹中不适减少，精神较好，胃口好，大便有时结硬。9 日再诊，照方白芍改为赤芍、白芍各 9 g。服后腹中无痛，巩膜黄色渐退，小便清，大便正常，胃口好，精神好，症状已消失，但感力气不足。

2 月 19 日病又复发，20 日痛甚，22 日处方如下：绵茵陈 30 g，山栀子、延胡索、柴胡、赤芍各 9 g，五灵脂、蒲黄、郁金各 12 g，黄芩、桃仁各 6 g。

服后痛不再发展，继服 2 剂，病势减退，基本痊愈。25 日再诊，已无任何症状，再方以善后，处方：首乌、白芍各 12 g，蕤仁肉 8 g，绵茵陈 18 g，五灵脂、柴胡、郁金各 9 g，枳壳 6 g，每隔 3 天服 1 剂，10 多天后停服，以后每月服几剂，追踪 2 年未复发。

例 2 罗某，男，25 岁，学生。因左上腹绞痛 2 天，于 1967 年 11 月 1 日入院治疗。患者前天晚止突发左上腹持续疼痛，阵发性绞痛，伴恶心欲吐，入院时自述 2 天未解大便，小便如常。查舌质稍红，苔薄微黄，脉弦数。左肾区压痛叩痛明显。小便常规：尿蛋白（±），红细胞（++），白细胞 0~3 个/Hp。西医诊断：泌尿系结石并肾绞痛。中医诊断：淋证，证属下焦湿热。治以清热利水通淋，处方：金钱草 60 g，海金沙 15 g，鸡内金 15 g，冬葵子 15 g，琥珀末 4.5 g（冲服），砂牛末 1.5 g（冲服），广木香 12 g（后下），柴胡 12 g，枳壳 12 g，白芍 15 g，甘草 10 g，大黄 10 g（后下）。每日 1 剂。

入院当天及第五天晚上因绞痛剧烈于痛处拔火罐后绞痛明显减轻，第六天溺时尿道刺痛，第八天溺时排出砂粒样结石 1 粒，之后症状消失（第十一天腹平片示：沿泌尿道部位均未见明显不透 X 线致密结石影），而于第十三天痊愈出院。

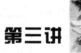

第三讲
自制方用药心得

邓教授认为，中医学治病，从单味药到复方，是一个飞跃的发展，与西医从一味药中寻找其有效成分的发展之途刚好相反。中药配对组方，千变万化，这是中医学的特色。在长期的临证中，邓教授不仅善用古方，而且根据多年的临床经验和体会，自拟新方。

一、五灵止痛散

【组成主治】

五灵脂、蒲黄、冰片等量组成散剂。用开水送服或舌上含服，每次0.3～0.6g，痛时服用。主治各种急性痛证。

【用药心得】

五灵止痛散即由失笑散（五灵脂、蒲黄）合冰片（梅片）按五灵脂:蒲黄:冰片＝1:1:1比例组成。失笑散源自宋代《太平惠民和剂局方》。《太平惠民和剂局方》是由宋代官商设立的和剂局（即现药局）出版，和剂局专门管理药材和药剂的经营业务，它将各地所献医方经试验有效后，依方发售。失笑散就是经当时国家药局试验有效可发售于市民的一张方子及一种药散，历史悠久，因而它治疗痛证疗效可靠。

失笑散药性平和，味数简单，五灵脂、蒲黄活血祛瘀，通利血脉止痛，古人谓用本方后，痛者每在不觉之中诸痛悉除，不禁欣然失笑，故名失笑散。近人对失笑散进行药理研究，证明它能够提高机体对减压缺氧的耐受力，降低心肌耗氧量，增加动脉灌流时间，防止或削弱动脉血栓形成，并对机体有明显的镇静止痛作用。失笑散中的单味药物，五灵脂能够缓解平滑肌痉挛，蒲黄可缩短凝血时间。所以，明·李时珍《本草纲目》上记载五灵脂"主气血诸痛"，男女一切心腹、胁肋、少腹诸痛、疝痛、血痢、肠风、腹痛、身体血痹刺痛；蒲黄"凉血活血，止心腹诸痛"。古人的临床经验与现代药理研究结果是一致的。

前人用失笑散止痛，偏重于血瘀方面，而对气滞、邪闭所致的痛证似兼顾不够。不通则痛，痛则不通，这是中医学认识痛证的高度理论概括，也是临床用药的理论依据。因此，如果在失笑散里再加入一种强有力的通利脉络、走窜气分的药物，其止痛效力会得到更大发挥。经过几十年的临床摸索，认为冰片（梅片更佳）最合适。冰片是凉开药，气味芳香走窜，有行气通络、辟秽开窍、清热止痛的作用，加入失笑散方中，相得益彰。

本方功能从五灵止痛散验方来源及文献之整理，到实验室试验及毒理试验检测结果，最后通过临床病例验证观察，证实该药具有行气通络、祛瘀散结、芳香辟秽之功效，临床适用于因气滞、血瘀、邪闭所致的胸胁痛、胃脘痛、痛经、腹痛、头痛、牙痛等，亦可用于扭挫伤、骨折、肿瘤所致的痛证。

【临证经验】

五灵止痛散是邓教授之父邓梦觉先生所拟的止痛药散，用以治疗各种急性痛证，加之邓教授长期临床实践验证疗效确切。据临床观察，五灵止痛散对于胸腹部位的疼痛效果较好。据记录，最快 10 分钟，最慢 4 个小时，完全止痛一般在 30～60 分钟左右。其止痛有效维持时间，0.6 g 一般可维持 1～2 小时，最长可达 12 小时。它与西药杜冷丁（止痛作用快，维持 2～4 小时）、吗啡（止痛维持 4～6 小时）、阿托品（解痉止痛维持 4～8 小时）相比，虽然略逊一筹，但它对于一些诊断不明或久治不愈并伴有口干口苦的疼痛性疾病尤为适宜。

五灵止痛散为中医治疗急性痛证开辟了又一新途径。其治疗痛证，还须结合病因考虑。五灵止痛散用于症状治疗，意在急则治其标；病因治疗在后，意在图其本。这样既可以观察到止痛散的疗效，亦有利于症状缓解后，赢得时间进行辨证论治。

邓教授曾治一 53 岁男性患者，吴某，干部。1983 年 3 月 23 日上午以"心前区闷痛"为主诉入院。患者曾于 1982 年 6 月在广东省某医院住院诊断为下壁心肌梗死，经抢救后好转出院，一直靠服用硝酸异山梨醇酯维持。但近 4 天来心前区闷痛反复发作，伴心悸、气短、汗多、作呕、口干苦。检查：脉搏 92 次/分，血压 100/80 mmHg，精神倦乏，短气懒言，形体肥胖，心率 92 次/分，律整，心音低钝。心电图：慢性心肌缺血。舌瘀暗，苔黄腻，寸口脉弱，关脉弦。中医诊断：胸痹证。西医诊断：冠心病、心绞痛、陈旧性心肌梗死。处理：五灵止痛散 0.3 g 舌上含服，服后 30 分钟心前区疼痛消失，且无既往服西药硝酸异山梨醇酯后头胀之感觉。留观期间以五灵止痛散 0.3 g 每日 3 次常规口服，并停用硝酸异山梨醇酯等西药。3 月 27 日心电图复查结果为"心肌供血改善，属正常心电图"。

二、治癫痫方

【组成主治】

荆芥 8 g，全蝎 10 g，僵蚕 10 g，浙贝母 10 g，橘络 10 g，白芍 15 g，甘草 6 g，茯

苓 15 g，白术 12 g，丹参 15 g，黄芪 15 g，蜈蚣 2 条。共研极细末，每次 3 g，每日 2 次，温开水送服，小儿减半量。功能益气祛痰，镇痛安神，主治癫痫。

【用药心得】

邓教授认为癫痫的发病主要与患者的气虚夹痰体质有关，辨证为脾虚夹痰，肝风上扰。运用四君子汤加黄芪以健脾补气；浙贝母、橘络化痰通络；白芍、丹参养血柔肝；对于癫痫的治疗，邓教授喜用僵蚕、全蝎对药，二者既可以化痰止痉，又可以配合荆芥、白芍疏肝解郁，以利脾土健运。药证相对，故收效颇佳。

附：治癫痫民间验方

（1）未开眼黑狗仔全只。用法：放瓦筒包黄泥糊，炭火烤至小黑狗干炭，研细末，放瓶中打地气，分几次用黄精酒送服，一般壮者不服此方。

（2）黄豆 2500 g，地龙干 30 g，白胡椒 30 g，水 5000 ml，慢火煲至干水，每天 3 次，食黄豆一握。

【临证经验】

邓教授曾治患儿刘某，男，7 岁，1991 年 11 月 20 日因出现右侧嘴角抽搐伴流涎来诊。患儿曾于 1 年前出现一过性的嘴角抽搐流涎未引起注意，小儿上学后不久又出现类似症状，经脑电图检查（编号 11010）提示："癫痫型脑电图（有异样放电，左颞区稍明显）"。舌淡暗嫩，苔薄白，脉滑，右稍弦。辨证：脾虚夹痰，肝风上扰证。方药：僵蚕 10 g、全蝎 10 g、荆芥 3 g、白芍 15 g、太子参 15 g、茯苓 12 g、白术 12 g、熟枣仁 15 g、甘草 6 g、麦芽 20 g、大枣 4 枚去核。上方加减服用 3 个月余，症状未再发作，1992 年 1 月 27 日复查脑电图（11010X2）示："好转，病理波指数减少"。连续服用近 2 年，2004 年 7 月复查脑电图（11010X7）示："正常范围脑电图"。追踪至今，病情未见反复，脑电图复查正常。

三、防眩汤

【组成主治】

黄芪 24 g，党参 18 g，茯苓 12 g，白术 12 g，川芎 9 g，天麻 9 g，枸杞子 9 g，钩藤 12 g，白芍 9 g，生地 12 g，甘草 3 g。主治眩晕证。

【用药心得】

邓教授认为此方是治疗虚证眩晕的好方。在上海经方家曹颖甫先生所著之《金匮发微·血痹虚劳脉证病治》中曾有记载："精神恍惚，开目则诸物旋转，闭目则略定。世传防眩汤间有特效，录之以为急救之助。方用党参、半夏各 9 g，当归、白芍、熟地、白术各 30 g，川芎、山萸各 15 g，天麻 9 g，陈皮 3 g，轻者 4~5 剂，可以永久不发。予早年病此，嘉定秦芍舲师曾用之，惟多川芎 9 g 耳。至今 30 年无此病，皆芍师之赐也。"

肝阳上亢，治以平肝潜阳，常用自拟"石决牡蛎汤"，方用石决明、生牡蛎、白芍、牛膝、钩藤、莲子心、莲须。若肝火偏盛，可加龙胆草、菊花、黄芩、丹皮、木贼等；兼阳明实热便秘者可加大黄；肝肾阴亏者可加鳖甲、龟板、首乌、生地、熟地等；若肝阳亢极化风，宜加羚羊角或羚羊角骨、代赭石、生龙骨、珍珠母等；气血亏虚者以补益气血为主，可用加味八珍汤，方用党参、白术、茯苓、甘草、川芎、当归、熟地、白芍、五爪龙、鸡血藤；偏于气虚者可用补中益气汤，偏于血虚者可用当归补血汤加枸杞子、淮山药等；兼见失血者可加阿胶、白及、炒田七等；兼痰可合用温胆汤，兼瘀可用失笑散，或用豨莶草、田七、丹参等。

眩晕可见于西医学中的多种疾病，用防眩汤加减治疗前庭神经炎性眩晕临床疗效显著。其他疾病辨病论治如下。

（1）内耳眩晕病（梅尼埃病）　用温胆汤加减治疗，若苔浊、白、厚腻而呕，必加生姜汁或重用生姜 20~30 g。另外，当其发作时，宜先艾灸百会穴，直接灸最好，壮数多少，可以根据情况而定，用悬灸法亦可。

（2）脑性眩晕　如脑动脉粥样硬化、椎-基底动脉供血不足、某些颅内占位性疾病，凡属气虚血瘀者，治以益气活血，重用黄芪益气，配以三棱、莪术活血或用黄芪桂枝五物汤。

（3）高血压性眩晕　可辨证选用草决明、石决明、生龙骨、生牡蛎、代赭石等，舒张压偏高者可选加鳖甲、龟板等。广东草药红丝线有降压作用，可用红丝线 30 g、瘦猪肉 100 g 煎水饮用。

（4）低血压性眩晕　证属清阳不升者，用补中益气汤轻剂，黄芪用量不超过 15 g，与柴、麻同用，以升清阳。服后患者血压可逐渐趋于正常。黄芪轻用可升压，重用则降压，故用于高血压属气虚者则须 30 g 以上。

（5）头部外伤性眩晕　常在辨证基础上配伍活血药物，喜用失笑散、桃仁、红花、牛膝，或用血府逐瘀汤。血管性头痛亦可用之。

（6）神经官能症性眩晕　邓教授喜用甘麦大枣汤稍加疏肝健脾药，方用甘草、麦芽、大枣、钩藤、素馨花、茯苓等。钩藤、素馨花疏肝兼治胁痛，麦芽也有疏肝作用。邓教授认为用浮小麦效果最佳，但南方常缺，故用麦芽代替；或嘱患者用面粉代之，其用法是用 1~2 汤匙面粉，先用少许凉开水调匀，再用煎好滚烫之中药汁冲熟后内服。

此外，辨治时邓教授十分重视经方的运用。《内经》十三方中之"泽泻饮"为治湿浊中阻之眩晕之好方，由泽泻、白术、鹿衔草三味组成。《金匮要略》治心下支饮，其人苦眩冒亦用"泽泻汤"，即前方减去鹿衔草，此与《内经》泽泻饮有一脉相承的关系。某海军干部因"眩晕"住院 2 个月余，经多方检查，仍不明原因，多方治疗均无效。后请邓教授会诊，诊为痰证之眩晕，用祛痰法治疗，但亦无效。再细为四诊，见其舌上苔白如霜，脉滑而缓，个人的经验认为凡舌白如霜多属水湿内困，脉缓亦是湿象，故予经方五苓散剂治之，一旬而愈。

【临证经验】

中医学眩晕一证，与西医学眩晕症状的概念基本一致。耳性眩晕，如梅尼埃病、迷路炎、内耳药物中毒、前庭神经元炎、位置性眩晕动病等；脑性眩晕，如脑动脉粥样硬化、高血压脑病、椎－基底动脉供血不足、某些颅内占位性疾病、感染性疾病及变态反应性疾病、癫痫等；其他原因的眩晕，如高血压、低血压、贫血、头部外伤后眩晕、神经官能症等。

历代文献中对眩晕证的病因病机的论述比较丰富，后人把《内经》的"无风不作眩"（诸风掉眩，皆属于肝，包括内风、外风）、朱丹溪的"无痰不作眩"、张景岳的"无虚不作眩"（包括脏腑气血阴阳诸虚），即三无不作眩说，归纳为眩晕病机的经典之论，为一纲领性的概括，对临床辨证论治帮助不少，但如果加上虞抟倡导的"血瘀致眩"及陈修园所强调的相火致眩，则比较全面。

眩晕的病因以内伤为主，尤以肝阳上亢、肾精不足、气血亏虚、痰瘀内阻为常见。病位虽在头颅脑髓，但究其病根，应责之于肝、脾、肾三脏，不外乎虚、实二端。关于证型问题，邓教授认为，主要病机为痰瘀相关、虚实夹杂。临床上分型不宜太杂，抓住一两个主型，其他作兼症处理即可。

曾治某空军干部贾某，于30天内晕厥20多次，住院后经中西医治疗，大眩晕次数减少，但仍头晕不止，血压偏高。人虽高大，但舌嫩红，苔白，脉弦而尺寸俱弱。西医诊断为前庭炎。辨证认为属于虚眩兼有相火，乃仿防眩汤加减：黄芪24 g、党参18 g、茯苓12 g、白术12 g、川芎9 g、天麻9 g、枸杞子9 g、钩藤12 g、白芍9 g、生地12 g、甘草3 g，服此方20多剂后，眩晕消失。

四、治胃、十二指肠溃疡方

【组成主治】

党参18 g，白术12 g，茯苓15 g，柴胡9 g，佛手片5 g，煅乌贼骨（或瓦楞子）15 g，甘草5 g。功能健脾益气，疏肝和胃，主治胃、十二指肠溃疡，慢性胃炎，胃肠神经官能症。

另一法：临睡前麦芽糖一汤匙，吞服。

【用药心得】

病生于胃，受侮于肝，关键在脾。脾气虚常为本病的重要一环。故用四君子汤健脾益气；疏肝与健脾有调节神经与肠胃功能的作用，邓教授还选用柴胡、佛手片疏肝和胃；乌贼骨或瓦楞子（煅）制酸。健脾补气是治疗溃疡病的基础，常加用黄芪健脾益气；若胃胀、嗳气反酸者加砂仁、延胡索或合用乌贝散；兼吐血便血者加侧柏叶、白及、阿胶、田七末（炒）以凉血、止血；肝胃不和者，治宜疏肝和胃，加白芍、枳壳、郁金或左金丸；肝郁化火或胃热过盛者合用三黄泻心汤加川楝子、延胡索、郁金之属，以清热疏肝，和胃止痛；脾胃虚寒者，治宜健脾温中，加黄芪、桂枝、法半夏或附桂理中汤；脾虚肝郁兼瘀证，治宜健脾去瘀或兼疏肝，加黄芪、红花、桃仁、白芍、海螵蛸之属；胃阴亏虚者，治宜益胃养阴，加麦冬、石斛、玉竹等。若脾胃虚寒而见呕吐清水冷涎、胃部有水声、舌苔厚腻者，是胃中停饮，宜温中化痰，方用平胃散加桂枝、茯苓、法半夏。

西医治疗本病重视制酸，邓教授认为，制酸并不能根治本病，但在调理脾胃药中加入一些制酸之剂，使标本兼顾，亦是良策。如配合用乌贝散（乌贼骨占量85%、浙贝母量占15%研为极细末），每服2～3g，一日3次，对制酸止痛有一定的疗效，但制作必须注意研成极细末，否则反而不美。

此外，止痛药亦是治标，止痛药多辛燥。久用则耗气伤津，有损脾胃，不可不知。

【临证经验】

中医学没有胃、十二指肠溃疡病的病名，但根据其临床表现，可概括于胃痛证中。胃痛或称胃脘痛，文献亦有称心痛或心气痛。本病的成因较为复杂，多因几种因素的反复作用而成。于诸种因素之中，较为重要的有三大因素：饮食因素、精神因素、体质因素。三者之中又以体质因素为关键性的因素，体质因素即脾胃虚。金·李东垣的内因脾胃为主论，对本病的防治确有指导意义。

本病虽成因多种，但必因脾胃元气受损至不能自复而后成病，常常是慢性而反复发作，故不能满足于症状的缓解而中止治疗。既然脾胃气虚为本病之根本，因此不管原属何证型，最后均需健脾益气或健脾益气再加养胃阴，巩固治疗2～4个月，乃可停药。脾主肌肉四肢，欲脾胃常健运者，必须坚持体育锻炼，药物治疗终非长久之计，故用药的同时，应衡量体质进行适当的体育活动，特别是疾病基本治愈之时，坚持锻炼是达到根治的重要措施，不可因病愈而懒于锻炼。

五、治肠套叠方

【组成主治】

（1）方药 旋覆花5g，代赭石15g（先煎），党参9g，炙甘草5g，生姜2片，大枣3枚，法半夏9g。

上药慢煎，服后半小时，继用下法。

（2）用蜂蜜 100 ml，加开水 200 ml，待温度为 37℃时，灌肠。与此同时，用梅花针叩击腹部肿块。

功能降逆理肠，调畅气机，主治小儿肠套叠。

【临证经验】

此病多发于体胖色白 3 个月大的婴儿。体胖色白形似健康，实多属气虚体质，为气虚脾失健运转枢逆乱所致。邓教授曾用此法治 2 例，1 次即愈，效果甚佳。

六、健脾退黄方

【组成主治】

茯苓 15 g，山药 15 g，旱莲草 15 g，女贞子 9 g，川萆薢 9 g，甘草 4.5 g。主治黄疸性肝炎。

【用药心得】

本方有健脾养肝退黄作用。以山药、茯苓补益脾气，以滋生血之源益肝；辅萆薢以利湿，合旱莲草、女贞子以滋肝肾。此方药味虽少，但配伍寓有深意。

【临证经验】

黄疸的论治，在中医学的宝库中，内容甚丰，但在近年会诊一些黄疸患者的过程中，发现有些医院，着重辨病而忽视辨证。黄疸指数一高便重用茵陈、栀子、大黄、虎杖等。诚然，急重症肝炎引发的黄疸，往往需要大剂清热解毒才能解决，但不能只看验单而忽视辨证论治。在会诊中，就有这样的情况，有一患者，体质素差，有胃病史，黄疸已月余，住院期间服用大剂茵陈蒿汤加味：茵陈 60 g、栀子 15 g 等，但黄疸指数还在 120 U 上下！会诊时，诊其面色黄而欠光亮，消瘦，皮肤痒甚，胃纳差，大便条状色略黑不黄亦不白，舌嫩苔润，脉弦不任重按，是邪未退而脾胃已伤！处方以四君子汤以扶其脾胃，选用味带芳香之土茵陈 15 g 及兼能散瘀消肿之田基黄 15 g 以退黄，佐郁金以利肝胆，服后纳增痒减。后因输液反应及饮食不当而呕吐，继而消化道出血，医院为之输血并邀再诊，急予西洋参 12 g 炖服（血脱益气之法），仍予健脾为主退黄为辅并加止血之药以治之。守方加减，黄疸消退而病愈。

又如何某，男，42 岁，农民。患传染性肝炎半年余，初起微有黄疸，曾住院治疗，谷丙转氨酶一直不降。来诊时谷丙转氨酶 700 U/L，症见面色稍黑少华，怠倦，不欲食，口干苦，多梦，舌红苔浊，脉弦滑数。服健脾退黄方 30 剂，谷丙转氨酶降至正常，症状消失。

七、治腹水方

【组成主治】

甘草、甘遂等量。功能攻逐泻水，主治肝硬化腹水。

【用药心得】

此方为民间验方，攻逐力强，不宜重用多用，仍须与辨证论治相结合。

攻水之法，多源于仲景的十枣汤而各有擅用，总不离甘遂、芫花、大戟、黑白丑之类。邓教授喜用甘草制甘遂，其法用等量之甘草煎浓汁浸泡已打碎之甘遂，共泡三天三夜，去甘草汁，将甘遂晒干为细末。每服 1～2 g，可先从 1 g 开始，用肠溶胶囊装吞，于清晨用米粥送服。服后一天之内泻下数次至十数次，甚者可泻水几千毫升。翌日即用健脾益气之剂，或独参汤补之，但有些患者，服人参汤或补益之剂，又再泻水，这又寓攻于补了。过一二日服调补之剂便不再泻。可能过些时候腹水又起，又再用甘遂攻之，攻后又加辨证论治，有得愈者。

【临证经验】

肝硬化晚期出现腹水，症见腹胀大而四肢消瘦，饮食不振，怠倦乏力，面色苍黄少华，甚或黧黑而无华，舌胖嫩，齿印或舌边有瘀斑瘀点，脉虚细或涩象。四肢消瘦、饮食不振、怠倦乏力，是一派脾虚之象，而腹大青筋，舌有瘀斑瘀点，或二便欠通则属实证。多数病例单靠补脾疏肝益肾，无奈腹水何。腹胀使患者饮食减少，更兼运化失职，食越少，营养越不足，腹越胀，如是恶性循环，实者愈实而虚者更虚。治疗原则一般宜先攻逐，寓补于攻，俟其腹水渐退，然后再予攻补兼施，辨证论治。

有人认为今天由于腹水机的应用，可把腹水抽出脱水除钠再把蛋白输回患者，故腹水的治疗，已可不必再用下法。其实不然，肝硬化腹水，肝硬化是因，腹水是果，若只靠机械去除腹水，病将不治。中药攻逐，能够治愈，必有其现在尚未知之机理，故腹水机与攻逐之剂未可同日而语也。

用甘草水浸甘遂，实从民间来。广州市原工人医院治一肝硬化腹水患者，无法治疗，劝其出院。半年后主管医生路遇患者，健康如常人，十分惊讶，问知乃服一位专治臌胀之老太婆的药散，泻水而愈。广州中医学院张景述老师多方寻访，从其就近之药店得知其专买甘草与甘遂而得之。

当然，逐水不是都有效，但有治愈之病例则其机制不只于去腹水那么简单了。西药利尿剂种类不少，呋塞米等利尿之作用甚强，为什么对于肝硬化腹水患者取不到理想的效果呢？邓教授认为治腹水而只知利尿，不但无益反而有害。因为利尿多伤阴，一再损害肝肾之阴，容易引发肝昏迷或大出血。土壅木郁，攻逐运化，攻补兼施，肝阴不伤，脾得健运，腹水不再起，则以健脾补肝肾，稍加活血之品，可望带病延年，少数或可治愈。

攻逐之法，会不会引起大出血？根据近十多年来的文献报导及个人之经验，不会引起大出血，反而可以减轻门静脉高压。肝硬化腹水患者往往舌下静脉曲张，经泻水之后，舌下静脉曲张之程度往往减轻，足以为证。中国中医科学院西苑医院亦曾研究如何治疗肝硬化腹水，他们也主张攻逐法治腹水，治疗一百几十例，未见因攻逐而大出血者。他们喜用黑丑白丑末调粥服以攻逐腹水。

当然，攻逐治腹水只是比较常用之法，若体质过虚，强用攻伐，必死。曾治一例肝吸虫性肝硬化腹水患者，病已垂危，家人已为其准备后事。诊其面色苍白无华，气逆痰多，说话有气无力，纳呆，腹大如鼓，静脉怒张，肝区痛，夜甚，四肢消瘦，足背微肿，唇淡舌嫩苔白厚，脉细弱。此脾虚不运，水湿停留所致，人虚至此不宜攻逐，治疗以健脾为主，兼予养肝驱虫。处方：①白丽参9 g，陈皮1.5 g（炖服），以健运脾阳；②太子参、白术、菟丝子、丹参、雷丸各12 g，茯苓、楮实子、芜荑各9 g，首乌15 g，谷芽24 g，甘草5 g。两方同日先后服，第二天精神转佳，尿量增多，能起床少坐。照此治则加减用药20剂后腹水消失，能步行来诊。数月后能骑自行车从顺德到广州。可见健运脾胃以化湿亦治肝腹水之一法也。而可攻不可攻，在于辨证。

八、珍凤汤

【组成主治】

珍珠草、小叶凤尾草、太子参各15 g，茯苓12 g，白术、百部各9 g，桑寄生18 g，甘草5 g。功能清热利尿，健脾利湿，主治泌尿系感染、慢性肾盂肾炎。

【用药心得】

此方是邓教授自拟的经验方剂。珍凤汤即珍珠草、小叶凤尾草合四君子汤再加桑寄生、百部而成。立方之意，乃根据脾胃学说，如张仲景有"四季脾旺不受邪"之说，李东垣有"内伤脾胃百病由生"之说。本病既是邪少虚多之证，要使正气充足以逐邪气，健脾就是重要的一着，故用四君子汤以健旺脾胃，调动人体之抗病能力；用"珍、凤"以祛邪，形成内外夹击之势。百部佐"珍、凤"以逐邪，现代之研究证明，百部有抗菌（包括大肠杆菌）之作用；桑寄生，《本草经》云："主腰痛"，《本经再新》："补气温中，治阴虚，壮阳道"。现代研究其可"治动脉硬化性高血压"及"治郁血性肾炎"。邓教授以桑寄生既能扶正，又入肝肾经，为本方之使药。

根据患者不同情况随证加减。过劳，倍用黄芪；情绪不佳，加素馨花以疏肝；兼血尿，加三叶人字草，此药善止泌尿系之出血；肝肾阴虚为主者，加鳖甲以补肝益阴，以薏苡仁易珍珠草、凤尾草，重在扶正；血瘀者，加用失笑散或乳香、没药以祛瘀。

对于热淋（急性泌尿系感染）可以独用珍珠草与小叶凤尾草，详见对药章节。

【临证经验】

临床常见妇女患慢性肾盂肾炎，往往反复难愈，用抗生素疗效欠佳。西医学认为长期使用抗生素，细菌产生耐药性，或进入细胞内成为细胞内细菌，使抗生素失去杀菌能力，故慢性肾盂肾炎为比较难治而又有发展倾向的疾病。所谓发展倾向，不但难以治愈，还可引发高血压、肾功能不全、尿毒症等病变。本病应属中医学"淋证"中"气淋"、"劳淋"一类，乃邪少虚多之证。多因急性时期未彻底治愈，邪气深藏伏匿于内，正不胜邪，一遇劳累或伤精神或感外邪病即复发。发作之时可急可缓，急则邪热盛实，应以清热为主；缓则缠绵不已，应扶正祛邪，攻补兼施。

1973 年曾治一妇，患泌尿系感染、肾性高血压已 1 年多。经肾盂造影，诊断为两肾盏先天性畸形，肾图检查为左肾已失去功能，小便检查可见红细胞、白细胞，尿蛋白（＋＋），小便培养有大肠杆菌生长，曾用各种抗生素均不敏感，血压 130/110 mmHg。症见：头晕、神疲、胃纳不好，小便频少，不能工作。诊其人瘦，面色少华，舌淡嫩边红、苔白，脉细稍弦而寸弱，乃予珍凤汤加味治之。处方：小叶凤尾草、珍珠草、桑寄生、茯苓各 12 g，鸡内金 6 g，白茅根 18 g，小甘草 5 g。服上方半年多，胃纳转佳精神振作，已恢复全天工作，小便检查尚余蛋白微量，白细胞几个，多次尿培养已无大肠杆菌生长，血压稳定在（110 ~ 120）/（90 ~ 100）mmHg。病至此，邪已近净，转用补脾肾以收功。追踪数年未见复发，并告诉邓教授，她居住地的一妇幼保健院院长得知此方疗效，试用此方治疗此病数人，亦收良效。

九、通淋汤

【组成主治】

金钱草 30 g，生地 15 g，广木香 5 g，鸡内金 10 g，海金沙 3 g（冲服；或琥珀末、砂牛末，交替使用），甘草 3 g，木通 9 g。功能利水通淋，通淋排石，主治泌尿系结石。

【用药心得】

本方乃导赤散加减。此方有生地，能利水而不伤阴。方中金钱草清利湿热，为排石化石之上品；鸡内金亦有化石的作用，宜研末冲服；海金沙、琥珀利尿排石、溶石；广木香理气，甘草调和诸药。诸药合用，共奏清利湿热，排石溶石之功。其中琥珀末或砂牛末可与海金沙交替使用。小便涩痛者加小叶凤尾草 24 g、珍珠草 24 g；血尿者加白茅根 30 g、淡豆豉 10 g、三叶人字草 30 g。

【临证经验】

泌尿系结石与中医学"石淋"证基本相同。本病往往引起急腹症或肾绞痛之症状，中医学认为此病的病机，是由于湿热下注，蕴蒸日久所致。治疗宜用利水道淋法，用方如八正散（车前子、木通、瞿麦、扁蓄、滑石、甘草、栀子、大黄）之属。单味药如金钱草已有很多报道，肯定有排石作用，近人多用。此病虽因湿热所致，但邓教授不太赞成多服大剂清利湿热之药，原因是往往石未攻下而正气先伤。有些患者，因久服清利之剂，反见虚寒之象，此时的治法则应更改。有些属气虚的要在排石药中重用黄芪；有些肾阳虚的，则需附桂或附桂八味丸加金钱草、琥珀末之类治之。总之，应辨证而加减化裁，不可执一。

此外对于肾绞痛或腹痛甚者，可当即用拔火罐法治疗，其效如桴鼓。疼痛位置偏上者，在背部的对应位置拔罐（对应点在罐内靠近上沿）。疼痛位置较低的，直接在下腹部痛点处拔罐。此法不仅能止痛，而且能使结石向下移，以利排出。邓教授曾治一患者，3 次绞痛，拔罐 3 次后使结石入膀胱，后服药排出。用拔火罐治疗肾绞痛，简便易行，没有正规火罐时临时用杯子等亦可操作，止痛效果良好。有的患者本来疼痛剧烈，用罐后不久，未待起罐已安然入睡。止痛后可做进一步检查，明确病因以治疗。

十、治胆囊炎与胆石症方

【组成主治】

柴胡 9 g，太子参 15 g，金钱草 30 g，郁金 10 g，白芍 15 g，蒲黄 6 g，五灵脂 6 g，甘草 3 g。主治胆囊炎，胆石症。

【用药心得】

方中柴胡、太子参、郁金、白芍、甘草疏肝健脾；蒲黄、五灵脂活血止痛；金钱草清利湿热，为排石化石之上品。全方疏肝利胆排石，健脾活血。热盛者去太子参，加黄芩、栀子；湿盛者去太子参，加茵陈、木通；大便秘结者去太子参，加玄明粉、枳壳或大黄；脾虚较甚者加茯苓、白术。

【临证经验】

中医学无"胆囊炎"和"胆石症"之病名。但可根据胆囊炎与胆石症的证候辨证，本病近似于中医文献所说的"结胸发黄"证，一般属于肝胆郁结兼湿热内蕴的一类疾患。如胆绞痛，是痛有定处不移，痛处近胁部属肝胆部位。此病常见寒热往来，是少阳胆经病证的特征之一。出现肠胃症状，则是肝气郁结侵犯脾胃，运化失常所致。由于湿浊停留，湿郁化热，而成"瘀热在里，身必发黄"的黄疸。关于此病服药治疗的报道不少，如遵义医学院、天津南开医院等的排石汤，证明均有效。有报道用服药加电针治疗，效果也不错。

邓教授认为此证苦寒药不宜多用，否则易损伤脾胃，影响患者体质。特别是慢性炎症时期，过于苦寒攻下则有虚虚之弊，此时的治疗方法，应疏肝利胆排石、健脾活血。

本方可多服，患者脾得健运，疼痛减少，饮食增加，身体自复。以后可以每月连服 5～7 剂或每半月内连服 4～5 剂，以防胆石停留引起复发。上方已治愈多人，其中有些是手术后疼痛一再复发，拟再进行手术治疗者。

十一、加味消瘰丸

【组成主治】

太子参 30 g，麦冬 10 g，五味子 6 g，浙贝母 10 g，玄参 15 g，生牡蛎 30 g，白芍 15 g，山慈菇 10 g，甘草 5 g。忌辛辣、浓茶、咖啡，戒烟酒。功能益气养阴，化痰散结，主治弥漫性甲状腺肿伴甲亢。

【用药心得】

本方系生脉散合消瘰丸加减化裁而成。方中用生脉散益气养阴以治其本；配合程氏消瘰丸（玄参、浙贝母、生牡蛎）以祛痰清热，软坚散结；配伍山慈菇祛痰散结之力倍增，为治甲亢必用之药；白芍、甘草滋阴和中。全方合奏益气养阴、化痰散结之功。主治弥漫性甲状腺肿伴甲亢，症见形体消瘦、乏力、多食易饥、畏热多汗、手颤、颈部肿块、精神紧张、惊悸、健忘、失眠、烦躁易怒、多语多动、舌红少苔、脉细数等症。

肝郁者，宜疏肝解郁，加柴胡、枳壳、白芍等疏肝解郁；心悸失眠者，宜养心安神，选加夜交藤、熟枣仁、柏子仁、远志等养心安神；烦躁易怒、惊悸健忘者配合用脏躁方之麦芽、大枣等；烦躁汗多加浮小麦、糯稻根等；手颤者重用白芍、甘草，或配合养血息风，用鸡血藤、钩藤、首乌等；突眼加白蒺藜、菊花、木贼、枸杞子等；胃阴虚者加石斛、淮山药、玉竹等；气虚较甚者加黄芪、白术、茯苓、五爪龙等；肾虚者合用二至丸或加菟丝子、楮实子、山萸肉、补骨脂等；血瘀者加丹参、丹皮。岭南人多有阴虚湿热之体质，病之后期可加用山萸肉补肝肾之阴，石斛养胃阴、薏苡仁祛湿。

合并症的处理：甲亢合并肝炎者合用四君子汤加珍珠草、黄皮树叶等；甲亢伴贫血者在原方基础上酌加养血之品，如首乌、黄精、熟地、阿胶等；合并重症肌无力者则在重用补中益气汤的基础上配伍玄参、浙贝母、牡蛎、山慈菇等祛痰散结之品；合并糖尿病者宜在原方基础上合用六味地黄丸并重用淮山药、仙鹤草、玉米须等；合并闭经者在原方基础上选加王不留行、晚蚕沙、牛膝、益母草等通经药；慢性甲亢性肌病见肌肉萎缩者重用黄芪、党参、白术、五爪龙、鸡血藤、千斤拔等；甲亢性肢体麻痹者合用黄芪桂枝五物汤，或加威灵仙、豨莶草、木瓜、老桑枝、桑寄生等；甲亢性心脏病患者可辨证选用养心方（人参、麦冬、三七、茯苓、法半夏）和暖心方（人参、附子、薏苡仁、橘红）。

【临证经验】

甲亢是甲状腺功能亢进症的简称，临床以多食、消瘦、怕热、多汗、心悸、急躁、易激动等代谢增高、神经兴奋症状群为主要表现。

中医学虽无甲亢相对应的病名，但因中医学称甲状腺肿为瘿病，故常常把本病亦归入中医学"瘿病"的范围。然而，据其临床症状特点来看，似还涉及到"心悸"、"不寐"、"郁证"、"汗证"、"痰证"、"虚劳"等内伤杂病的范围。盖古人有"痰为百病之母"、"痰生百病"、"百病多为痰作祟"之说法，朱丹溪更是强调杂病论治以气血痰郁为纲。根据本病以弥漫性甲状腺肿伴甲亢这一主要病理特征，结合历代医家有关瘿病及痰证的论述，以及程氏消瘰丸组方用意的启示，参以长期的临床实践，邓教授认为甲亢主要应从痰论治。

本病的病因病机，多为先天禀赋不足，后天失调，或兼情志刺激，内伤饮食，或疾病失治误治，或病后失养，导致人体阴阳气血失和、脏腑功能失调所造成。根据本病的主要临床表现，所涉及的脏腑虽多，但其证候特点仍属实虚错杂、本虚标实。本虚多为阴虚，渐至气阴两虚为主，故见形体消瘦、乏力、多食易饥、畏热多汗、手颤、舌红少苔、脉细数等症；标实则为痰凝气结，郁久化火，而表现精神、情志症状，如精神紧张、惊惕、健忘、失眠、烦躁易怒、多语多动等症，从而形成气阴两虚、痰瘀阻络之虚实错杂、本虚标实之证。

甲亢的发病虽然与遗传和自身免疫等因素有关，但是否出现甲亢的症状还和一些诱发因素有关，如感染、精神刺激、外伤、过度疲劳等。因此，应帮助患者注意保持精神愉快，以防情志所伤，说服家人对患者予以理解和谦让，避免患者情绪波动，慎起居，避风寒，预防感冒，避免过劳。饮食上宜多吃高营养食物和蔬菜、水果，少吃辛辣食物和含碘多的食品如海带、海虾、海鱼等，少喝浓茶、咖啡、不吸烟、不饮酒。

由于甲亢属内分泌系统方面疾病，病情顽固，容易复发。因此，治疗必须持之以恒，临床治愈后仍需坚持服药半年，以防复发。对于已经服用抗甲亢药物的患者，应在中药显效以后才开始逐渐减量，切勿骤然停药。对于出现甲亢危象的患者则应及时采取抢救措施，综合处理。

十二、甲状腺功能减退症甲乙方

【组成主治】

甲方：黄芪 30 g，党参 18 g，白术 24 g，当归 12 g，炙甘草 6 g，柴胡 6 g，升麻 6 g，巴戟天 9 g，枸杞子 9 g，陈皮 3 g。

乙方：黄芪 18 g，茯苓 30 g，白术 24 g，首乌 24 g，泽泻 9 g，桂枝 9 g，山药 9 g，淫羊藿 9 g，菟丝子 12 g。

功能固冲任，调气血，扶脾温肾，主治甲状腺功能减退症。

【用药心得】

甲方着重补气健脾，照顾到肾；乙方温补肾阳，化气行水，佐益气健脾，两方交替使用，脾肾兼治。

【临证经验】

吕某，女，44 岁。1975 年 8 月 31 日通信初诊。患者于 1960～1968 年共妊娠 6 胎，其中流产 5 胎，足月分娩 1 胎。1969 年秋冬开始月经失调，后突然闭经，性欲减退，并有恶寒，全身无力，嗜睡，记忆力差，感情淡漠，对周围事物反应迟钝，怕冷，汗多，腰背疼痛，全身肌肉关节酸痛，面部及双手明显肿胀，按之随按随起，体重由 60 kg 增至 70 kg，毛发脱落，眉毛稀疏，并有心悸及心前区隐痛，胸闷，脉率缓慢，血压偏高，纳呆，食后腹胀，便溏，小便量少等全身症状，基础代谢率低于正常。诊为"甲状腺功能减退症"。用甲状腺素片每日 90 mg 维持达 3 年之久。舌质多淡胖，苔白润而厚，脉沉迟细。此证起于多次流产，冲任耗损，营血亏乏，脾肾阳气衰微，治当固冲任、调气血、扶脾温肾。用邓氏甲乙方治疗 20 余天后，精神好转，胃纳增加，大便成形，颜面四肢肿胀、腰痛、怕冷等症状均减轻。仍以上二方为基础加减出入，服药近 1 年（有时自服甲状腺素片，每日量不超过 30 mg），已能恢复全日工作及出差外地。但若停药则症状又有所加重，故至今仍服药巩固。

十三、治糖尿病方

【组成主治】

熟地 12 g，生地 12 g，淮山药 60～90 g，黄芪 30～60 g，山萸肉 15 g，泽泻 10 g，茯苓 15 g，丹皮 10 g，玉米须 30 g，仙鹤草 30 g。功能滋养脾肾、益气养阴，降糖止渴，主治糖尿病。

【用药心得】

糖尿病的主要病机为脾肾同病，气阴两虚；滋阴益肾，健脾益气乃治疗本病的关键所在。而六味地黄丸其立法以肾、肝、脾三阴并补，在此基础上加强益气之功，则符合临床治疗之要求。本方熟地、生地并用，滋肾阴，益精髓；山萸肉酸温滋肾益肝；山药、黄芪健脾益气。用量要大，有气复津还之意，共成三阴并补以治本之功，亦即王冰"壮水之主以制阳光"之义。茯苓、泽泻健脾利水，丹皮消虚热，虽然补泻并用，但以补为主。现代药理研究证实，生地配熟地、山药配黄芪有明显降血糖作用，且山药能抑制胃排空运动及肠管推进运动，能增强小肠吸收功能，抑制血清淀粉酶的分泌，而仙鹤草、玉米须降血糖作用亦早被人们所公认。诸药合用，共奏滋养脾肾、益气养阴、降糖止渴之效。

消谷善饥明显加生石膏、玉竹；口渴多饮明显加沙参、天花粉；气短自汗加太子参；小便清长加桑螵蛸、巴戟天、肉桂；尿混浊如脂膏，盗汗加知母、黄柏；头晕头胀加钩藤、白芍、牛膝；胸闷心悸加丹参、石菖蒲、郁金；形体肥胖加佩兰、荷叶；视物模糊加谷精草、青葙子；瘀血重者加桃仁、红花、水蛭。

合并症的处理：末梢神经炎黄芪桂枝五物汤，加针灸治疗；糖尿病合并肢端溃疡，除内服中药外，可用白砂糖外敷法。不仅可高渗杀菌，更重要在于给溃疡面有一个营养的环境，这符合中医学扶正祛邪的法则，故能生效。详见外治法章节。

同时，对于消渴病的治疗，除服用药物外，还应配合饮食疗法，以提高疗效。可嘱患者用猪胰2条、淮山药30 g，清水适量煎后饮汤食渣，或者用南瓜、洋葱头、山慈菇、黄豆、薏苡仁等适量做菜，多食代饭，对消除糖尿病症状、降低血糖有一定帮助。在治疗期间或治愈之后，都必须保持心情舒畅，节制房事，注意饮食，以提高疗效与巩固疗效。

【临证经验】

糖尿病是一组临床综合征，临床上可出现多尿、烦渴、多饮、多食、消瘦、乏力等表现，重者容易发生酮症酸中毒等急性并发症或血管、神经等慢性并发症。属中医学"消渴"证的范畴。

肾为先天之本，主藏精而寓元阴元阳，肾阴亏虚则虚火内生，上燔心肺则多饮，中灼脾胃则消谷，阴虚阳亢固摄失司，故小便量多。《石室秘录·消渴篇》曾明确指出："消渴之证，虽分上、中、下，而肾虚以致渴则无不同也。故治消之法，以治肾为主，不必问其上、中、下之消也。"可见，消渴病以肾气阴两虚为本。《素问·阴阳应象大论》指出："年四十而阴气自半也。"阴气即肾气，含肾阴、肾阳。中老年消渴证患者，对他们来说肾虚真水不足是三消之本，水亏、命门火衰乃下消之因。

脾为后天之本，主运化，为胃行其津液。脾阴不足，胃热亢盛，则多食多饮；脾气虚，不能摄水谷精微，则小便味甘；水谷精微不能濡养肌肉，故形体消瘦。说明脾气阴亏虚与消渴病发病密切相关。

邓教授治疗消渴，既遵经典之理，又有发微索隐，辨证用药，独具一格，特别是对于中老年消渴证患者，应用六味地黄丸加味治疗，每获良效。

十四、治皮肌炎方

【组成主治】

青蒿 10 g，鳖甲 30 g（先煎），地骨皮 30 g，知母 10 g，丹皮 10 g，红条紫草 10 g。功能滋阴清热，搜剔络邪，主要适用于皮肌炎、系统性红斑狼疮等症的中医治疗。

【用药心得】

本病主要病机为肺脾肾气阴两虚为主兼湿热郁结，拟补气养血、滋阴清热，佐以活血通络为主要治则，以四君子汤合青蒿鳖甲汤为基本方加减治疗。方中用青蒿鳖甲汤以养阴搜络透热，青蒿鳖甲汤首见于《温病条辨》，为吴鞠通所创制。此方为治温病后期，邪气深伏阴分，夜热早凉、热退无汗等见症而设。在临床上用此方治疗外感发热病后期的阴分受损，虚热难退确有疗效。吴鞠通认为此方有先入后出之妙，本汤的青蒿芳香能透络诱邪外出，但不能直入阴分，须鳖甲领之而入；鳖甲滋阴入络搜邪，但不能独出阳分，须青蒿领之而出；地骨皮、丹皮、知母凉血滋阴，清退虚热，能安受损之阴分。几味合用，共奏滋阴透邪之功。青蒿鳖甲汤，原方有细生地，邓教授用地骨皮代之，目的加强退虚热之效；红条紫草功能凉血活血，同时可配伍丹参、鸡血藤或二至丸加强活血通络之功。

治疗过程中，针对病变过程中气阴的变化，虚热湿邪孰多孰少，四时气候的变化，标本缓急的不同，进行灵活的加减，或选加太子参、五爪龙以益气，选加首乌、夜交藤、楮实子以养阴，或佐以丹参、鸡血藤以活血生血。

皮肌炎虽属"虚损"病，具有"虚损"病的一般共性，但亦有其特有的个性。本病的病位其本在脏腑阴阳，其标在肌肤络脉，其"本"属虚，其"标"属实，"本"为主要矛盾，"标"为次要矛盾。如只理本而不治标，则延误病情，如只治标而不理本，则治疗终要失败。因而施治时，在调养脏腑阴阳的前提下，应兼予活血通络以治肌肤络脉。邓教授喜用鸡血藤配丹参，以达此目的。鸡血藤既可通络又可养血，丹参既可活血又可凉血清热，两者配合，恰到好处。另外，除考虑疏通肌肤络脉，还应考虑濡养肌肤，但在选取补益药时，应选用走而不守的黄芪、五爪龙、鸡血藤，并重用之，而不选用人参、熟地、黄精等壅滞腻胃之品。

【临证经验】

皮肌炎病因目前尚未明了。以临床症状看，多属于中医学"虚损"病的范畴。所谓"虚损"病，简而言之就是指人体"正气"虚损，包括形质亏损和功能虚衰两方面，在治疗上则以"补虚益损"、"扶正固本"为主要治疗大法。反肌炎患者大都久病缠绵难愈，这说明其正气虚败不能抗病，典型患者除皮损水肿外，还见浑身乏力，肌肉痿软，精神萎靡等形体受损之见症，这是虚损病立论的重要依据。此病所虚，虚于气阴所损，损于脾肺之阳气与肝肾之精血。脉络失于温煦濡养，血络滞留，郁阻成瘀，故肌肤疼痛，红斑出现；脾虚不能运四旁，肺虚不能朝百脉而主皮毛，水湿停滞于腠理之间，故皮肤水肿；肌肉失于后天之养，故痿软无力；水火不济，虚阳无根，浮越于上，故首先犯头面而见皮损紫红；水不济火，加上瘀阻脉络，故热从内生。

本病患者多见禀赋不足，素体阴虚或误治失治加上邪踞络脉，病邪侵袭，致使湿热交结，气血凝滞，经络痹阻而发病。急性发病者，多见儿童，儿童为稚阴稚阳之体，形体娇嫩，加之禀赋不足，正气内虚，不足以抗病，更显病邪凶悍，致使发病急剧，发生全身中毒症状，很快累及脏腑，数周内危及生命。慢性发病者，病程缠绵难愈，严重者日久内虚，形体受损，活动不能，终至危及生命。

值得注意的是，本病缠绵难愈，往往到后期，患者体质多有虚损的一面，正虚难以御邪，病情反复。所以，巩固治疗、扶正祛邪、补虚救损是本病后期治疗不可或缺的。

十五、治股动脉硬化方

【组成主治】

黄芪30 g，太子参30 g，丹参15 g，赤芍12 g，当归尾6 g，牛膝15 g，威灵仙9 g，桃仁9 g，红花6 g，土鳖虫6 g。主治股动脉硬化症。

【用药心得】

本病属中医学血瘀证范围。患者下肢痹痛，不耐站立行走，是足跗阳脉微弱甚至无脉，这些是瘀阻脉道的重要见症。致瘀之因，主要是气虚气滞。治疗上宜以益气活血，祛瘀通脉。本方重用人参、黄芪益气补气，立统血行血之帅权。祛瘀药用赤芍、当归尾、桃仁、红花活血祛瘀，通络止痛，效法王清任之《医林改错》。赤芍活血祛瘀并能疏肝以利气机之舒畅；桃仁破血并能滑肠以利腑气之通调；红花祛瘀力专，轻散而活络；配合丹参清凉活络，通心利脉，共奏祛瘀利脉之功；加入牛膝一味，引药下行，使药力直达病所。此外，还选用土鳖虫，取其善走窜经脉以更好地发挥活血通脉的作用，并有威灵仙以佐之，增强其效力。共奏益气活血，祛瘀通脉之效。

若脾肾两虚则重用人参、黄芪，选加淮山药、茯苓、杜仲、川断等温补脾肾，协助参、芪以解寒凝血脉之弊；郁久化热则可去黄芪，加丹皮、银花藤以清络热；脉络郁结可用豨莶草、宽筋藤以舒筋通络；若瘀滞较重，可用水蛭代替土鳖虫，水蛭破血之力较土鳖虫强，取其善走窜经脉而更好地发挥活血通脉的作用。

【临证经验】

股动脉硬化症，中医学无此病名，但血流阻滞，可属中医学血瘀证范围。患者常见下肢疼痛，不耐站立行走，足跌阳脉微弱甚至无脉，这是瘀阻脉道之明证。劳逸不当，或七情内伤，或恣食膏粱厚味，导致正气内虚，故气血失畅，气虚生痰，血滞成瘀，痰浊内阻，血瘀内闭，痹阻脉络，而成本病。

本病多发生于老年人，老年之病多虚。致瘀之因主要是气虚气滞。气虚也可引起血瘀，因气虚则无力推动血液流行。现代血流动力学认为，血液的推动力对流速、流量的影响是一个重要因素。患者血液流变性改变，正是中医学血瘀证的病理基础。

邓教授治疗股动脉硬化症，是根据王清任的理论与经验指导辨证、立法和用药的。王氏在《医林改错》中把活血祛瘀与理气补气合用。在临证中，往往人参、黄芪与桃仁、红花同用；桃仁、红花、赤芍与柴胡、枳壳、延胡索、香附等同用；尤具特色的是王氏善用黄芪，往往在一大队理血祛瘀药中，重加黄芪一味以统之，寓消瘀于补气行气之中，寓生气于理血之内。

对于股动脉硬化症的治疗，一般而论，似已不可逆传，但未到耄耋之年，或仅一支或某一段动脉硬化者，经中医药治疗，亦有可逆转者。

另外，外洗法对于血瘀经络之痛证的治疗，有不可忽视之作用，与内服药配合，相得益彰。详见外治法章节。

邓教授曾治一50岁的梁姓患者，男性，部队干部。患者于1965年起下肢疼痛逐渐加剧，走路困难，只能行走二三百米，站立不能超过半小时，原患有高血压病、阳痿等病。经某军医院用脉搏描记器描记，足背动脉无搏动，仅得平坦之描线，最后确诊为股动脉硬化症。患者曾到北京、上海等地大医院求治，亦确诊为此病，但未能获得有效治疗，遂邀邓教授会诊。诊其面色黄滞，下床疼痛加剧，难以入睡，舌质暗嫩，苔白兼浊，脉尺弱兼涩象。此乃脾肾两虚兼血瘀之证，治以温补脾肾、益气行血、祛瘀通脉。

内服方：吉林参 10 g（另炖），黄芪 30 g，茯苓 15 g，白术 15 g，淮山药 15 g，牛膝 15 g，杜仲 12 g，续断 15 g，丹参 15 g，当归尾 6 g，赤芍 15 g，甘草 5 g，土鳖虫 6 g。每日 1 剂。

外洗方：海桐皮 12 g，细辛 3 g，祈艾 12 g，荆芥 9 g，吴茱萸 15 g，红花 9 g，桂枝 9 g，川断 9 g，当归尾 6 g，羌活 9 g，防风 9 g，生川乌 12 g，加生葱 4 条，煎水加米酒、米醋各 60 g。热洗，每日 2 次。

患者治疗 3 个月后下肢疼痛消失，已能行走 1500 m 许，能站立一二个小时作报告。脉搏描记器检查，足背动脉脉搏已恢复，继续服药巩固 2 个月后停药，追踪 20 年，未见复发。

十六、治地中海贫血方

【组成主治】

一方：吉林参 6 g，鹿茸片 3 g。炖服。

二方：党参 18 g，白术 12 g，茯苓 15 g，炙甘草 6 g，当归头 12 g，熟地 24 g，川芎 10 g，花生衣 10 g，白芍 12 g，淫羊藿 6 g，补骨脂 10 g，枸杞子 10 g。

功能大补气血，主治地中海贫血、再生障碍性贫血症。

【用药心得】

地中海贫血是由于血红蛋白、珠蛋白肽链合成受抑制所致的溶血性贫血，产生地中海贫血的原因是由于血红蛋白基因的遗传缺陷。本病遍布世界各地，地中海周边国家尤为多见，在我国以华南地区及西南地区发病率较高。西医学目前尚无特效治疗药物，显著贫血的重型患者可输血，必要时行脾切除术。

中医学认为本病属"虚劳—血虚"，邓教授认为本病之血虚乃属"虚损"，非寻常益气补血之品所能奏效。中医学理论认为精血同源，故于益气养血的八珍汤基础上，鹿茸以益肾填精；吉林参以固本培元；并加熟地、枸杞子、补骨脂、淫羊藿以补肾益精生血；花生衣是邓教授常用经验药，补血功效显著。足见中医学之博大精深，大有潜力可挖。本病治疗获效的作用机制有待进一步探讨。

【临证经验】

彭某某，女，14 岁，1986 年 12 月 29 日初诊。患者于 1986 年 6 月体检时发现患有地中海贫血，HbA_2：4.8%，血常规示血红蛋白：96 g/L。曾在当地医院服用中药治疗效果欠佳，后经介绍找邓教授就诊。诊时症见唇色苍白，时有头晕、心悸，月经量少，色淡，舌淡白，脉细弱。治则：益气养血，补肾培元。处方：党参 9 g，白术 9 g，茯苓 9 g，黄芪 12 g，川芎 3 g，当归 12 g，枸杞子 9 g，补骨脂 9 g，巴戟天 6 g，炙甘草 3 g，肉桂 0.5 g（焗服）。水煎服，每日 1 剂。

守方加减续服近百剂。此外另配丸剂：鹿茸 1.8 g，高丽参 30 g，白术 45 g，黄芪 60 g，巴戟天 18 g，当归头 30 g，川芎 24 g，鸡内金 24 g，干姜 18 g，锁阳 18 g，炙甘草 12 g。配制方法：高丽参（另研）与鹿茸末研匀，其他各药为细末；另以紫河车一具，十碗水煎浓汁至约半碗，调上药末，烘干再研细末，放入高丽参及鹿茸末研匀，炼蜜为小丸，柏子仁大。服法：早晚各服 3 g，开水送服。经治疗约 100 天后复查血常规示血红蛋白：118 g/L，唇色红润，头晕、心悸症状消失，舌淡红，脉濡。追踪半年疗效稳定。

十七、治血小板减少症方

【组成主治】

黄芪 15 g，党参 15 g，白术 12 g，柴胡 9 g，升麻 5 g，陈皮 3 g，炙甘草 5 g，黄精 12 g，仙鹤草 30 g，首乌 15 g。功能益气养血，主治血小板减少症。

【用药心得】

本方选用李氏的补中益气汤加减化裁而成。方中以黄芪、党参、甘草等甘温之品以补中气；白术甘燥以健脾；以黄精、首乌温润补血，使气有血母，血有气帅；陈皮行气反佐参芪，使补而不滞；加入升麻与柴胡有画龙点睛之意，突出了升发脾阳的作用。李氏的原方有当归一味，邓教授本人的经验，当归对于血小板减少症患者不宜，故用黄精、首乌代之，再加仙鹤草以止血，此三味主要为血小板减少而设。全方使患者脾阳得升，运化有权，气血化生有源。

【临证经验】

本病多由劳累伤脾，加上起居饮食失于调节，致使阴血暗耗，后天失养，正气衰败，从而出现白细胞及血小板减少的虚损证。虚损标在气血，本在脾土，故救治脾土则是治疗成败之关键。李东垣认为脾胃是人身升降的枢纽。脾主升，把水谷精微之气，上输心肺，流布全身。胃主降，使糟粕秽浊从下而出。一升一降，使人体气机生生不息，而升清降浊中，主要方面又在于升清，升发脾阳是气机升降运化的动力。正是根据这一指导思想，在治疗上述患者过程中，坚持补中益气汤加减益气养血。

曾治病例：李某，男性，45 岁。因患白细胞及血小板减少症，反复出现皮下淤斑。此次住院治疗多日未见好转，遂转找中医求治。自觉精神疲倦乏力，头晕目眩，气短声低，食欲尚可。诊查：面色暗滞，四肢皮下有出血斑数块，舌嫩稍胖，脉虚，白细胞计数 2.6×10^9/L，血小板计数 42×10^9/L。辨证：此为血证，属脾阳不升，后天失调，气血亏虚，血失统摄。治法：升发脾阳，运化气血，兼以固摄血脉。处方：黄芪 15 g，党参 15 g，白术 12 g，柴胡 9 g，黄精 12 g，升麻 5 g，仙鹤草 30 g，陈皮 3 g，炙甘草 5 g，首乌 12 g。服上方 1 个月后，白细胞计数逐步上升，血小板则计数无增减。3 个月后，白细胞计数为 $(5.5 \sim 7.2) \times 10^9$/L、血小板计数 100×10^9/L。

十八、治肝吸虫方

【组成主治】

一方：党参（或太子参）12 g，茯苓 12 g，白术 10 g，扁豆 12 g，山药 15 g，郁金 10 g，枣子槟榔 25 g（切），使君子 10 g，甘草 5 g。

二方：郁金 10 g，苦楝根白皮 15 g，榧子肉 25 g，枣子槟榔 25 g（切）。

功能健脾驱虫疏肝，主治肝吸虫病。

【用药心得】

肝吸虫病的证候表现多为邪实正虚，故治疗上采取肝吸虫一方健脾扶正，肝吸虫二方驱虫疏肝以祛邪，两方交替使用，标本兼顾，起到协同愈病的作用。

用法：先服一方，每日 1 剂，复煎当日服，连服 3～4 天；后服二方，服法同上，连服 5～7 天为 1 个疗程。1 个疗程未愈，复查大便仍有虫卵者（可于第一个疗程结束后即时及 5 天后各查大便 1 次，连续 2 次），再接服第二个疗程，服至病愈为止。若体质壮实者，则先服二方，后服一方，剂次不变。感染轻者，一般服 1～2 个疗程可愈；感染重者，一般服 3 个疗程可愈，最多可服至 4 个疗程。

具体使用时根据临床证候差异，于一方适当加减，二方不变。若兼见脘闷，恶心呕吐，肢体困重，湿困明显者，加法半夏、陈皮、砂仁，苍术易白术，以化湿燥湿；若胁痛明显，嗳气呃逆，脘闷，肝气横逆者，酌加枳壳、白芍、柴胡以疏肝；若头晕头痛，失眠多梦，舌嫩红，肝阴并有不足者，酌加女贞子、旱莲草、白芍，太子参易党参，以养护肝阴；若出现肝硬化腹水者，酌加丹参、首乌、菟丝子、楮实子，人参易党参，以增强健脾除湿柔肝之效，并根据病情延长一方服用时间，待条件许可再予二方；若症见发热、寒热往来、胁痛、黄疸、苔黄厚腻、脉弦滑数者，为湿热内盛，应先予清热利湿之剂，待湿热之邪消退后，方可服用一、二方。

中药驱虫药，具有广谱的驱虫作用。例如据文献报道，苦楝根皮可治蛔虫、鞭虫、钩虫、蛲虫、预防血吸虫；槟榔可驱蛔虫、钩虫、姜片虫、绦虫、华支睾吸虫等等。它们有治疗肝吸虫病的作用，但药量宜适当加大使用（文中所述驱虫药中，除苦楝根皮外，均无毒或仅有小毒。但亦有报道鲜苦楝根皮，成人 1 次用至 60 g，而无严重副作用。同时药物亦宜精选，如苦楝根皮一定要用纯净的白支部分，即去除表皮及小质部分余下的二层皮）；槟榔最好选用枣子槟榔，因其多未切片，其中驱虫的主要成分保存较好；使君子与榧子若发霉，即不宜用，这样才能充分发挥中药的驱虫作用。

【临证经验】

肝吸虫病，全称为中华支睾吸虫病，该病是由于食用了不熟的含有该虫囊蚴的淡水鱼而受感染，是我国南方常见的寄生虫病之一。可引起胆道梗阻、胆管炎、胆石症等，甚至恶性变。一般临床表现为消化不良、腹胀等胃肠道症状，此外常有消瘦、右上腹胀痛、肝肿大。中医中药治疗，目前文献报道尚少，中医古籍也未见该病的记载。根据本病的主要症状及其发病特点，应属于"虫积"、"积证"、"虫臌"（"虫胀"、"蛊胀"、"蛊"）等证的范围之内。

本病的发病机制为虫邪侵袭人体，内舍于肝，肝失条达，肝郁乘脾，脾失健运。虫积肝郁为本，脾虚为标，证候表现虚实并见，或虚多实少，或实多虚少，或虚实并重。"四季脾旺不受邪"，只要脾气健旺，气血生化之源充足，则正气内盛，正盛可致邪却。"治病必求其本"，而本病之根本是虫积肝内，故又须予以驱虫药，杀灭或驱逐肝虫出体外，以达到治病之目的。故总治则为健脾驱虫疏肝。从临床上的观察，初步认为，健脾扶正的药物，似可提高机体的免疫功能，造成一个不适于肝吸虫寄生的环境，有利于驱虫药物更好地发挥驱虫的作用。同时兼制驱虫药物对正气的攻伐，便可以减少其副作用的产生。是否如此，有待于今后进一步研究证实。在临床实践中，还观察到有些患者因肝吸虫所致肝功能损害，服药驱虫后，肝功能亦随之恢复正常，有些患者肝功能严重损害，如肝吸虫性肝硬化患者，仍能耐受驱虫药的治疗，且症状有所好转。可见肝功能损害，不一定是中药驱虫的禁忌证。推想本方可能有促使病变的肝脏组织恢复，改善蛋白代谢，从而促进肝功能恢复的作用，有待进一步研究探讨。

根据临床观察，采用中医中药治疗肝吸虫患者，近期及远期疗效均较满意，未发现有药物副作用，特别是未见有严重副作用，不必住院治疗，简便易行，值得进一步验证，以便推广使用。

十九、胆蛔汤

【组成主治】

乌梅 12 g，槟榔 18 g，使君子 30 g（打），榧子 30 g（打），苦楝根白皮 15 g，郁金 12 g。水煎服，每天 1~2 剂。主治胆道蛔虫，肠道蛔虫，亦可治蛔虫性肠梗阻。

【用药心得】

胆道蛔虫症的发生，是因寄生在体内的蛔虫上行钻入胆道而引发。疼痛剧烈，上腹部有钻顶样绞痛，患儿哭闹不安，甚则寒战发热或发黄。本病属中医学"蛔厥"的范围，治疗重点在于驱蛔、安蛔、止痛。邓教授自拟"胆蛔汤"疗效不错，曾收入广州中医学院第三版《方剂学》教材中。本方有安蛔与驱蛔作用，是治疗本病的主方。该方中，使君子、苦楝根皮、榧子肉均为驱蛔虫的要药，各药合用则驱虫力更大。前人经验认为，"蛔得酸则静"，故用乌梅酸味以安蛔止痛；更兼槟榔杀虫消积，行气通便，则易使蛔虫退出胆道，排出体外而病愈。上方剂量为 10 岁左右儿童剂量，可根据年龄体质及病情加减。病势重而体质一般尚好者可以一日 2 剂。服此方宜禁食 1~2 天。

临床运用时，如腹痛甚者，可加木香、枳壳、砂仁以行气止痛；兼有发热者，可加黄连或黄柏以清热；大便秘结者，可加枳实、玄明粉、大黄以攻下通便；脾虚者加四君子汤或参苓白术散；出现黄疸，可另用鸡骨草、柴胡、茵陈、郁金、大黄之属治之。

凡遇胆道蛔虫病，接诊后先嘱患儿父母去挖苦楝根白皮，取回配药。选粗针针刺四缝穴，每穴捻转 1 分钟，并挤出水液或血点。同时给予葡萄糖静脉滴注，患者多在输液后疼痛即逐渐缓解，开始安静。再用食醋 30~50 ml 微温服。如无食醋可用 30% 醋精稀释 100 倍，每服 30~100 ml。然后再用胆蛔汤，服药后阵发之疼痛乃止。多数在 12 小时前后即排虫。此方比仲景之乌梅丸有效。乌梅丸对胆道蛔虫之轻者有效。广州中医学院一女同学患胆道蛔虫，未用静脉滴注，单用此方治之数剂而愈。

运用胆蛔汤，药材的质量很重要。苦楝根白皮杀虫药力专著，一定要鲜用，且不能夹杂红皮，红皮毒性较大，轻则伤正，重则可致中毒。使君子需打烂，整个使用则无效，此药亦不宜重用，过量会引致呃逆。槟榔凡经加工切片者效果多不佳，最好临时切片或打烂用，邓教授喜欢用枣子槟榔，因容易加工，切开即用。

【临证经验】

此方既能治胆道蛔虫，对一般蛔虫病自当有效。若遇蛔虫甚多者，可配合氧气驱虫。曾在 157 医院会诊治一 2 岁患儿，骨瘦如柴而腹大，其蛔虫之多，使人咋舌，不但肛门有虫爬出，口鼻亦出蛔虫，用鼻饲管插入胃内给氧，然后服中药，排虫甚多而愈。

蛔虫病，外因是一方面，内因也是很重要的一方面。常有些病例，不但一般中药无效，西药也屡用无效，这就有个辨证论治的问题。这类患儿，多数体质套差，屡服驱虫药而大便虫卵仍不能根除，欲要根治，除了驱虫作针对性的治疗之外，健旺脾胃是十分重要的一环。治之之法，必须先用健脾药 1 周，然后驱虫药与健脾药同用，便能收效。驱虫之后，必须用四君子汤或参苓白术散之类方药以善其后，亦可于健脾药中加一二味驱虫药服一二周，大有好处。

若遇蛔虫团肠梗阻，针刺"四缝穴"疗效甚佳。本症临床表现多为阵发性腹痛，多位于脐周，常兼吐蛔，腹部可扪到绳索状团块，但易改变形状和部位。先用花生油或豆油 30~40 ml，或用食醋 30 ml，口服或胃管给药。再针四缝穴，用粗针，每穴入针后捻转 1 分钟左右。20 世纪 60 年代，广州中医学院与部队 157 医院合作进行脾胃学说研究时，就曾对"四缝穴"做了研究，发现针刺"四缝穴"，能缩短胃排空时间，提高胃液酸度与酶的活性，增加胆汁和胰液的分泌，并能提高白细胞计数及吞噬能力。这就为针刺"四缝"能治疗疳积找到了实验依据。患儿抵抗力增强了，产生了不利于寄生虫寄生的环境，必然有利于虫体的排出，这也是针刺四缝能驱虫的道理。广州市儿童医院曾进行研究，用 X 线观察：针刺后半小时，梗阻之肠段先扩张，虫团即向上下伸开，然后肠管收缩，梗阻解除。此法简便有效，不可轻视。"四缝穴"在《针灸大成》有载，为脾经之"奇穴"。穴在两手除拇指之外，其他四指之第二节下之横纹正中间。宜用最粗之针灸针，逐穴施针，进针后，每穴捻转 1 ~ 2 分钟，共针八穴，针完即可。如一时无针灸针，用缝衣针亦可，针后服胆蛔汤，内外合治最好。

二十、加味选奇汤

【组成主治】

防风 9 g，羌活 9 g，黄芩 9 g，甘草 6 g，白芍 12 g，白蒺藜 12 g，菊花 9 g。主治头痛，偏头痛，眉棱骨痛，三叉神经痛。

【用药心得】

此方是邓教授据古方选奇汤化裁而来。清·林珮琴《类证治裁卷六·头痛论治》谓："眉棱骨痛，由风热外干，痰湿内郁，选奇汤。"该方原出于李东垣《兰室秘藏》卷上，药只四味："羌活、防风各三钱，炙甘草三钱（夏月生用），酒黄芩一钱（冬月不用。如能食是热痛，倍加之）。"清·沈金鳌《杂病源流犀烛·目痛源流》亦谓："大约选奇汤，上清散二方俱为总治眉棱骨痛之剂。"此书之选奇汤多法半夏与生姜。

邓教授用此方黄芩未用酒制，亦可因证加减，阴虚阳偏亢者生地易黄芩，或以磁朱丸与六味地黄丸以治之。日服磁朱丸以镇摄其亢阳，晚服六味地黄丸以滋其肾阴。血瘀者加茺蔚子 10 g，牛膝 15 g、豨莶草 15 g，或用血府逐瘀汤。

注：磁朱丸本眼科用药，又名神曲丸，出自《备急千金要方》，用"四两神曲以配二两之磁石及一两之朱砂"。磁石滋肾潜阳，重镇安神；朱砂清心安神；妙在用"四两神曲"以健运脾气，使石药不致有碍胃气，又能升清降浊。

除内服药物外，治疗头痛邓教授用"开天门"的按摩手法。此法可分为 3 个步骤完成。第一步，让患者采用坐姿，自然放松，医者站于患者前方，一手扶托患者头部后枕，另一手用拇指在患者眉心印堂穴（两眉头连线的中点处）点揉四五下，然后沿督脉路线，向上向后逆督脉推按至后脑之风府穴，如是反复点揉推按 7 次。第二步，双手拇指同时并按在患者前额中央，其余四指贴按在左右颞侧，然后用拇指分左右横抹患者前额至发际，如是者亦反复 7 次。第三步，双手拇指同时并按印堂穴，沿双侧眉棱骨之上缘，分左右横抹至太阳穴（在两眉梢后凹陷处），在太阳穴点揉四五下，然后转换中指从鬓角入发际经颞部绕耳背向后推至风池穴，在风池穴点揉四五下，如是者亦反复 7 次。无论外感或杂病头痛，经此手法治疗，都能不同程度减轻或缓解，不失为一种有利无弊的疗法。

"开天门"按摩手法早已有之。但古法按摩部位只局限天门，即天庭，自两眉之中间至前发际处。《儿科推拿疗法简编》叙述其手法为：两手夹住患者之头，两拇指自眉心起，轮换直上推至发际，推 30～50 次。邓教授在前人基础上加以发扬，并补充完善，使得此法适用范围和疗效都有很大的提高。邓教授小孙子 6 岁那年，曾因外感发烧致头痛，在床上哎呀乱叫，于是让其父给他"开天门"，开始时有所抗拒，后渐渐安静下来，不再呻吟，再服几剂中药，病也就好了。以后他凡觉头痛不适，就主动要求我们给他"开天门"，即使手法重些，他亦愿意接受。

【临证经验】

邓教授根据多年临床经验，认为头痛多与风、虚有关。他自拟加味选奇汤祛风、清热、止痛，主治头痛，偏头痛，眉棱骨痛，三叉神经痛。三叉神经痛是一种在面部三叉神经分布区内反复发作的阵发性剧烈神经痛，疼痛发生往往骤发骤停，有闪电样、刀割样、烧灼样、顽固性、难以忍受等特点，说话、刷牙或微风拂面时都会导致阵痛，三叉神经痛患者常因此不敢擦脸、进食，甚至连口水也不敢下咽，从而影响正常的生活和工作。选奇汤乃《兰室秘藏》为治眉骨痛不可忍所创之方，加减后用于治三叉神经痛效果甚好，对如带状疱疹后遗神经痛等头面部疼痛也有良效。

内伤头痛多与痰涎风热郁遏经络有关。用此方治疗，多获良效。如治一女教师，左侧额痛兼上齿疼痛剧烈，一日发作十多次，曾经中西医治疗，疼痛次数减至一天五六次，而疼痛的程度不减。诊其面色红，唇红，脉弦滑数。虽然舌嫩、舌边有齿印，有本虚之征，但风热实证为主，处方用：防风、羌活、黄芩各 9 g，甘草 6 g，再加白芍、蒺藜各 12 g，菊花 9 g，7 剂痛大减。后因过劳，淋雨复发 2 次，继用上方加减，前后用药 40 余剂而愈，追踪一年多，未见复发。

二十一、生发方

【组成主治】

首乌 30 g，黑豆 30 g，大枣 4 枚，甘草 5 g，黄精 15 g，熟地 24 g，桑椹子 12 g，五爪龙 30 g，鸡血藤 24 g。主治斑秃，脱发，白发。

【用药心得】

生发方以六味地黄汤加减以滋肾养肝、养血生发。用地黄、黄精、桑椹以滋肾益精；用当归、黑豆、何首乌、鸡血藤、桑椹以养肝生血，特别是黑豆、何首乌、地黄、桑椹在治脱发中为必用之药。在益精补血之药中，加入鸡血藤之类活血之品，使滋而不腻，活血生新。

另外，脱发者在出现血虚的同时兼见气虚证候。气为血帅，血为气母，血虚则气亦虚，气虚则血更虚，当肺气虚时，则宣发无权，"外合皮毛"的功能也就低下，这就更易导致脱发，同时亦是头发难以复长的原因之一。故此，在治疗脱发一证中，除了抓住补血之法外，还应紧密配合补气。补血能为头发的生长提供了物质基础，补气则为头发的生出提供了推动力。只有既补精血，又补气分，才能相得益彰。邓教授常用黄芪、五爪龙、太子参、茯苓以补益肺脾之气以达补气之目的。

还有一点需要强调的是，临床肝肾不足者，易导致阴虚内热，多表现为失眠多梦，易烦躁，脉细数，舌红，舌尖有大头针帽样的红点。特别是最后一体征，是邓教授判断患者有否阴虚内热的关键。如有阴虚内热者，除用上述治法外，还应养阴清热，常用"二至丸"以达至目的。为了防止阴虚内热的出现，补血不宜太温热，补气不宜太温燥，所以在补血药中除喜用温热之性不大的药物外，有时还用生地易熟地，补气药中喜用太子参和五爪龙。

【临证经验】

脱发的主要病机为肝肾不足，气血亏虚。肝藏血，肾藏精，肝肾互为子母，精血互生，当肝肾得养，精足血旺，毛发则生长旺盛；反之，如果肝不藏血，肾精耗伤，则毛发失其滋养，故发枯脱落。

除内服中药外，邓教授主张还要配合外治法：每天晨起用白兰地酒擦全头发脚，脱发处多擦；脱发处配合运用毫针平压挑刺患部。其针法是：先用 30 mm 毫针向后斜刺百会穴，并留针至结束；继而选用 30 mm 毫针 3～5 枚，并排捏在拇、食指间，然后平压在患部皮肤上，再一齐平提起，此时患部的皮肤则被轻轻挑起，如此往返操作，把整个患部的皮肤平压挑刺一遍，每天或隔天 1 次。

针刺配合酒搽患部，目的全在于通过局部性的刺激，增强局部的血液循环，改善气血运行，促其发生。

邓教授曾治疗一 8 岁的梁姓患儿，因感冒、咳嗽、发热，服中药数剂后，发现前额有一小块地方头发脱落如指头大，后渐发展为大片脱落，头皮光秃，发痒，但没有皮屑，余无其他不适。服用中西药达 1 年多，病情未见好转。用生发汤配合压刺法，同时用白兰地酒遍搽头部。经用上方治疗 1 个月后，头顶部开始有少许毳发长出。再治疗 2 个月后，除枕部左侧有铜钱大小的头发仍光滑未见毳发外，头部其他地方均已长出毳发，新长的毳发大部分已变长，呈棕黑色，渐变粗硬，遂改用八珍汤加减，调补气血，停用针刺。再治疗 1 个月余，头发全部长出，至今未见再脱发。

二十二、肺炎咳嗽方

【组成主治】

百部 10 g，紫菀 10 g，橘络 10 g，海浮石 10 g，冬瓜仁 10 g，杏仁 10 g，五爪龙 20 g，苏子 10 g，莱菔子 10 g，甘草 5 g。功能降气化痰，宣肺止咳，主治咳嗽。

【用药心得】

肺炎是指终末气道，肺泡和肺间质的炎症，为内、儿科常见病之一，又名"肺闭"、"喘咳"、"肺风痰喘"。以发热、咳嗽、痰多、喘憋等为特征。肺炎咳嗽初期为刺激性干咳，继而咳出白色黏液痰或带血丝痰，经 1~2 天后，可咳出黏液血性痰或铁锈色痰，也可呈脓性痰，进入消散期痰量增多，痰黄而稀薄。

肺炎咳嗽的治疗，邓教授认为宜降气化痰，宣肺止咳为主。本方为邓教授治疗肺炎咳嗽之效验方，方取止嗽散和三子养亲汤之意。方中百部、紫菀、杏仁润肺降气，止咳化痰；橘络、海浮石、冬瓜仁清肺化痰；苏子、莱菔子降气平喘，消食化痰；五爪龙为邓教授常用岭南草药，有"南芪"之称，其性缓，益气而不作火，补气而不提气，扶正而不碍邪，功能益气健脾，祛痰平喘，用于肺虚咳嗽效果甚佳。

【临证经验】

咳嗽是最常见的，比较易治有时又极不易治的一种病证。说它易治，如感冒咳嗽，按四时感冒辨证论治不难治愈；说它难治，除了如肺结核、肺癌等难治之病有咳嗽之外，有时外感咳嗽治疗失当，或不注意禁口（如咳嗽初起饮了鸡汤、猪肉汤之类），往往 20 多天以至 1~2 个月不愈。还有些医者过早使用收敛止咳之药，致患者咳嗽不畅，痰更难出，迁延难愈。对于饮食腻滞之久咳，除了根据辨证论治处方用药之外，邓教授喜加用杧果核（10 g）或莱菔子（10 g）予以消导治其标，标本兼治咳嗽可愈。

"形寒饮冷则伤肺"，故咳嗽禁忌过食生冷，虽或肺有风热者，亦不宜饮冰、食冷藏之食物，过食生冷之咳嗽，治应兼予藿香、生姜、苏叶之类温化之品。邓教授还发现有些肺虚或寒或平素体弱的咳嗽患者，贪凉而睡卧竹席，致肺部受凉而引起哮喘，应即告知改睡草席，辨证用药之外兼予艾灸肺俞、足三里治之。

有些难治之咳嗽，由于不注意天时与地理，亦难得辨证之要领。如暑热天之咳嗽，应加清暑之药（莲叶、扁豆花、西瓜皮之属），秋天咳嗽，要加润燥之品（桑叶、沙参、玉竹之类）。燥有凉燥与温燥之别，应向《温病学》中吸取治法。广东人于秋冬季节到北京等北方地带，往往住上七八天之后，不论有无外感，初则喉干、继而咳嗽，对于这种咳嗽非润肺燥不行。南方卑湿，北方干燥，再加上暖气设备使空气更加干燥，肺津易伤，故非加润燥之品不可。凡治咳嗽，只知消炎而不分天时，不知地理者，难治此等咳嗽。邓教授近几年凡到北京而时在深秋以后，停留时间超过六七天者，必服六味地黄丸（每天 9 g），能收到预防喉干引致咳嗽之作用。

肺气肿之患者，咳嗽屡作，有些病例除痰而痰不减，止嗽而嗽不已，颇为棘手。邓教授认为肺气肿者其肺必虚，绝大多数患者舌质嫩而有齿印，或脉大而无力，乃肺脾两虚所致。邓教授治此病，喜用四君子汤加五爪龙，培土生金以治其本，合三子养亲汤顺气除痰以治标，若气喘者重加鹅管石以降逆气，再根据寒热兼夹加减用药，久治有效。五爪龙即五指毛桃根，有南芪之称，此药性味和平，益气而不提气，扶正而不碍邪，虽有外邪亦不忌。肺气肿患者，交秋之后于病情平稳之时，每周或半个月炖服人参 10 g 一次以增强体质，如此行之数年，可望根治。

古人说："五脏六腑皆能令人咳"，40 年前余云岫之流，用以嘲笑中医学不明咳嗽之病位在肺，岂知咳嗽不仅是肺的毛病，它与全身脏腑疾病有关，这正是中医学高明之处。人类疾病层出不穷，能根据中医系统的理论，多加观察，思考与实践，自有所得。

本方虽为肺炎咳嗽专设之方，但诸药配伍以降气化痰止咳为主，因此临证加减对于多种咳嗽都有良效。外感咳嗽加豨莶草 15 g、桑叶 10 g、薄荷 6 g（后下）；食滞咳嗽加布渣叶 15 g、芒果核 10 g；脾虚咳嗽合四君子汤培土生金；暑热咳嗽加莲叶 10 g、扁豆花 10 g、西瓜皮 15 g；秋燥咳嗽加雪梨皮 15 g、沙参 15 g；过食生冷之咳嗽加藿香 10 g、生姜 3 片、苏叶 6 g；痰热咳嗽加黄芩 12 g、瓜蒌 15 g、竺黄 10 g。

二十三、外感咳嗽方

【组成主治】

金银花 15 g，桑叶 10 g，连翘 10 g，玄参 10 g，百部 10 g，冬瓜仁 6 g，苇茎 30 g，千层纸 10 g，仙鹤草 15 g，芒果核 30 g，薏苡仁 30 g，甘草 5 g。用净水 750 ml，煎煮为 200 ml；复渣用净水 500 ml，煎煮为 200 ml。一天 1 剂，复渣一天 2 次。

功效清肺止咳、除痰化湿，主治上呼吸道感染、下呼吸道感染（支气管炎、肺部感染）证属内热（包括湿热）者。

【用药心得】

邓氏咳嗽方，又名邓氏呼吸道感染咳嗽方。此方治疗外感咳嗽，治疗失当，或不注意忌口（如咳嗽初起饮了鸡汤、猪肉汤之类），外感传里者。咳嗽甚者，损伤咽喉、支气管黏膜，痰带腥味或有血丝，可加鱼腥草 15 g、七叶一支花 15 g；咳嗽痰稠、排痰困难者，加浙贝母 15 g、海浮石 10 g；老人咳嗽兼气促者加莱菔子 15 g、紫苏子 15 g。

【临证经验】

此方曾治疗一位姓刘的医师，男性，39 岁，1992 年 1 月 30 日因 1 个月内反复咳嗽低热就诊。由于患者 1991 年底因感冒鼻塞，咽喉疼痛，未有及时治疗，仍然劳累工作，又餐饮肉食酒水过多，症转咳嗽，呼吸道分泌物增多，痰黄浓稠，排痰后稍舒适，每隔数小时即咳嗽排痰。1992 年 1 月 22 日起，发热 38.6℃，全身乏力，咳嗽加剧，痰带血腥气味，检查 X 线全胸正侧位片意见：拟支气管炎。请广州中医药大学一附院呼吸科梁主任诊治，认为 X 线片已显示有渗出改变，实为间质性肺炎，即中医学所谓的"外感传里证"。患者略懂医学，请求使用抗生素消炎，氨苄西林 4 g，每天静脉滴注，连用 4 天，咳嗽浓痰减少，发热退，但冷汗出，头晕，几不能站立。停氨苄西林静脉滴注，改口服先锋 6 号，每次 0.5 g，一日 3 次。兼服沐舒坦一次 2 粒，一日 3 次；舒氟美等，一次 1 粒，一日 2 次。服后出现胃肠反应，纳差欲吐，腹胀便结，腰膝背痛，全身不适，转而求诊中医，请邓教授把脉处方。

邓教授认为："咳嗽是最常见的，比较易治有时又极不易治的一种病证。说它易治，如感冒咳嗽，按四时感冒辨证论治不难治愈。说它难治，除了如肺部病变如结核、肺癌等难治之病有咳嗽之外，有时外感咳嗽治疗失当，或不注意忌口（如咳嗽初起饮了鸡汤、猪肉汤之类）往往 20 多天以至 1~2 个月不愈。凡治咳嗽，只知消炎而不分天时，不知地理者，难治此等咳嗽。"

患者脉寸浮关尺弱，舌红苔厚腻。寸脉浮提示病位在肺，表证尤存；关尺脉弱提示脾肾气虚，西药过多所致。舌红苔厚腻，提示脾胃内有湿热。治宜止咳除痰、清热透表，益气化湿，即以上述处方治之。服后第一天感觉是原服用西药后口苦、口干感有所减轻，汤药口感好，但仍然咳嗽痰多；第二、三天排痰容易；第四天咳嗽痰涎减少。效不更方，再服 3 剂，并停服所有西药。停服西药后，咳嗽又略有反复。由于久咳，损伤支气管黏膜，咽喉有腥燥感，在处方中加千层纸 10 g、仙鹤草 15 g。仍然停服西药，就如何控制炎症又听取呼吸科梁主任意见，加鱼腥草 15 g。如是者以邓教授方为基础，又服中药 1 周，下呼吸道感染所致的咳嗽痊愈。

此后，邓氏咳嗽方又成为刘医师临床治疗咳嗽常用方，诊治大量外感咳嗽患者，清肺止咳、除痰化湿疗效确切。又有胸膜炎咳嗽、气胸咳嗽、过敏咳嗽、慢性叉气管炎咳嗽证属内热（包括湿热）者，服之甚效。还有两位系统性硬皮病、肺局部纤维化患者，需要长期使用激素治疗，咳嗽时服用此方，也有阶段性效果。

第三讲　自制方用药心得

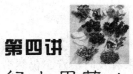

第四讲
经方用药心得

经方，即医经所载之方，现存者主要见于《内经》及《伤寒杂病论》两书，其组方深合上古先贤医家奥意，因袭秦汉亡佚医著之旨，药有所本，法不悖经，故谓经方。本章所记11首经方除1首来自《素问》外，其余皆来自于《伤寒论》、《金匮要略》。

经方因其配伍严谨、方简效宏，受到历代医家的推崇，临床屡收奇效。邓铁涛教授对经方素有研究，临床常以经方治疗难症，深有体会。有学者曾谈到中医学不科学，其中一个论点就是，方法经不起重复。邓教授认为这是一个误区，其误之处在于不理解中医是"证"的重复，是"病机"的重复，是一种更高层次上的重复，而不是一方一"病"的简单重复。邓教授认为用经方，只要病证、病机一致，则有效，而且病机和治法、方剂，完全可以重复。

一、四乌贼骨—蘆茹丸

四乌贼骨—蘆茹丸出自《素问·腹中论》，原方乌贼骨与茜草按4：1的量配伍制成丸，用鲍鱼汁送服，用治女子血枯经闭，月事衰少。

【用药心得】

四乌贼骨—蘆茹丸组成为乌贼骨15 g、茜草根10 g，邓教授认为四乌贼骨—蘆茹丸是活血祛瘀之方剂，茜草根、乌贼骨合用重在通经，常合逍遥散以养血调经，补中益气汤以健脾养胃，六味地黄丸以滋肾养血，蚕沙、路路通以活血通经。

【验案举例】

徐某，22岁，学生，2001年7月10日初诊。月经周期延后5个月。2001年5月初服安宫黄体酮，5月20日月经来潮。后继续服滋补肾阴，养血活血中药，效果欠佳。现月经近2个月未至，精神抑郁，颜面痤疮，纳呆，寐差，二便尚调，舌尖红、苔白厚微黄，脉缓尺弱。诊断：月经后期。证属肝郁脾虚，阴血不足。治疗先以清胆和胃，理气化痰；再予疏肝健脾，养血调经。方以温胆汤合逍遥散加减。

7月15日二诊：月经未至，精神有所好转，舌淡、苔白滑，脉滑尺偏弱。拟益气健脾和胃法，以补中益气汤合四乌贼骨一藘茹丸加味：处方：黄芪、党参各30 g，茯苓、白术、乌贼骨各15 g，柴胡、升麻、当归头、茜草根各10 g，蚕沙12 g，陈皮、甘草各5 g。7 剂，此方服用4 剂后月经来潮。

二、桂枝茯苓丸

桂枝茯苓丸载于《金匮要略》妇人妊娠病脉证并治篇，原方桂枝、茯苓、牡丹（去心）、桃仁（去皮尖，熬）、芍药各等份，炼蜜为丸服，用于治疗妇人癥病而致胎动不安者。原书谓："妇人宿有癥病，经断未及三月而得，漏下不止，胎动在脐上者，此为癥痼害……当下其癥，桂枝茯苓丸主之。"

【用药心得】

子宫肌瘤是女性生殖器最常见的良性肿瘤，由平滑肌及结缔组织组成，故又称子宫平滑肌瘤。本病属中医学癥瘕病范围，根据生长的部位不同，亦有不同的名称。《灵枢·水胀》云："石瘕生于胞宫中，寒气客于子门，子门闭塞，气不得通，恶血当泻不泻，衃以留止，日以益大，状如杯子，月事不以时下，皆生于女子。"大凡肿块的形成，中医学认为气滞、血瘀、痰结是其发生的主要病理变化。《医林改错》指出："无论何处，皆有气血……气无形不能结块，结块者，必有形之血也。"妇女病，更是以血瘀成结为重要病理机制。

瘀血滞留作癥瘕，治当活血化瘀、削坚散结。邓教授临床常采用桂枝茯苓丸改汤内服治疗子宫肌瘤，基本方组成：桂枝12 g，茯苓12 g，赤芍12 g，桃仁10 g，丹皮12 g，三棱10 g，莪术10 g，炒山甲12 g。月经过多或经期延长可先服胶艾四物汤以止血；腹痛甚可加服失笑散或五灵止痛散。

但攻伐太过，则为本病治疗所忌。邓教授临床常采用丸剂取缓图之意，选月桂枝茯苓丸合失笑散制成宫肌瘤丸治疗本病。宫肌瘤丸组成：桂枝、茯苓、赤芍、桃仁、丹皮、蒲黄、五灵脂各等份为末，炼蜜为丸，每丸6 g，每晚服3 丸。

邓教授认为子宫肌瘤的主要病机为气滞、血瘀、痰结，因此活血化瘀、削坚散结为子宫肌瘤的治疗大法，桂枝茯苓丸方中以辛温的桂枝为主药，能温经散寒、和营通脉而利消瘀血；茯苓导水气、祛痰湿、益心脾而安正气；白芍调营敛肝、解郁缓急；桃仁、丹皮祛瘀破结，引药下行，直达病所；再加上失笑散的蒲黄、五灵脂，既能活血行瘀，又能止血止痛。故宫肌瘤丸既能重点针对血瘀成征进行施治，又能兼治痰结，并且无犯攻伐太过之忌。在临床中取得较为满意的疗效。

【验案举例】

邓教授曾治一李性女教师，40 岁，经产3 胎健在，月经不正常已4～5 年，最近月经早期，腰痛，腹痛，月经量多，经前后头痛，白带多。经某人民医院妇科检查：

宫颈糜烂（++），肥大（++），子宫水平位，增大如鹅蛋大，后壁隆起，活动良好，附件未扪及肿物及包块。诊其人瘦，面白，舌边红，苔白，脉弦细，治拟活血祛瘀，用桂枝茯苓丸改为汤剂，芍药用赤芍，每味各9g煎服，服40剂后，妇检子宫有所缩小。服53剂后，月经过期未至，改用少腹逐瘀汤去肉桂加黄精，4剂而月经至，月经至后仍服桂枝茯苓丸（改汤）前后共110剂，再经某人民医院妇科医生检查结果为：子宫后倾较正常稍大稍硬，右侧缘稍突出，附件（－），宫颈轻度炎症，稍红；外阴道（－）。该医生认为经产3胎，子宫大小属正常范围，子宫肌瘤已消失。月经亦正常，乃停药。追踪1年，精神体力日佳。

三、黄芪桂枝五物汤

黄芪桂枝五物汤一方出自《金匮要略》。原方组成"黄芪三两、芍药三两、桂枝三两、生姜六两、大枣十二枚"，主治血痹，肌肤麻木不仁等。

【用药心得】

邓教授认为神经、血管病变，证属气虚血瘀者可酌情使用此方，如冠心病心阳虚心动过缓者、中风气虚血瘀者、非特异性脉管炎、糖尿病周围神经病变、椎动脉供血不足眩晕等。

【验案举例】

曾见邓教授治一女青年，症见右上肢麻痹而冷，两手温差明显不同，住某医院经多项检查，最后诊断为非特异性脉管炎但治疗无效而来诊。邓教授经辨证选用《金匮要略》治疗血痹之黄芪桂枝五物汤，服此方35剂后，麻痹已除，两手之温差已渐接近。黄芪桂枝五物汤，即桂枝汤除去炙甘草加入黄芪，药味一加一减而作用大变。

又如附院某护士长，有冠心病、颈椎病史，去年曾因右上肢麻木，眩晕，发作性胸闷疼痛多次住院治疗，一度曾怀疑为颅脑肿瘤，后经会诊确诊为"左顶叶皮质炎性肉芽肿"。一直请邓教授会诊，他认为证属气血两虚，用黄芪桂枝五物汤、八珍汤等方加减治疗，重用黄芪至120g，取得较好的疗效。

四、大黄牡丹皮汤

大黄牡丹皮汤一方出自《金匮要略》，方用大黄、丹皮、桃仁、冬瓜仁、芒硝，治疗肠痈腹痛。

【用药心得】

邓教授常用大黄牡丹皮汤加减配合针灸治疗阑尾炎。如单纯性阑尾炎急性发作期，药用生大黄9～15 g（后下），蒲公英15 g，冬瓜仁30 g，桃仁9～12 g，丹皮9 g，皂角刺12 g，芒硝6～9 g（冲服）。水煎服。每天1剂，重者一天2剂。治疗3天后，一般患者多已无自觉症状和腹部体征，可随症加减再服3剂。或用大黄四逆散（自拟方）：生大黄9 g（后下），冬瓜仁30 g，桃仁9 g，柴胡9 g，赤芍9 g，枳壳6 g，丹皮9 g，甘草6 g。若脾虚、气虚者，可加大枣或党参、黄芪之属，但不宜重用，以免滞邪。慢性阑尾炎则用大黄牡丹皮汤：生大黄9 g，丹皮9 g，冬瓜仁30 g，桃仁9 g，芒硝6 g。待疼痛发作时服3～5剂。如此停停服服，可以治愈。

邓教授用大黄牡丹汤治疗阑尾炎的体会列举如下。

（1）大黄牡丹汤的分量　生大黄15 g（后入），芒硝9 g（冲服），桃仁泥15 g，冬瓜仁30 g（打烂，去壳或用新鲜的更佳，鲜的可用60 g），丹皮15 g。以上为成人量，小孩或慢性病患者分量可酌减。

（2）服大黄牡丹汤必须泻下，所泻的东西如血水或如河泥，便为有效。如果服药1剂4～5小时后仍不见泻下者，可再煎1剂分2～3次服，每隔2小时服1次。如已泻出，则不必再服。第二天仍用大黄牡丹汤，分量可根据病情酌量施用。诸症消退之后，仍宜减轻分量再服1～2剂，以巩固疗效。

（3）如遇患者体质虚，可根据其泻下后的情况，于第二剂或第三剂大黄牡丹汤中加入人参（吉林参或花旗参）6～9 g。如果遇剧痛可加田七末2～2.5 g冲服，或加蒲公英24～30 g。

（4）为了防止化脓引起腹膜炎，可用三黄散水调外敷压痛处，干即更换，但换时先弄湿以免刺激其皮肤，内外兼施效果甚佳。

邓教授说："比如阑尾炎，解放前还是一个大手术，因为抗感染还不过关，也容易死人。那时我们治疗，就是用张仲景的大黄牡丹皮汤，三几付药就好了。后来又发现了阑尾穴，现在治疗是针阑尾穴加上吃大黄牡丹皮汤，一般都不用开刀。即便穿孔，只要排到腹腔里面的东西不超过500 ml，可以不开刀。"援用刘国声的研究认为大黄和牡丹皮的制菌作用是相当强的。大黄本身就有消炎制菌和泻下的双重作用；而牡丹皮的制菌作用也不差。仲景把本方命名为大黄牡丹皮汤，以这两味药为主药，并不是偶然的。大黄既是先锋，又是主将。它与芒硝配合冲锋陷阵，使邪有出路，"积热"、"蓄结"得除；冬瓜仁利水消炎，《千金方》治肺痈的苇茎汤中亦用冬瓜仁，说它能治内脏的脓疡是有根据的；桃仁能消血肿、消炎，善治跌打损伤、瘀血作痛和瘀血积滞的腹痛，有活血通经的作用。除此之外，桃仁还能改善腹部的血循环，在本方中也是一味重要药物。旧说配大黄能治瘀结便秘。药虽五味，但却紧紧把握着"使邪"有出路，消除盲管腔的阻塞，消炎制菌，改善局部血循环等几个方面，使阑尾炎得到根本的治疗。因此，没有并发阑尾穿孔的危险，这也是可以肯定的。

【验案举例】

邓教授曾治张姓患者，30岁，腹痛2天，乃就诊于某医院，欲得注射止痛针，但当天上午诊断为阑尾炎，要患者当即住院开刀，下午便不担保。惟患者无款交手术费，亦怕开刀，邀为诊治。经中医诊断，其右下腹角热，细按内有球状物。右足动则痛剧，乃出大黄牡丹汤予之。处方：生大黄12g（后下），粉丹皮12g，桃仁6g，冬瓜仁24g，芒硝9g（冲服）。

服药后是晚痛仍剧，且觉球状物微隆起。次日再诊时大黄改为15g，芒硝12g，其他各味略增。服后3小时乃下不少黑黄稀粪，是晚痛略减。三诊药量略减，大黄12g，芒硝9g，服后又下黑秽之粪，痛再减。四诊至七诊均依方加减，其痛渐减，球状物亦渐细，然身体疲倦无力。第八日乃将各药减至：大黄9g、芒硝6g、丹皮9g、桃仁3g、冬瓜仁15g，另加厚朴3g。服药后，夜痛大减，后安睡。次日晨起，腹饥思食，食粥后再来。九诊时乃将大黄减为6g、芒硝6g，各药亦减其量，是日大便乃成条状。十诊时去大黄、芒硝。十一诊停药，进高丽参9g，细按右腹角仍有条状物。第十二日再服轻量大黄牡丹汤1剂。第十三、十四日再服高丽参9g。第十五日痊愈。

五、甘麦大枣汤

甘麦大枣汤为汉代《金匮要略》方，由甘草、小麦、大枣三味组成，能治疗"妇人脏躁，喜悲伤欲哭，象如神灵所作，数欠伸（打呵欠）"。妇女精神抑郁，心中烦乱，无故悲伤欲哭，或哭笑无常，呵欠频作者，中医学称之为脏躁，相当于西医学的植物神经功能紊乱等。

【用药心得】

关于脏躁的病理，不能如一般注释家以子宫血虚作解释。经云："心藏神，神有余则笑不休，神不足则悲。"有些学者认为脏躁的发病原因，多由情志抑郁，或思虑过度，以至心脾受损，脏阴不足而成，是比较合理的。《金匮要略》于甘麦大枣汤煎法服法之后，有"亦补脾气"一句，有注释家认为是后世所加而主张删去。这种考虑似乎脱离了实践。心主神明，悲伤欲哭，象如神明所作，是病与心有关。但心与脾有密切的关系，甘麦大枣汤所治的情志之病往往兼见脾虚之证。甘草、小麦、大枣三药确有补养心脾的作用。《金匮心典》："血虚脏躁，则内火扰而神不宁，悲伤欲哭，有如神灵，而实为虚病……小麦为肝之谷，而善养心气，甘草、大枣甘润生阴，所以滋脏气而止其燥也。"

邓教授常用甘麦大枣汤治神经官能症、失眠。甘麦大枣汤的基本组成：甘草10g，大枣5枚，面粉一汤匙（冲熟服）。邓教授用法是用1~2汤匙面粉，先用少许凉开水调匀，再用煎好滚烫之中药汁冲熟后内服。他认为方中甘草甘缓和中，小麦养心气，大枣健脾补中，药虽三味，心脾并补，养心安神，甘缓和中，小麦改为麦面粉效果更好。若用甘麦大枣汤治失眠则用面粉最佳。

因其成方年代久远，组方简单，药不似药，有人对其功效存疑。邓教授认为它是一张验、便、廉的好方子，他认为此方有调阴阳，和营卫的作用，但在治疗中必须根据脏象学说五脏相关的理论，抓住心、脾、肝三脏以及他脏之间矛盾的主次用药，务达补益心脾以振元气、调阴阳之目的。根据临床经验，常用本方以治脏躁病及心脾不足的失眠证之外，对于一些病情比较特殊，不易用一般辨证理论加以解释而有心脾虚象的，往往喜用此方，或与其他方合用。若从西医学辨病的角度来看，本方对于神经官能症有一定的效果。

【验案举例】

（1）脏躁　解放前，邓教授曾治一妇女，自诉见恐怖之物，心悸惊恐，整天要人陪伴。诊其面色青，舌色如常，脉弦，治以甘麦大枣汤，2 剂而愈。1968 年又治一女干部，心悸惊恐，一天晚上，家人外出，她坐于走廊上，竟不敢返回房间。诊其舌嫩苔白，脉虚。处方：甘草 9 g，大枣 5 枚，面粉 1 汤匙（冲熟服）。1 剂而愈。

（2）失眠　患者，男，42 岁。因精神刺激，头晕，头痛，以后继续失眠不已（每晚服安眠药后只睡 3 小时左右），病已 3 个月，经住院未效。诊其舌质如常，苔白润，脉弦滑，血压 160/115 mmHg。处方：浮小麦 15 g，甘草 3 g，熟枣仁 24 g，茯苓 12.5 g，法半夏 9 g，橘红 4.5 g，竹茹 9 g，代赭石 30 g（先煎）。服药 6 剂（1 剂药煎 2 次服 2 天），血压降至 155/80 mmHg，睡眠正常。此证由肝郁不舒以至肝阳上亢，血压升高而头晕头痛。但起病之由是精神受刺激，主要症状是失眠，故主用甘麦大枣汤加熟枣仁以养心脾而治失眠；苔白润而脉弦滑是兼有痰，故次用茯苓、半夏、橘红、竹茹以除痰；代赭石、石决明以平肝。高血压重用甘草不宜，故只用 3 g，另加熟枣仁以为辅助。

（3）眩晕　患者，女，工人，38 岁。2 年前觉头晕眼花，睡眠欠佳，下肢酸软乏力，胃纳尚可，二便正常。得病后屡用补气血，养肝潜阳祛痰息风及温补等法治疗未效。来诊时症状加剧，眩晕持续，不敢外出，若步行六七十米至百米左右则头晕加剧，需坐下休息片刻，方能继续行走。眩晕非旋转性，无恶心、呕吐、耳鸣，头部时有麻痹感。此外，背部汗出，汗出后背部觉凉，失眠多梦。胃纳一般，二便正常，月经准期而量少，经前后腰腹痛。诊其面色如常，唇色如常，舌尖红，苔白稍干，脉弦稍浮。检查：体温正常，血压正常，听力正常，血象及大小便常规无异常发现，X 线胸透心肺正常。从辨证看，头晕、失眠、多梦、脉弦，即所谓"诸风掉眩，皆属于肝"，似属肝风内动之眩晕，但历经养肝潜阳息风等方药均无效，可见本病虽与肝有关，但不是矛盾的主要方面。根据其每步行稍远即晕甚，休息后又能起行来看，则与神志有密切关系，故予甘麦大枣汤稍加疏肝健脾之药。方用：甘草9g、麦芽24g、大枣3枚、钩藤15g、素馨花6g、扁豆花9g、茯苓12g，2剂。钩藤、素馨花疏肝以治胁痛；麦芽亦有疏肝作用，故用麦芽不用小麦。再诊：证候大致同前，胸胁痛已除而见腹痛，舌质红活，苔白润，脉弦。处方改为：甘草9g，大枣6枚，白芍12g，麦芽12g，面粉1匙（冲服）。服3剂后头晕大为减轻，以后以甘麦大枣汤加龙骨、牡蛎或糯稻根、白芍、首乌之属以养肝肾，或加参、术之属以健脾，治之4个月而愈，追踪4年未再复发。

（4）妊娠头痛　患者，公社女社员，36岁。妊娠已3个月，症见头痛，头部血管搏动不安，头晕，心慌心悸，手足发麻，失眠，左胁时痛，恶风寒，胃纳减，便溏。经某医院神经科检查未发现异常体征，诊断为神经官能症。患者精神负担很重，不但不能工作，且不能料理家务。诊其面色唇色如常，舌嫩苔薄白，脉弦。治法拟养心脾和肝胆，用甘麦大枣汤合温胆汤。处方：甘草9g，浮小麦30g，大枣3枚，竹茹9g，枳壳4.5g，橘红4.5g，法半夏4.5g，茯苓9g。3剂后，诸症好转，心慌、心悸减少。脉弦减而寸脉稍弱。照上方去法半夏加太子参12g以益气。服15剂后，精神转好，睡眠好，胃纳增，前额和后脑部仍有时痛，有时前额和后脑都发痒，发痒时觉舒服。头部血管搏动感觉大为减轻。心不慌，手足不麻，左胁于晚上仍有时痛。照上方服1个月，已基本治愈。为了彻底治愈和巩固疗效，继续以养心健脾为主稍予养肝为佐，方用甘麦大枣汤合四君子汤加枣仁、首乌，或去白术（于便秘时）加糯稻根，每日1剂或隔日1剂，再服药2个月。后顺产一婴。

（5）关节痛　患者女，45岁，干部。于1973年7月患左腕关节疼痛，怕风，风吹则全身疼痛，特别是肩关节为甚，进一步发展至大小关节疼痛，走路困难。至1975年，除关节疼痛外，全身皮肤像蚂蚁爬行，又疼又麻，坐立不安，整天难受，心慌。检查：抗链球菌溶血素"O"及红细胞沉降率均正常。1975年9月来诊，症如前述，舌质暗淡，苔白薄，脉细。治以甘麦大枣汤合玉屏风散。处方：甘草9g，大枣6枚，面粉1匙（冲熟服），黄芪12g，防风4.5g，白术15g。因其怕风，风吹则痛甚，故除用甘麦大枣汤养心脾外，还合玉屏风散以固表，共服药60剂。1975年12月5日再诊，蚂蚁爬行样感觉已消失，尚余游走样皮肤局部疼痛，关节时有轻度疼痛，仍怕风畏寒，舌暗淡，苔薄白，脉细稍涩。照前方加鸡血藤30g以养血息风。共服50多剂，服药后有时自觉骶部皮肤如有风出，病已基本治愈。继续服前药数10剂善后，追踪1年多未见复发。

（6）自汗　患者男性，42岁，军官。症见自汗，恶风寒，稍一风吹即冷汗大出，心悸乏力，头晕，腰腿酸痛，腹胀，胃纳不佳，尿短黄，大便秘结。病已1年，住部队医院，诊断为植物神经功能紊乱。诊其舌质稍红，苔白，脉弦，两寸弱。治以甘麦大枣汤加味。处方：浮小麦45g，甘草9g，大枣4枚，糯稻根30g，黄芪12g，太子参15g，茯苓15g，白芍15g。服上方20剂。再诊时诸症好转，恶风汗出已少，精神、体力见佳，舌红，有齿印，苔白稍厚，脉两寸弱，关尺稍弦。照上方加白术6g。

服 7 剂后，除迎风仍有少量汗出、睡眠欠佳之外，其他症状均已消失。再服方 15 剂而愈。追踪 2 年半未再复发。

六、五苓散

五苓散出自《金匮要略》，由猪苓、茯苓、泽泻、肉桂、白术组成，原方用于太阳蓄水证，发热头痛，烦渴饮水，小便不利等；或水湿停聚所致的水肿、身重、小便不畅及心悸、吐涎沫而头眩等症。

【用药心得】

邓教授认为五苓散有化气利水、健脾祛湿之功，白术、茯苓补气健脾；猪苓、泽泻利水；肉桂温肾化气；为了加强利水的作用，多将茯苓改为茯苓皮，加上兰姜皮、腹皮、桑白皮、陈皮，即五苓散合五皮饮，多用于水肿、心衰、胸腔积液、梅尼埃病等属水湿内困证者。如邓教授治疗慢性风心病心衰，全身水肿而以双下肢为甚，在益气扶正的基础上加用五苓散、五皮饮之类，以利水消肿；充血性心衰水肿甚者加用五苓散、五皮饮。

【验案举例】

某海军干部住院 2 个月余，经多方检查，仍不明原因，多方治疗均无效。后请邓教授会诊，诊为痰证之眩晕，用祛痰法治疗，但亦无效。再细为四诊，见其舌上苔白如霜，脉滑而缓，邓教授经验认为凡舌白如霜多属水湿内困，脉缓亦是湿象，故予经方五苓散剂治之，一旬而愈。

七、真武汤

真武汤出自《伤寒论》，药物组成为茯苓、芍药、白术、生姜、附子，主治脾肾阳虚，水气内停证。具体症状有小便不利，四肢沉重疼痛，腹痛下利；或肢体浮肿，苔白不渴，脉沉；汗出不解，其人仍发热，心下悸，头眩，身𥆧动，振振欲擗地等。

【用药心得】

真武汤是邓教授用于温阳利水的方剂之一，其中白术、茯苓健脾利水；附子、生姜温肾化气；白芍以制附子之温燥。如慢性肾炎脾肾阳虚型，用真武汤合五苓散合方，加减化裁：熟附子 10～15 g，白芍 12 g，白术 15 g，茯苓皮 30 g，肉桂 3 g（焗），大腹皮 12 g，猪苓 15 g，泽泻 12 g，党参 20 g，黄芪 20 g；慢性风心病心衰，全身水肿而以双下肢为甚，若病情重，出现气急喘促，怔忡烦躁，此乃心肾阳气大虚，水气射肺凌心，恐有阴阳将脱之虞，当急以独参汤（用高丽参）合真武汤浓煎频服，温阳益气，利水解危；高血压若肾阳虚甚兼浮肿者，用真武汤加杜仲、黄芪。

【验案举例】

邓教授曾在西医院会诊一例水肿患者，已肿至有如啤酒桶一样，不能卧，乃特制大木椅坐着，医院用了不少呋塞米，就是不能消肿，会诊采用真武汤加味，约半月，患者前后判若两人，带着空木椅出院了。

八、炙甘草汤

炙甘草汤，异名复脉汤，出自《伤寒论》，由炙甘草、生姜、桂枝、人参、生地黄、阿胶、麦门冬、火麻仁、大枣9味药物组成，有益气滋阴、通阳复脉功效，主治心动悸、脉结代、虚羸少气、形瘦短气、虚烦不眠、自汗盗汗等症。

【用药心得】

炙甘草汤原用治心动悸脉结代证，有通阳养血的作用，其中炙甘草甘温补脾益气，通经脉，利血气为主药；人参、大枣补益中气，化生气血；桂枝、生姜辛甘，通阳复脉；又以阿胶、生地、麦冬、火麻仁滋阴养血，合使阴阳得平，脉复而悸止。在此基础上用浙贝母、山慈菇、生牡蛎以化痰散结，邪去则正气来复，心脉得通，血能养心，则脉律自复。

邓教授认为此方对于阴阳两虚而偏于阴虚的心悸证，能收到良好的效果。药物组成为炙甘草10 g，大枣6枚，生地30 g，党参7 g，阿胶10 g（去渣后下），桂枝7 g，生姜10 g，麦冬10 g，火麻仁10 g。1946年曾治一老人，因惊骇引起心悸，久未愈，就诊时已发展到悸动不安，不能入睡3日。诊其人瘦，脉细促无力，舌淡苔少，面带浮红，给以炙甘草汤。1剂能睡，3剂而愈。此方虽不如有些医家所说，但脉结代者，当先用此方，应辨证论治，否则无效。当然炙甘草汤确为良方，《千金方》用以治虚劳不足；《外台秘要方》用以治肺痿；《温病条辨》减去参、桂、姜、枣，加白芍以治下焦温病之脉结代者。后世治诸虚不足之方剂，受此方影响甚大。

炙甘草汤减去阳性药物桂枝、生姜、大枣、党参，加养阴收敛之白芍为吴鞠通加减复脉汤，邓教授常用于温病后期，热久伤及肝肾阴津，邪少而虚之阴虚内热证，见身热面赤，手足心热于手足背，口干舌燥，或神倦耳聋，舌绛苔少，脉虚或虚大等症。具体用药是炙甘草20 g，干地黄20 g，白芍20 g，麦冬15 g，阿胶10 g，火麻仁10 g。加减法：若兼见大便溏者，去火麻仁加生牡蛎30 g；兼汗多者，应去火麻仁加生牡蛎20 g，生龙骨20 g；脉虚大应加吉林参10 g，另炖服；若手足蠕动，甚或瘛疭，心悸，神倦，脉虚，舌绛苔少，宜加减复脉汤，再加生牡蛎15 g，生鳖甲25 g，生龟板30 g（又名三甲复脉汤）。

【验案举例】

雷某，女，40岁，自述胸闷，心慌心悸，时作时止，疲倦乏力，睡眠差，纳一般，二便调，舌淡暗边有齿印，苔少，脉结代。邓教授四诊合参，认为证属气阴两虚，痰瘀内阻。治以扶正祛邪、补益气阴、养心安神为主，佐以祛瘀通脉。方以炙甘草汤加减，处方：炙甘草、党参各30 g，生地、火麻仁（打）各20 g，麦冬15 g，阿胶（烊）10 g，桂枝12 g，大枣6枚，生姜9 g。5剂，每天1剂，水煎服。配合中成药宁心宝、生脉液、滋心阴口服液、灯盏花素片治疗。服药后精神好转，心慌、心悸、胸闷减轻。

九、旋覆代赭汤

旋覆代赭汤出自《伤寒论》第161条："伤寒发汗，若吐，若下，解后，心下痞硬，噫气不除者，旋覆代赭汤主之。"

《古今名医方论》称旋覆代赭汤为"承领上下之圣方也"。尤在泾说："旋覆花咸温，行水下气，代赭石味苦质重，能坠痰降气，半夏、生姜辛温，人参、大枣、甘草甘温，和而用之，所以和胃气而止虚逆也。"张锡纯在《医学衷中参西录》中曰："代赭石性凉质重，最善平肝、降胃、镇冲。参赭并用，借赭石之重坠以化其升浮，使人参补充之力下行可至涌泉。"近现代文献资料显示，有很多医家都认为该方主治"心下痞硬，噫气不除"，与胃食管反流病十分接近。用此方，标本兼治，虚实互调，镇降逆气而不伤胃，益气和中又不助痰，特别是重用代赭石，所谓降胃镇冲非赭石莫属。随证加减，疗效颇佳。如肝胃不和，加柴胡、白芍等；痞满者，加枳实、厚朴；反酸者，加左金丸或抑酸药；痰湿者加二陈汤；胃热者加郁金、黄芩、蒲公英；痰热者，加黄连、瓜蒌；阴虚者，加沙参、麦冬。代赭石为重镇之品，不宜久服，中病即止。

现代实验研究，发现旋覆代赭汤确有促胃动力作用：能促进正常状态的小鼠胃排空；能够拮抗芬氟拉明、左旋麻黄碱、多巴胺引起的小鼠胃排空抑制和小肠推进减慢；对阿托品引起的胃排空控制有拮抗作用。并采用正交设计法拆方研究发现，党参、代赭石、大枣和旋覆花对大鼠胃底条肌收缩具有显著促进作用，旋覆花与甘草、大枣分别合用，有协同作用；党参、旋覆花和半夏能显著拮抗阿托品引起的胃底条肌舒张作用；代赭石和生姜合用，具有协同拮抗作用。

【用药心得】

邓铁涛教授认为旋覆代赭汤功善降逆理肠，调畅气机，临证治疗胃反呕吐甚佳。他治疗肝胃疾病，若噫气频作者，也常加用旋覆代赭汤。除此之外，还善用此方治疗小儿肠套叠。其用法为：旋覆花5 g，代赭石15 g（先煎），党参9 g，炙甘草5 g，生姜2片，大枣3枚，法半夏9 g。上药慢煎，服后半小时，继用下法：用蜂蜜100 ml，加开水200 ml，待温度为37℃时，灌肠。与此同时，用梅花针叩击腹部肿块。邓氏体会此病多发于体胖色白3个月大的婴儿。体胖色白形似健康，实多属气虚体质，为气虚脾失健运转枢逆乱所致。邓教授曾用此法治2例，1次即愈，效果甚佳。

【验案举例】

张某，男，11岁。因反复呕吐伴腹痛半年于2002年4月25日入院。缘患儿平素饮食不节，近半年来每于食后10多分钟，或1个小时后发生呕吐，为胃内容物，每日少则4~5次，多则10余次，伴上腹部疼痛，或隐隐或剧烈作痛，呈阵发性，时嗳气、返酸。曾在广州市儿童医院行胃镜示：①食道炎Ⅱ°；②慢性浅表性胃炎；③十二指肠球炎。予西药治疗3个月后症状缓解不明显，遂求治于中医。诊见：神疲、面白少华，呕吐日10余次，多于餐后半小时发作，阵发性上腹部隐痛，心情烦闷，间或嗳气，返酸，口干，无口苦，纳寐可，二便调，舌淡苔白稍厚，脉弦。中医诊断：呕吐（肝郁脾虚）。西医诊断：①慢性胃炎；②返流性食管炎。

治疗以重镇降逆、益气和胃为法，方选旋覆代赭汤，并辅以健脾疏肝之品，拟方如下：旋覆花（包煎）6g，代赭石（先煎）30g，法半夏10g，生姜3片，太子参15g，白术15g，茯苓15g，大枣3枚，竹茹10g，川黄连3g，广木香（后下）6g，素馨花10g，田七片6g。

服用2剂后，患儿呕吐次数减少，每晚平卧时呕吐1~2次，时伴胃脘部隐痛，舌淡苔薄黄，脉沉。胃镜复查示：轻度红斑渗出性胃窦炎，贲门口——食管末端呈炎症改变。去白术、半夏，加柴胡8g，黄芩8g，白芍12g。

服用4剂后，患儿已无呕吐，仅偶有恶心感，上腹部仍隐隐作痛，继服5剂后无呕吐及腹痛，5月5日出院。随访至今4个月，患儿饮食正常，无呕吐及腹痛。

本例属胃虚肝乘而致呕吐，故治疗以重镇降逆、益气和胃为法，方选旋覆代赭汤，并辅以健脾疏肝之品。方中旋覆花苦辛，降逆下气；代赭石甘寒质重，平肝镇逆；半夏、生姜降气和胃化痰，增强降逆止呕之功；太子参、白术、茯苓、大枣健脾和中；广木香、素馨花行气疏肝；田七片行气开郁，清热止痛；加竹茹、川黄连以清热止呕。服后患儿呕吐明显减少，但仍伴胃脘部隐痛。邓教授认为，小儿为纯阳之体，现肝木横逆，郁久化热，遂去白术、半夏等温燥之品，加柴胡、黄芩泄肝胃之热，白芍缓急止痛，柔肝和胃。药证相合，故收效而愈。

十、桃核承气汤

桃核承气汤出自《伤寒论》109条："太阳病不解，热结膀胱，其人如狂，血自下，下者愈。其外不解者，尚未可攻，当先解其外。外解已，但少腹急结者，乃可攻之，宜桃核承气汤。"药物组成：桃仁（去皮尖）12g，大黄12g，桂枝6g，甘草（炙）6g，芒硝6g。作汤剂，芒硝冲服，服后当微利。五味配合，共奏破血下瘀之功，服后"微利"，使蓄血去，瘀热清，诸症自平。主治下焦蓄血证，症见少腹急结，小便自利，甚则谵语烦躁，其人如狂，至夜发热，以及血瘀经闭，痛经，脉沉实而涩等。

本方为张仲景所创重点方剂之一，不论是在临床上运用之广泛，还是疗效之可靠，往往出人意料之外，多少年来脍炙人口。《医门棒喝·伤寒论本旨》云："此即调胃承气汤加桂枝、桃仁，引入血脉以破瘀结也。硝、黄、桃仁咸苦下降，佐桂枝、甘草辛温甘缓载之，使徐行入于血脉，导瘀血邪热由肠腑而去，故桂枝非为解太阳之余邪也。"《医方考》亦称："桃仁，润物也，能泽肠而滑血；大黄，行药也，能推陈而致新；芒硝，咸物也，能软坚而润燥；甘草，平剂也，能调胃而和中；桂枝，辛物也，能利血而行滞。又曰：血寒则止，血热则行。桂枝之辛热，君以桃、硝、黄，则入血而助下行之性矣，斯其治方之意乎！"实验研究：桃核承气汤对血液流变学异常的大鼠明显降低血黏度，延长凝血时间，抑制纤溶剂，抑制血栓形成和血小板凝聚，降低血糖、血脂，抗惊厥，泻下，抗肾衰，解热等作用。

本方在伤寒论中用以治疗太阳病经证不解，病邪随经侵入太阳之腑，且其人平素少腹积有瘀血，今又热结于下焦与瘀血相搏，因而产生少腹硬满、如狂、发狂的蓄血证。现代常用于急性盆腔炎、胎盘滞留、附件炎、肠梗阻等属瘀热互结下焦者。

【用药心得】

广州中医药大学第一附属医院根据邓教授经验，用桃核承气汤加减制成逐瘀通腑灌肠液，每日1次，保留灌肠治疗60例颅脑损伤患者。经初步临床观察，本方对颅脑损伤急性期的治疗效果显著。

逐瘀通腑灌肠液是邓教授经过多年临床总结形成的经验方，主要药物有大黄、桃仁、红花、地龙、赤芍、当归尾、牛膝、牡丹皮、水蛭、土鳖虫、芒硝、甘草等。方中大黄攻下积滞兼有活血化瘀功效，桃仁活血逐瘀，共为君药；牛膝祛瘀血、引血下行，芒硝助攻下通腑，为臣药；红花、赤芍、当归尾、丹皮、地龙助君药行气活血祛瘀，共为佐药；甘草调和诸药为之使药。诸药配合，共起逐瘀通腑、行气活血之功效。制作时先将桃仁、红花、地龙、赤芍、当归尾、牛膝、牡丹皮、水蛭、土鳖虫、甘草等药置多功能提取罐另加热水提2次，为时2小时，后合生大黄加热水提半小时，过滤，加入芒硝拌溶，每瓶150 ml。

【验案举例】

邱某，产后六七日，午后发热，既而但热不寒，少腹感觉胀满。自恃体壮，不以为病。病数日张益甚，其夫始来邀诊。询之，产后三四日恶露即止。遂与桃仁承气汤，晚间进药，至夜半腹中痛不可忍。约2小时后，排下脓血极多，次日往诊，其病快然如失。

产后恶露闭止过早，残败之血内留，瘀积而化热，致发热、少腹胀满，下焦蓄血之证备矣，故用桃核承气汤下其瘀热，瘀热一尽，则"其病快然若失"。

十一、桂枝加龙骨牡蛎汤

桂枝加龙骨牡蛎汤首见于《金匮要略》血痹虚劳病脉症并治第六，仲景曰："夫失精家，少腹弦急，阴头寒，目眩，发落，脉极虚、芤、迟，为清谷亡血失精。脉得诸芤微紧，男子失精，女子梦交，桂枝加龙骨牡蛎汤主之。"药物组成：桂枝、芍药、生姜各9g，甘草6g，大枣12枚，龙骨、牡蛎各9g。本方有调和阴阳、潜阳固涩之功效，广泛应用于临床各科，疗效确切。

《医门法律》云："用桂枝汤调其营卫羁迟；脉道虚衰，加龙骨、牡蛎涩止其清谷、亡血、失精。一方而两扼其要，诚足宝也。"王旭高谓："此心肾不交，精伤气竭，神不敛藏之证。桂枝汤外感用之能祛邪和营卫，内伤用之能补虚调阴阳，加龙骨、牡蛎、收敛其浮越之神，固摄其散亡之精"（《王旭高医书六种》）。现代药理研究证实，本方有镇静的作用，龙骨含碳酸钙、硫酸钙的成分，能促进血液凝固，降低骨骼肌兴奋，达到镇静、止血的作用。对有梦无梦之遗精、自汗、盗汗、偏汗等症，辨证属阴阳俱虚、不能阳固阴守所致者，投本方有较好的疗效。

【验案举例】

李某，男，39岁，广西北海人，2000年10月22日初诊。异常出汗18年，遇事紧张，常心悸神疲，多梦，午后潮热、怕热，与人言谈时（尤其是领导）或精神紧张时（如开会发言、吃热东西、运动）时汗出，汗出前身热脸红，夏天更明显。曾到重庆、南宁、广州等医院检查，心电图、脑电图、肝脏、胆肾均正常，诊断为"植物神经功能紊乱"。经中西医久治不愈，曾用生脉散、当归六黄汤、甘麦大枣汤等方不愈。

"汗为心之液"、"肾主五液"，心火亢旺，肾水不足，水火失济，故而汗出、多梦，"暑气通于心"，逢夏季则病剧。"肝苦急"，紧张、焦急则肝火旺，肝木更助心火，故本病是木火偏亢，金水因之不足。《难经》云："东方实，西方虚，泻南方，补北方。"用黄连阿胶汤法：黄连4g、黄芩10g、阿胶（烊）10g、生地30g、白芍15g、龙齿（先煎）30g、生牡蛎（先煎）30g、浮小麦30g、炙甘草5g、鸡子黄1枚，5剂。

二诊：2000年10月30日，服药后症状明显好转，出汗渐减，睡眠良好，梦少，神安，与人言谈除脚心、手心、腋下出汗外，其他部位（头、上身）汗出正常。上方加糯稻根30g以加强止汗之力，7剂。

三诊：2000 年 11 月 6 日，服药后出汗渐减，寝好，梦少，心安，症状明显好转，下午有时面潮红，有时感到脚有点累，言谈时脚心、手心有少许出汗，其他正常。前方加怀牛膝 15 g，继服 7 剂。

后患者诉汗出已愈，惟感下肢酸软，予上方配合六味地黄丸调理，一度症状消失，后停药又出现汗出、怕冷等症，予桂枝龙骨牡蛎汤而愈。

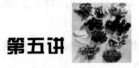

第五讲
时方用药心得

时方，即汉以后历代医家，依据其所处时代医学理论的进步，临床实践的需要而订立的新方，其中仍不乏师承、借鉴古经先贤之处。时方在经方基础上有很大发展，补充和完善了前人未备而又有临床疗效的方剂。

一、六味地黄丸

六味地黄丸，是宋·钱乙《小儿药证直诀》方，即金匮肾气丸减去桂枝、附子而成，经历代医家广泛应用化裁，而升华成为五脏系列方剂。如治肝肾阴虚的杞菊地黄丸，治肺肾阴虚的麦味地黄丸，治阴火过旺之知柏地黄丸，治肾阴虚气喘之都气丸。

【用药心得】

邓教授认为六味地黄丸是一张很好的方子，有补有泻，以补为主，相辅相成。方中地黄滋肾阴，益精髓；山萸肉酸温滋肾益肝；山药健脾益气，共成三阴并补以治本之功，亦即王冰"壮水之主以制阳光"之义。茯苓、泽泻健脾利水，丹皮消虚热，虽然补泻并用，但以补为主。

邓教授善用六味地黄丸补肾以治疗小儿智障、语迟、齿迟，老人牙周炎、中风后语言不利等症。他认为人体存在"脑—髓—骨—齿—肾"这一网络链，因此通过治肾可以调理脑、髓、骨、齿四方面的病变，这是他运用六味地黄丸的理论依据。如邓教授曾治一西医之子，多年来屡用金霉素与土霉素，旧牙脱去新牙老是长不出来，用六味地黄丸而收效。

邓教授认为六味地黄丸是滋补肾阴的基本方，加减治疗多种病证。如治疗硬皮病之软皮汤，以六味地黄丸为主，针对脾肾亏损之病机而设，补肾益精，配伍太子参，护养脾胃，脾肾双补，配以阿胶、百合益肺养血以治皮；治疗肾不纳气之哮喘持续状态，以六味地黄汤治其本，蛤蚧补肺益肾、定喘止嗽，既能治标又治其本；治疗一些偏头痛而阴虚阳偏亢者，治之以磁朱丸与六味地黄丸，日服磁朱丸以镇摄其亢阳，晚服六味地黄丸以滋其肾阴，效果显著；邓教授也善用六味地黄丸加参以调补阴阳，认为元气大虚，不用人参以大补元气，虽有六味汤之补肾阴，阴阳仍不能和调。对于中老年消渴病患者，应用六味地黄丸加味治疗，每获良效。基本方：熟地12 g，生地12 g，淮山药60～90 g，黄芪30～60 g，山萸肉15 g，泽泻10 g，茯苓15 g，丹皮10 g，玉米须30 g，仙鹤草30 g。加减：消谷善饥明显加生石膏、玉竹；口渴多饮明显加沙参、天花粉；气短自汗加太子参；小便清长加桑螵蛸、巴戟天、肉桂；尿混浊如脂膏，盗汗加知母、黄柏；头晕头胀加钩藤、白芍、牛膝；胸闷心悸加丹参、石菖蒲、郁金；形体肥胖加佩兰、荷叶；视物模糊加谷精草、青葙子；瘀血重者加桃仁、红花、水蛭。

虽然六味地黄丸之适应证不少，但邓教授强调必须在辨证的指导下使用，虽然药似平和，终有所偏，不能盲目地久服。当然有些虚损之证，非十天半月所能治愈，非半年或一二年长期服药不愈，这就要讲究辨证论治的功夫了。

【验案举例】

李某，肺结核病史，为阴虚火旺之体质，兼见失眠，中西药久治不愈，越来越重，乃住于某医院，用尽各种药物与方法未效。四诊见人瘦削甚，面白潮红，唇色鲜红，每夜只能睡眠1～2小时，心烦不安，两手心热，舌瘦嫩，质红少苔，脉细数无力，尺寸俱弱。邓教授认为此阴损及阳，气阴两虚，阴阳失调，阳气浮越，夜不交于阴所致，治宜益气养阴。方用六味地黄汤加高丽参9 g（另炖兑服），3剂基本治愈。

二、四君子汤

四君子汤出自《太平惠民和剂局方》，组成人参、甘草、茯苓、白术，主治脾胃气虚，以面白食少、气短乏力、舌淡苔白、脉虚弱为辨证要点，该方为治疗脾胃气虚证的基础方，后世众多补脾益气方剂多从此方衍化而来。

【用药心得】

邓教授重视脾胃，强调"脾旺不易受邪"、"肝病传脾，当先实脾"，内伤杂病重视补脾、健脾、调理脾胃，四君子汤是常用的方剂之一。他认为四君子汤有健旺脾胃、健运脾阳、补益脾气等作用，药味平和，加减治疗多种疾病，如胃溃疡、胃窦炎、慢性肝炎、肝硬化、慢性肾炎等。

慢性肝炎，邓教授在"实脾"思想指导下，治疗不离健脾，都是在四君子汤的基础上，根据肝肾的情况而加味治疗的，自拟方"慢肝六味饮"，方药配伍党参（或太子参）15～30 g，茯苓15 g，白术12～15 g，甘草5 g，川萆薢10 g，黄皮树叶15～30 g。取四君子汤补脾气健运脾阳以"实脾"，用黄皮树叶以疏肝解毒、行气化浊，川萆薢入胃肠两经升清而降浊，适于单纯脾气虚型的慢性肝炎患者。临床症见面色淡白，少气自汗，倦怠乏力，身重，食欲不振，胁部不适感，腹胀便溏，舌淡嫩或舌体胖有齿印，苔白或兼浊，脉虚弱。

治疗早期肝硬化自拟方软肝煎，也是在四君子汤基础上，配伍楮实子、菟丝子、鳖甲以养肝肾，土鳖、丹参以祛瘀活血。主要药物为：太子参30 g、白术15 g、茯苓15 g、川萆薢10 g、楮实子12 g、菟丝子12 g、鳖甲（先煎）30 g、土鳖虫（研末冲服）3 g、丹参18 g、甘草6 g。此方对肝炎所致之肝硬化及酒精中毒性肝硬化都有一定的效果。此方健脾养肝肾为主，软坚化瘀为辅。

慢性肾炎，邓教授认为该病为邪气深藏伏匿，缠绵难愈，为邪少虚多之证，要使正气充足以逐邪气，健脾就是重要的一着，故自拟方珍凤汤，用四君子汤以健旺脾胃，调动人体之抗病能力；配合珍珠草、小叶凤尾草、百部以清热利湿，抗菌驱邪；桑寄生入肝肾经，引经扶正，立方用四君体现"四季脾旺不受邪"之说。

另胃溃疡，邓教授运用四君子汤合左金丸治疗有一定的效果；血瘀型胃脘痛，兼有脾虚者，邓教授用四君子汤加桃仁、红花、延胡索之属；黄疸邪未退而脾胃已伤，处方以四君子汤以扶其脾胃，配伍味带芳香之土茵陈及兼能散瘀消肿之田基黄以退黄，佐郁金以利肝胆；胁痛宜健脾祛瘀或兼疏肝，用四君子汤加黄芪、红花、桃仁、柴胡、白芍、海螵蛸之属；大便潜血，可用四君子汤加黄芪、侧柏叶、阿胶、白及、血余炭之属，兼便血宜用四君子汤合黄土汤。

【验案举例】

某患，10年前患急性肝炎，因久治不愈，遂成肝硬化，入院求治，时1984年11月。观其面色晦暗，目身微黄，形体羸瘦，食欲欠佳，胁肋胀痛，胸前、面颈，双上臂有多处散在性红缕，舌苔薄黄，舌质紫暗，有瘀点，切其肋下有癥块，脉弦细涩。肝功能检查：麝浊8 U，麝絮（＋＋＋），锌浊18 U，谷丙转氨酶470 U/L，血清总蛋白5.5 g%，白蛋白2.8 g%，球蛋白2.7 g%，黄疸指数10 U，血清胆红素1.4 m g%，B型超声波示：肝硬化图像。邀邓教授会诊。

邓教授诊治脾胃虚，气滞血瘀，肝胆湿热未清，治宜扶正祛邪，以四君子汤合黄芪益气健脾，以茜根、丹参、柴胡、枳壳活血理气疏肝，加减选用川萆薢、黄皮树叶、田基黄清热化湿。

医治2个月，肋癥块软缩，目身黄疸消失，精神日振，面色转为红润光泽，食欲增加，胁肋胀痛缓解，脉来有力。肝功能复查：麝浊3 U，麝絮（＋），锌浊10 U，谷丙转氨酶100 U/L，黄疸指数4 U，血清胆红素0.6 mg%，血清总蛋白6.4 g%，白蛋白3.4 g%，球蛋白3 g%。出院之时，红缕消失，体重增加3 kg，B型超声波复查示：肝属正常，脾大左肋下1 cm（入院时脾大左肋下3 cm）。

因病邪已去，正气渐复，出院后乃以四君子汤为君，健脾扶正，调理脾胃，佐以理气活血消癥有关药物，以善其后，巩固疗效，出院半年，据来信反映，病情稳定，已参加日常工作。

三、生脉散

生脉散出自《医学启源》，原方由太子参、麦冬、五味子三味组成，有益气生津、敛阴止汗的功效，治疗温病后期，气阴两虚证，主要表现为汗多神疲，体倦乏力，气短懒言，咽干口渴，舌干红少苔，脉虚数等。

【用药心得】

邓教授认为生脉散原方未注明用量，但考《脾胃论》各证中，凡用此方人参的用量都大于麦冬、五味子，所以本方虽为生脉养阴而设，但亦具益气作用。药物组成为人参10~15g、麦冬13g、五味子5g，其中人参可根据病种及病程的不同，酌情选用党参、太子参、西洋参、吉林参、石柱参等代替。一般温病后期气津两虚轻者选用太子参13g；伤津重选西洋参；伤气重选吉林参或石柱参；心悸气短患者，轻者选用党参；气虚明显，甚至气短气促，则选用吉林参须。

温病后期，气津两伤，邓教授喜用生脉散。如暑热伤津伤气，症见身热已退，汗出不止，喘渴欲脱，脉散大（散大是脉大而无力之甚者），他认为是正气虚极所致，宜急补津气，用生脉散，一天数剂。人参要用吉林参或石柱参10~15g；非典型肺炎后期，热入营分、耗气伤阴证，症见：身热夜甚，喘促烦躁，甚则不能活动，呛咳或有咯血，口干，气短乏力，汗出，舌红绛，苔薄，脉细数。邓教授主张清营解毒，益气养阴，方选清营汤合生脉散加减。

邓教授治疗冠心病，心阴虚一般用生脉散（太子参18g、麦冬9g、五味子9g）为主方；心动过速者，加玉竹、柏子仁、丹参；期前收缩脉促者，加珍珠层粉2g冲服；心阴虚兼痰者，加瓜蒌、薤白；兼瘀者，酌加桃仁、红花或三七末2g冲服。并认为生脉散，其中五味子收敛，为虚火盛者所不宜，可仅以西洋参另炖服，麦冬、大枣煎服，专于养阴，佐以益气。

【验案举例】

患者高某某，男，73岁，干部，住院号：0061179。因"反复胸前区闷痛4个月，加重2天"于2000年11月8日入院。

患者于2000年7月23日晨起突发左胸前区疼痛、憋闷，伴大汗淋漓，持续约半小时后渐缓解。其后每于晨起发作胸痛，症同前，在当地医院做心电图检查无异常，转来广州中医药大学一附院做冠脉造影检查示：前降支近中段狭窄约90%，遂行经皮冠状动脉腔内成形术＋支架术（PTCA＋STENT术），术后即刻TIMI血流达3级，血管开通良好。出院后常规给予扩冠、抗凝、抗血小板等治疗，但患者一直有胸闷不适，倦怠乏力，严重影响正常的工作和生活，遂再次入院以进一步治疗。入院时症见：胸闷，时有闷痛，气短乏力，神疲，偶有恶心，口不干，纳可，小便量多，大便干，眠差。既往有高血压和十二指肠球部溃疡病史。体查：血压122/75 mmHg，神清，心率67次/分，律齐，未闻及病理性杂音，双肺呼吸音清，未闻及干湿性啰音。心电图检查：肢导联低电压。邓教授察舌观脉：舌质淡、嫩、有津，脉右尺弱、寸关滑，左虚细，浮取有力量的感觉不如沉取，故有根。鼻准头稍色淡，为气虚之象。中医诊断：胸痹（心气不足，兼阴虚）。西医诊断：①冠心病，PTCA＋STENT术后；②高血压病Ⅲ期。中医治疗以大补元气，气行则血行，兼益阴为治则。方药以生脉散加减：西洋参5 g（另炖），吉林参5 g（另炖），太子参30 g，麦冬10 g，胆南星10 g，茯苓12 g，白术12 g，化橘红6 g，菟丝子15 g，桑寄生30 g，甘草5 g。

服药6剂后，患者的胸闷即有明显减轻，仍有气短乏力，恶心，欲呕，纳差，中药在益气养阴的基础上，加以健脾开胃之剂，方药如下：西洋参5 g（另炖），吉林参5 g（另炖），太子参30 g，麦冬10 g，五味子3 g，丹参15 g，合欢皮20 g，木香6 g（后下），山栀子12 g，石斛20 g，茯苓12 g，淮山药15 g。

患者服药后，日渐好转，住院3周后诸症消除而出院。

四、补中益气汤

补中益气汤出自《脾胃论》，由黄芪、人参、白术、炙甘草、当归、陈皮、升麻、柴胡、生姜、大枣组成的，主治烦劳内伤，身热心烦，头痛恶寒，懒言恶食，脉洪大而虚，或喘或渴，或阳虚自汗，或气虚不能摄血。

【用药心得】

（1）重症肌无力　邓教授针对其"脾胃虚损"病机，将李东垣益气升阳的补中益气汤进行化裁，黄芪剂量调至120 g，并配伍岭南补气草药五爪龙，加强补脾益损的作用，并根据兼证进行加减，肝血不足加枸杞子、首乌、黄精、鸡血藤；肾虚加菟丝子、桑椹子；阳虚明显加巴戟天、肉苁蓉、淫羊藿；阴虚明显加山萸肉，或加服六味地黄丸；心血不足加熟枣仁、夜交藤；胃阴虚党参易太子参，加石斛、金钗；痰湿壅肺加橘络、百部、紫菀；兼湿加薏苡仁、茯苓；兼痰加浙贝母；兼瘀加丹参；兼外邪一般用轻剂之补中益气汤，酌加豨莶草、桑叶、千层纸、浙贝母等。

（2）子宫脱垂　邓教授认为本病乃中气下陷所致，治以补中益气汤加首乌。基本方组成：黄芪30 g，党参18 g，白术15 g，柴胡10 g，升麻10 g，当归10 g，枳实5 g，首乌30 g，甘草5 g。邓教授根据个人经验，认为子宫脱垂与肝经有关，加首乌之意，一者在于引经，二者因胞宫冲任所系，全赖阴血所养，气得血养，血得气行，气血充和，冲任得调，所系之胞宫则能复其原位。

（3）内伤发热　邓教授认为可用黄芪、党参、白术等甘温药，即所谓"甘温除大热"，是退39℃以上的热。曾治一老年女性患者，膝关节手术后发热，每天38℃～39℃，曾用各种最新最贵的抗生素和其他药物治疗近1个月，发热如故。邓教授诊后按甘温除热法，用李东垣的补中益气汤，嘱其先1剂2次服，热稍退，后日服2剂，睡眠较好，精神略佳，体温逐步下降，上方加减调理，半月后治愈出院。

【验案举例】

郭某，女，28岁，1998年3月信函初诊。患者1982年起开始出现四肢无力感觉，1984年在上海华山医院确诊为重症肌无力，CT示：胸腺增生不明显。以吡啶斯的明治疗，至1987年症状好转后停服。1994年因闭经在当地医院行月经人工周期后病情出现反复，并逐渐加重。目前以泼尼松60 mg每日1次，溴吡斯的明420 mg每日维持。现症见神疲身乏，双眼睑下垂，复视，面部表情呆滞，吞咽无力，咀嚼困难，构音不清，四肢无力，行走易跌倒，经休息后不能较快恢复，颈软无力，腰软无力支撑，胸闷，心动过缓，闭经，自觉烦热，口干，舌淡胖有齿印，苔薄白，脉纤弱。处方：黄芪60 g，党参45 g，太子参30 g，升麻10 g，柴胡10 g，白术30 g，陈皮3 g，当归头10 g，首乌30 g，枸杞子12 g，薏苡仁20 g，甘草3 g，五爪龙30 g，千斤拔30 g。另服强肌健力胶囊日3次，一次4粒。

1998年4月二诊：患者诉服上药30剂，构音不清较前好转，心动缓慢较少发生，口干，余症如前，病情时有反复，舌淡胖嫩、边齿印、苔薄白，脉细弱。处方：黄芪90 g，党参60 g，白术30 g，升麻10 g，柴胡10 g，陈皮3 g，当归头10 g，首乌30 g，枸杞子12 g，薏苡仁30 g，巴戟天12 g，甘草3 g。

以后每月患者以信函形式求诊一次，以上方为主，随症加减，至1998年11月已完全停用泼尼松，溴吡斯的明药量如前，患者自觉精神好转，吞咽及说话也有改善，但四肢仍然乏力，行走及上下楼梯时尤甚，时欲跌倒，面色无华，眼圈黑，闭经，舌淡胖、苔白腻，脉缓。仍以补中益气汤加减，上方以山萸肉12 g、鹿角胶6 g易枸杞子、薏苡仁，黄芪增至120 g，升麻、柴胡、当归头俱增至12 g。

此后照此加减治疗2年，逐渐减少黄芪用量至80 g。2001年12月，患者来信告知，已完全停用溴吡斯的明片，坚持工作已1年，四肢较有力，能上下楼梯，但仍觉腰背无力，目前仍继续服药。

五、补阳还五汤

补阳还五汤来源于王清任《医林改错》，原方用"生黄芪四两，归尾二钱，赤芍一钱半，地龙（去土）一钱，川芎一钱，桃仁一钱，红花一钱"，水煎服，用于治半身不遂，口眼歪斜，语言謇涩，口角流涎，大便干燥，小便频数，遗尿不禁。

【用药心得】

邓教授常用此方加味，以益气活血。基本方组成：黄芪120~240 g，赤芍15 g，当归尾10 g，川芎10 g，桃仁10 g，红花5 g，地龙10 g，丹参24 g，水蛭10 g。其中黄芪必须重用至120 g，至少不宜少于60 g，其他药量也可略为增加，但决不能轻重倒置，缘气为血帅，气行则血行，故活血与理气相联，理气又常与祛瘀结合，祛瘀方中重用黄芪，往往能取得较好的疗效。

邓教授体会使用补阳还五汤需要注意两点：一重辨气虚血瘀之证。邓教授认为脑出血而以虚证为主的，尤其是气虚血瘀者（有舌质淡嫩或边有齿痕，脉象细或虚大无力等气虚之象），则可大胆使用，早期使用补阳还五汤；假如脑出血而属实证、热证，尤其是肝阳上亢、化热化火动血致出血者，则不宜使用，以免有动血之虞。如伴有昏迷者，则可用安宫牛黄丸及时抢救，可用温开水化开，用点舌法。

二取效关键在于药量。邓教授运用此方心得是重用黄芪60～120 g，甚至120 g以上（此时煎药用水量及煎药时间，必须相应增加，否则便不能获得应有的疗效），其他药量也可略为增加，但决不能轻重倒置。有实验证实黄芪在15 g以下，有升压作用，对于高血压者不宜；30 g以上，则有降压作用，对高血压属气虚者有效。因此中风伴有高血压的患者只要辨证得当重用黄芪可放心使用。邓教授曾用此方治疗各种脑血管意外后遗症属气虚血瘀之偏瘫者，都有不同程度的疗效，有恢复五成的，也有恢复八九成的。

【验案举例】

邓教授曾用此方治疗一女性，22岁，1948年冬病后发生截瘫。其就诊时已卧床数月，望其两腿消瘦，自膝以下只余皮包骨头，需人推扶才能起坐，坐亦不能久，面目虚浮，月经3个月未行，唇舌色暗，苔白，脉细涩。予补阳还五汤，黄芪用120 g，家人见方，初不敢服，后试配半剂，服后翌日月经得通，始有信心，连服10多剂。二诊自觉精神较好，月经已净，腰部稍有力。处方：黄芪200 g，全当归30 g，川芎10 g，赤芍12 g，桃仁12 g，红花5 g，地龙10 g，桂枝10 g，黑老虎12 g。

上方服10剂后，已能自动起坐，胃纳甚佳，面色无虚浮，面色转红活，上半身转胖，腿肉稍长。照方再服10多剂，能下床稍站一会。嘱其注意锻炼学站，进而挂双拐学步。照上方加减，服药8个多月，并经艰苦锻炼，已能挂一拐杖缓慢行进。解放后参加教学工作，1953年已能丢掉手杖跛行，后结婚生一子。此例患者面目虚浮，月经3个月未行，唇舌色暗，苔白，脉细涩，一派气虚血瘀征象，故用补阳还五汤为主益气活血而效如桴鼓。

六、玉屏风散

玉屏风散出自《丹溪心法》，方用防风、黄芪各30 g，白术60 g，研末口服，主治汗证。

【用药心得】

黄芪12 g、防风3 g、白术15 g，加生龙骨、生牡蛎各30 g，或加浮小麦、糯稻根各 30 g；若汗出特多者，则加麻黄根 10 g。至于纯阴虚之盗汗，当归六黄汤往往效如桴鼓。

邓教授体会此方不但能治自汗，一些盗汗属气虚者亦适用。临床上常用汤剂，根据个人经验，邓教授认为，其组成分量比例颇需研究，较为重要的有两点：其一，防风用量要少于黄芪，这是根据东垣防风能制黄芪，黄芪得防风其功愈大之说，又因防风为疏散之品，汗证不宜多用，与黄芪相配达相畏相使之目的便可；其二，白术的量须是黄芪与防风之和，这是根据"发在芪防收在术"之意，一走一守，达表"实卫"。曾有 1 例自汗盗汗之患儿，治以玉屏风散，稍效，后因药房缺白术，因邓教授不在，另一医建议用苍术代之，结果大汗淋漓！这是不明方意，不知苍术辛燥发汗，阴虚内热，气虚多汗者忌服之过，只走不守，发散不收，故汗水淋漓！

玉屏风散不仅能治汗，而且能预防外感，对于体弱表虚易患感冒之患者尤为适宜。邓教授曾建议某中医院按上述比例制成玉屏风散，每用 10～20 g 水煎服，每天 1 剂，服半个月至 1 个月，以取代丙种球蛋白以治容易感冒之患者（该地喜用丙种球蛋白成风），这既可发扬中医特色，又可减轻患者的经济负担，更可避免染上某些难治之疾，何乐而不为！事后了解，据说有相当好的效果。其建议实受启发于蒲辅周玉屏风散预防感冒之经验，蒲氏认为此散用 9～15 g 即可，用量过重有胸闷不适之弊。若深究其能预防感冒之理，邓教授认为柯韵伯之论较有启发。柯韵伯在《名医方论》中指出："邪之所凑，其气必虚。故治风者，不患无以驱之，而患无以御之；不畏风之不去，而畏风之复来。何则？发散太过，玄府不闭故也。昧者不知托里固表之法，遍试风药以驱之，去者自去，来者自来，邪气留连，终无解期矣。防风遍行周身，称治风之仙药，上清头面七窍，内除骨节疼痹，外解四肢挛急，为风药中之润剂，治风独取此味，任重功专矣。然卫气者，所以温分肉而充皮肤，肥腠理而司开合，惟黄芪能补三焦而实卫，为玄府御风之关键，且有汗能止，无汗能发，功同桂枝，故又能除头目风热大风癫疾、肠风下血、妇人子脏风，是补剂中之风药也。所以防风得黄芪，其功愈大耳。白术健脾胃，温分肉，培土即以宁风也。夫以防风之善驱风，得黄芪以固表，则外有所卫，得白术以固里，则内有所据，风邪去而不复来，此欲散风邪者当倚如屏珍如玉也。"

【验案举例】

何某，男，40 岁，远洋捕鱼船员。主诉：背冷、肢冷数月。缘患者经常出海远洋捕鱼，要坚持半年至一年始能回国下船休息。长期受海风吹袭，致有怕冷怕风症状，今则回家休假，酒后当风，引发背部冷感，特别是以肢节寒凉为甚，时有膝痛，食思正常，二便顺畅。实验室检查未发现异常，放射线检查亦未发现骨及关节病变。面色黝黑，体质壮实，舌体胖，苔薄白，脉稍迟，尺脉无力。辨病为冷证，辨证为恶寒证，阳虚内寒。盖患者久在海上，卫外阳气受损，加之生活律节不稳，饮食供应新鲜蔬果肉食有限，辛劳过度，虽然体力劳动，体质壮实，久之气血经脉受损，肾阳亏虚，致有背寒、肢冷之症。治法益气固表，温经散寒，方用玉屏风散合当归四逆汤加减，处方：黄芪 30 g，白术 15 g，防风 18 g，当归 6 g，桂枝 9 g，白芍 12 g，细辛 6 g，熟附子 6 g，炙甘草 6 g。取 4 剂，水煎复渣，2 次分服，每日 1 剂。

一诊后患者自觉症状有明显改善，服药后并无内热感，膝关节有痛。

二诊乃加重当归 9 g、桂枝 12 g、熟附子 9 g，并加续断 15 g，牛膝 15 g，再服4 剂。

三诊患者即将登船出海，背寒、肢冷之症消失，带药 20 剂，出海备用（靳士英诊）。

七、安宫牛黄丸

安宫牛黄丸出自吴鞠通的《温病条辨》，用以治疗温热病热陷心包，中风昏迷，小儿惊厥的方剂，症状为神昏谵语、烦躁不安等，主要功用为清热开窍、豁痰解毒，是凉开三宝之一。

【用药心得】

邓教授认为安宫牛黄丸有通窍醒脑的作用，适于高热伴神志异常者，每服 0.5 ~ 1 粒，每日 1 ~ 3 次，用法有口服、鼻饲、点舌等。点舌之法，就是用安宫牛黄丸、紫雪丹、苏合香丸，或含有冰片、麝香、牛黄的丸散点放舌上，从舌上吸收，用时将药丸水溶后用棉签蘸点舌上，不停地点，当丸药厚铺舌面，则用开水点化之，化薄后继续点药，此法邓教授用于抢救重症昏迷、吞咽反射消失的患者，有时能起到醒脑、恢复吞咽之作用。

安宫牛黄丸邓教授多用来抢救高热昏迷者，如暑湿、湿热蔓延三焦，症见神识昏迷，可在服用利湿清热剂同时加安宫牛黄丸，以通窍醒脑；热入营分，症见高热，神昏谵语，或昏沉不语，舌不灵活，开窍用安宫牛黄丸；急性心肌梗死若神志模糊者，是痰迷心窍，化痰中宜加安宫牛黄丸、至宝丹之类；慢性肾炎脾肾衰败，浊蒙心窍型，若出现昏迷不醒时，如湿浊化热患者见舌苔焦黑而干的，则兼灌服或鼻饲安宫牛黄丸；肝硬化并发肝昏迷宜用安宫牛黄丸，半粒开水溶化点舌，半粒灌服或鼻饲，再随证治之。

邓教授抢救昏迷患者除安宫牛黄丸外，还喜用紫雪丹或至宝丹，比较三者后认为都有清热解毒、除痰镇静、通窍醒脑的作用，其中以牛黄丸、紫雪丹比较凉，热毒盛多用牛黄丸，高热烦躁多用紫雪丹。

【验案举例】

1985 年 9 月广州中医药大学附属医院收治 1 例严重昏迷（一氧化碳中毒）之患

者，经用西医常规方法抢救一昼夜，病情继续恶化，高热神昏，痰涎壅盛，四肢抽搐，戴眼反折（瞳仁瞧下瞧内，仅见瞳仁之边沿）面目及全身浮肿，喘促，张口，口臭难闻，二便不通，舌瘀暗、苔厚浊，脉洪大而数。急用安宫牛黄丸 1 枚冷开水 10 ml，化开不停点于舌上。另用大黄、崩大碗各 30 g，苏叶 15 g，煎水取汁再溶化紫金锭 3 片，保留灌肠一日 2 次。3 天内共用安宫牛黄丸 5 枚，再加上前后 6 次灌肠之后，患者体温降至 37.5℃，痰涎明显减少，解除心电监护。

八、王氏清暑益气汤

王氏清暑益气汤出自《温热经纬》，主治暑热气津两伤证。身热汗多，口渴心烦，小便短赤，体倦少气，精神不振，脉虚数，功用为清暑益气，养玥生津。

【用药心得】

王氏清暑益气汤为西洋参 10 g、石斛 10 g、麦冬 7 g、黄连 3 g、竹叶 10 g、荷梗 10 g、知母 10 g、甘草 3 g、粳米 10 g、西瓜翠衣 13 g，水煎服。本方用太子参、石斛、知母、甘草、粳米以益气生津，荷梗、西瓜翠衣、黄连、竹叶以清热解暑。

邓教授运用王氏清暑益气汤于暑热伤津伤气证，见发热较高、呼吸粗、心烦、小便黄、口渴、汗出、肢倦神疲，舌苔薄而干、舌色嫩红，脉虚大无力或弦细而迟等症，认为是暑热内盛、损伤津液和肺气所致，宜清暑益气养津，用王氏清暑益气汤。

【验案举例】

邹某，女，16 岁，1998 年 7 月 15 日初诊。反复游走性关节疼痛 14 个月，加重伴持续高热 2 个月余。2 个月来反复出现皮疹及关节红肿热痛，发热持续不退。本院门诊拟发热待查（疑似变态反应性亚急性败血症）收入院。入院后确诊为变态反应性亚急性败血症。经中西医治疗后症见好转，1998 年 8 月 1 日发热，皮疹诸症复作。8 月 3 日请邓教授会诊，诊见：患者困乏，皮疹暗红不鲜，舌淡嫩边有齿印，苔白腻，脉洪大无力。治宜清暑益气。处方：西瓜皮、糯稻根、荷叶各 30 g，扁豆花 12 g，茯苓 15 g，白术、扁豆衣各 10 g，蝉蜕 3 g，甘草 6 g，大枣 5 枚。3 剂，水煎服，每日 1 剂。药后发热、皮疹明显减退，续服上药。

九、李氏清暑益气汤

李氏清暑益气汤，出自李东垣《脾胃论》和《内外伤辨惑论》，由补中益气汤去柴胡加味而来，重在益气、除湿、健脾，主要用于治疗脾胃素虚，又感暑湿之证，"虽有清暑之名，而无清暑之实"。

第五讲 时方用药心得

【用药心得】

药物组成为黄芪 4 g，黄柏 4 g，麦冬 7 g，青皮 4 g，白术 5 g，升麻 1 g，当归 3 g，炙甘草 3 g，神曲 3 g，人参 3 g，泽泻 3 g，五味子 3 g，陈皮 3 g，苍术 5 g，葛根 1 g，生姜 2 片，大枣 2 枚。水煎服。

邓教授运用此方于暑热伤津伤气，症见发热、恶寒、身重疼痛、汗出、舌苔薄白不干，脉弦细，或脉大而中空无力（芤脉）而迟。认为此方所治之气虚较王氏清暑益气汤主治证为甚，辨证要点在于有恶寒汗出，脉芤而迟，舌苔不干。发热而汗不出者禁用。

在非典型肺炎治疗中也提到，非典型肺炎恢复期，气虚夹湿夹瘀证时，症见气短、疲乏、活动后略有气促，纳差，舌淡略暗，苔薄腻，脉细。治须益气化湿、活血通络。据虚实不同可分别选用李氏清暑益气汤、参苓白术散或血府逐瘀汤等加减化裁。药用：太子参 15～30 g，生白术 15 g，茯苓 15 g，白扁豆 10 g，生薏苡仁 30 g，佩兰 10 g，郁金 10 g，法半夏 10 g，桃仁 10 g，丹参 12 g，当归 10 g，赤芍 12 g，忍冬藤 30 g。

十、藿香正气散

藿香正气散是宋代官方确定的成方，载于《太平惠民和剂局方》，有解表和中、理气化湿功效。多用于外感风寒、内伤湿滞及四时感冒，但对夏季暑湿感冒效果尤为显著。

【用药心得】

藿香正气散组成为藿香 7 g，紫苏叶 7 g，白芷 7 g，大腹皮 10 g，茯苓 10 g，白术 10 g，陈皮 3 g，法半夏 10 g，厚朴 7 g，桔梗 7 g，甘草 3 g。本方以藿香芳香化浊为主药，厚朴、陈皮、大腹皮理气化湿为辅，杏仁理肺气而利大肠、神曲理脾去湿，茵陈、茯苓皮、薏苡仁渗利湿邪，方以化中焦湿浊为主，兼疏通上焦，渗利下焦，使湿热不再内困而解。

藿香正气散邓教授用于预治湿温病。未病先防预饮藿香正气散，则邪不能入此为上也。湿热蔓延三焦，若湿热在气分，经治疗后，发热已退，尚见胸脘不舒、身体怠倦、胃口不佳，舌苔白润，脉缓等症者，可用藿香正气散之类加减，以除其余邪。另也用于肠胃疾病的调摄，若腹痛恶风寒或兼发热脉浮者，是外感风寒腹痛。治宜解表温里，可用藿香正气散加减；胃脘食痛，宜保和丸、藿香正气散或平胃散加神曲、麦芽之属。

十一、甘露消毒丹

甘露消毒丹出自《续名医类案》，适用于湿温时疫，邪在气分，症见发热困倦，胸闷腹胀，肢酸，咽肿，颐肿口渴，身黄，小便短赤，淋浊，吐泻，舌苔淡白或腻或干黄者。药效清热解毒，利湿化浊。

【用药心得】

甘露消毒丹组成滑石 30 g，茵陈 13 g，黄芩 10 g，石菖蒲 10 g，川贝母 7 g，木通 13 g，藿香 10 g，射干 10 g，连翘 13 g，薄荷 10 g（后下），白蔻仁 7 g。本方用薄荷、藿香以疏表，射干、贝母宣肺除痰，而化湿，藿香合蔻仁、菖蒲芳香以化湿浊，黄芩、连翘清热解毒，茵陈、滑石、木通以利湿。

此方为邓教授湿温在卫、湿热在气用方，偏热者如发热、身痛、胸闷、溺短赤，舌苔黄，脉濡数，宜甘露消毒丹以清热去湿。在对非典型肺炎的认识中，邓教授认为属于中医学春瘟湿热疫病的范畴，可以定名为春瘟病伏湿之证。非典型肺炎中医治疗方案中，中期湿热蕴毒型症见发热、午后尤甚，汗出不畅，胸闷脘痞，口干饮水不多，干咳或呛咳，或伴有咽痛，口苦或口中黏腻，苔黄腻，脉浮数，可用甘露消毒丹加减，药用：生石膏 30 g（先煎），炒杏仁 10 g，茵陈 15 g，虎杖 15 g，白蔻仁 6 g（打碎、后煎），滑石 20 g，法半夏 10 g，僵蚕 10 g，蝉蜕 6 g，苍术 6 g，姜黄 10 g，石菖蒲 10 g，柴胡 12 g，黄芩 10 g。

十二、新加香薷饮

新加香薷饮出自《温病条辨》，主治暑温初起，复感风寒。症见恶寒发热，无汗，心烦而赤，口渴，苔白，脉右洪大左反小者，有祛暑解表、清热化湿之功效。

【用药心得】

邓教授认为此方即三物香薷饮去扁豆加金银花、连翘、扁豆花而成，具体为香薷 7 g，金银花 7 g，扁豆花 10 g，厚朴 7 g，连翘 7 g，水 2 碗，煮取 1 碗，得汗后止服，不汗再服 1 剂。其中香薷辛温香透解表祛暑为主药，辅以扁豆花之解暑，金银花、连翘以清热，佐以厚朴化湿浊，使暑湿表邪俱解。

一般暑温初起的轻证，宜清暑透湿，用新加香薷饮。如邓教授于登革热卫气同病用此方治疗。症见发热恶寒，无汗或少汗，头痛，身骨疼痛，颜面潮红，红疹初起，四肢倦怠，口微渴，舌边尖红，苔白或黄，脉浮数或濡数。宜清暑化湿、透表解肌，用新加香薷饮合柴葛解肌汤加减：葛根 15 g，金银花 12 g，连翘 10 g，柴胡 10 g，黄芩 10 g，淡竹叶 10 g，香薷 6 g，甘草 6 g，白扁豆 15 g。若见肌肉、关节疼痛较甚者，可酌加秦艽 10 g、桑枝 20 g、薏苡仁 25 g；若热盛，汗多，口渴者，宜去香薷，加生石膏 30 g、知母 12 g、天花粉 12 g。

十三、清络饮

清络饮出自《温病条辨》卷一方，主治暑温经发汗后，暑证悉减，但头微胀，目不了了，余邪未解者；或暑伤肺经气分之轻证，此方甘凉气清，有清透暑热功效。

【用药心得】

清络饮组成：鲜荷叶边 7 g，鲜银花 7 g，西瓜翠衣 7 g，鲜扁豆花 10 g，丝瓜皮 7 g，鲜竹叶心 7 g。清络饮以鲜荷叶边、西瓜翠衣、扁豆花清解暑邪，用金银花、丝瓜皮清热。

此方邓教授常用于卫分证之暑温表证，根据兼症不同有相应的加减。兼见咳嗽无痰、咳声清高者，宜解暑清肺，用清络饮加甘草 7 g、桔梗 10 g、杏仁 10 g、麦冬 13 g、知母 10 g；兼见咳嗽痰多，不甚渴者，用清络饮加法半夏 10 g、厚朴 7 g、茯苓 13 g、杏仁 10 g，以祛湿除痰；兼恶寒发热，吐血而舌白不渴，宜清暑止血，用清络饮加杏仁 10 g、滑石 15 g、薏苡仁 20 g、白茅根 10 g、白及 25 g、阿胶（熔化）7 g、三七末 3 g（冲服）；暑热咯（血暑瘵），属暑湿伤肺而咳出痰血，或吐血，衄血，苔必白滑，口不渴，宜用清络饮加杏仁、薏苡仁、滑石，以清暑湿之邪。

十四、银翘散

银翘散出自《温病条辨》卷一，是吴鞠通论治温病所创第一方，是治疗温病初起的常用代表方剂，有辛凉解表、清热解毒之功。

【用药心得】

药物组成：连翘 13 g，金银花 13 g，桔梗 13 g，薄荷 10 g（后下），淡竹叶 13 g，生甘草 5 g，荆芥穗 7 g，淡豆豉 10 g，牛蒡子 13 g，芦根 15 g。本方用荆芥、豆豉、薄荷辛凉解表，发汗祛邪；连翘、银花、竹叶清热止渴；牛蒡子、甘草、桔梗宣肺除痰止咳；芦根渗湿清热。

在银翘散加减上邓教授多尊重吴鞠通原书中的用法，认为兼口渴甚的，是温热伤津，加天花粉 13 g；兼胸膈满闷的，是兼有湿，加藿香 7 g、郁金 10 g；兼项肿咽痛，是兼热毒，加马勃 7 g、青果 5 枚、玄参 15 g，以解毒消肿；兼衄血，是热伤血络，去荆芥，加菊花 10 g、白茅根 25 g、侧柏叶 15 g、栀子炭 10 g；肺热发斑时加细生地 20 g、大青叶 20 g、丹皮 10 g、玄参 30 g；营热兼表时加生地、丹皮、赤芍、麦冬等；若不恶寒而稍有汗出，可除去荆芥、豆豉，兼见鼻衄，应去荆、豉之外，再加白茅根、侧柏炭、栀子炭等止血药。但也不乏岭南特色，喜于配伍部分南药。表证兼虚者加五爪龙以益气；痰热咳嗽者加龙脷叶以清肺止咳；发热重者加青天葵（独脚莲）清热解毒；咽干口渴者加岗梅根生津利咽；咳而咽痛者加木蝴蝶清肺利咽；食欲不振者加布渣叶消食化积。

在《外感发热病的辨证论治》一篇中，邓教授将外感发热病由表及里的过程，分为卫、气、营、血 4 个阶段，对于银翘散，在卫分、气分、营分 3 个阶段均有用到。邓教授在卫分病的辨治中，风温表证的邪气在表及肺经风热已有向里传营之势时，主张用银翘散；在气分病辨治中，若初起病即见气分证，又兼见微恶风寒、脉浮数或浮洪数的，是表里俱热之证，表里俱热偏于表邪的，可用桑菊饮或银翘散加山栀子、黄芩之属；在营分病的辨治中，营热兼表时亦用银翘散加凉血散瘀的药物，辛凉解表兼清营泄热。如登革热及登革热出血一病中医辨证为卫营同病，症见发热恶寒，无汗或少汗，头痛，身骨疼痛，颜面潮红，身发红疹，口微渴，舌边尖红，苔白或黄，脉浮数时，用银翘散去豆豉加生地、丹皮、大青叶、玄参方加减治疗。同时在风热流感或一切发热流行病初起属风热表证，由于无明显的瘀热证时，邓教授也常用本方，如流行性腮腺炎。

十五、桑菊饮

桑菊饮出自《温病条辨》，由桑叶、菊花等八味药组成，为辛凉解表之剂，该方长于宣肺止咳、疏风清热，故常用于外感风热、咳嗽初起之证。

【用药心得】

桑菊饮组成是杏仁10 g，连翘13 g，薄荷10 g（后下），桑叶13 g，菊花10 g，桔梗13 g，甘草5 g，芦根13 g。本方用桑叶、菊花、连翘、薄荷辛凉轻清以解风温之邪，配以杏仁、桔梗宣通肺气而止咳退热，甘草、芦根清热生津为佐。若热盛可加黄芩清肺热，若兼口渴甚的加天花粉以生津清热。

药物加减上，肺热偏盛舌苔微黄者，加黄芩10 g；口渴甚的加天花粉13 g；兼见气粗似喘，是热已兼入气分，宜加石膏20～30 g、知母10 g，兼治气分之热；虚有外感宜加五爪龙；表里俱热偏于表邪加山栀子、黄芩。

邓教授认为该方药物组成轻清灵活，辛凉解表，适用于温病初起，与银翘散一样，运用范围比较广泛。在风温表证，风温犯及肺经型，症见发热不甚，微热而咳，舌边尖红，舌苔薄白，脉浮数。卫分证，以咳嗽为主症，发热不甚，口微干渴，舌苔薄白，脉浮数者，宜辛凉宣肺，用桑菊饮；若初起病即见气分证，又兼见微恶风寒，脉浮数或浮洪数的，是表里俱热之证，亦用桑菊饮。

十六、杏苏散

杏苏散《温病条辨》，主治外感风寒、恶寒发热、头痛无汗、鼻塞清涕、咳嗽痰涌，有发散风寒、宣肺化痰功效。

【用药心得】

杏苏散组成：杏仁10 g、紫苏10 g、半夏7 g、陈皮5 g、前胡5 g、甘草3 g、桔梗4 g、枳壳5 g、茯苓10 g、生姜10 g、大枣4枚，水煎服。此方以二陈汤化痰，前、杏、枳、桔宣肺利气，合苏叶、姜、枣疏风寒，调营卫，共成辛开温润的作用。

邓教授在秋燥表证，证属凉燥用此方，认为秋凉外侵，郁遏肺气，故鼻塞、恶风寒而头痛；燥气伤津咽干；肺气不宣，故咳嗽少痰，凉燥偏于寒故或见稀痰；苔薄白、脉浮缓是表证的舌象和脉象。宜宣肺达表，化痰润燥，辛开温润，用杏苏散。

十七、桑杏汤

桑杏汤出自《温病条辨》，多用于燥邪犯肺，外感温燥证，症见外感燥热，头痛身热，口渴，干咳无痰，舌红，脉数等，有轻宣温燥、凉润止咳功效。

【用药心得】

桑杏汤组成：桑叶10g，杏仁13g，沙参13g，浙贝母10g，香豉7g，山栀10g，梨皮10g。兼目赤咽痛的加玄参15g、马勃7g、山豆根7g。此方以桑、杏、贝、豉宣通肺气，合沙参、栀皮、梨皮养津清主热。药味轻清，分量亦轻，符合治上焦用轻清上浮的原则，所谓"辛凉甘润，燥病自平"，即此方意。

邓教授多用此方于秋燥表证，证属温燥者。症见发热，微恶风寒（或不恶寒），头痛，无汗，咳嗽少痰，咽干鼻燥，龈肿，口渴，甚则咳痰带血，舌尖红，苔薄白，脉浮数。认为感受秋燥之气，肺气失宣，故有发热、头痛等表证；津液为燥气所伤，故干咳、口渴、鼻燥；苔白、脉浮属表证的舌脉；舌红是津伤化热之证。宜清肺疏表、化痰润燥，用桑杏汤。若火郁上焦，龈肿咽痛，或耳鸣目赤，是燥气化火，上扰清窍所致，治当辛凉清上，用翘荷汤之辛凉清燥泄热轻剂。方中薄荷辛散，合连翘、栀皮、绿豆皮以清燥火之上扰，甘、桔利咽止痛。

十八、三石汤

三石汤出自《温病条辨》，主治暑湿弥漫三焦，邪在气分，症见身热汗出，面赤耳聋，胸脘痞闷，下利稀水，小便短赤，咳痰带血，不甚渴饮，舌质红，苔黄滑，脉滑数，功效为清热利湿、宣通三焦。

【用药心得】

药物组成为滑石10g，生石膏15g，寒水石10g，杏仁10g，竹茹7g，金银花10g，金汁一酒杯（冲），白通草7g。若兼见咳嗽、痰中带血，可加白茅根30g，白茅花9g，藕节30g。本方用石膏、寒水石、杏仁清暑热，宣肺气为主药，竹茹清泄中焦之热，加滑石、通草以降浊气，利水道，使上焦之热下达膀胱而疏泄于外，金银花、金汁清解暑热毒邪。

邓教授认为三焦之中，以上焦为主要关键，此方适用于暑热重而湿轻者。暑湿、湿热蔓延三焦，高热面赤，身重疼痛，咳嗽，胸闷脘痞，或腹泻清稀，小便短赤，渴不喜饮，或喜热饮，甚或耳聋，咳嗽带血，舌红、苔白厚微黄，或黄滑或灰白，宜清宣三焦的暑湿，用三石汤；湿热并重者（高热、面赤，身重疼痛，咳嗽或咳痰带血，胃脘痞满或泄泻稀水，小便短赤，甚或耳聋，舌苔黄，脉右大于左或数或缓），宜三石汤以清泄三焦之湿热。

第六讲
对药应用心得

　　邓教授在临床上善用一些行之有效的药对，双药合用，互相配合，互为制约，增强疗效。《中药概论》云："药物从单味到复合，从复合而成为方剂，这是一个发展过程。"对药又称药对，系用相互依赖、相互制约，以增强疗效的两味（或多味）药组方治病。始见于《内经》半夏秫米汤治疗胃不和则卧不安证；首创于东汉·张仲景《伤寒杂病论》，据统计有147对。后世逐渐发展成为一门专著，据考证其专著有《雷公药对》、《徐之才雷公药对》、《新广药对》、《施今墨药对》。前贤施今墨先生谓"对药"作用即辨证法中相互依赖，相互制约的实践。其弟子祝谌予在《施今墨对药临床经验集·序》云："两药之配伍应用。其间有起到协同作用者，有互消其副作用专取所长者，有相互作用产生特殊效果者，皆称之为对药。"本章所载之对药，有为先贤已用者，有为邓教授独创者，但都是邓教授临证常用，经验所得，甚为珍贵。

一、五爪龙、千斤拔

【单味功用】

　　五爪龙本名五指毛桃，又名南芪、土黄芪，为桑科榕属植物粗叶榕的干燥根。折断后流乳汁，果桃形，外面密披粗毛，故称"五指毛桃"。民间用以代黄芪（北黄芪）使用，因主产于岭南，有"南芪"之称。味辛、甘，性平，气香，入肺、大肠经。功效益气健脾，祛痰平喘，行气化湿，舒筋活络。本品甘温，能补脾益气，功同黄芪而力较弱，用于肺虚痰喘咳嗽、脾胃气虚之肢倦无力，食少腹胀，脾虚水肿，带下，风湿痹痛，腰腿痛。近有用于慢性肝炎，肝硬化腹水及脾虚型重症肌无力。据药理研究：本品煎剂有止咳、祛痰、平喘作用；并对金黄色葡萄球菌、甲型链球菌均有较好的抑制作用。

　　千斤拔别名老鼠尾、透地龙、大力黄、蔓性千斤拔、千斤坠、一条根、钉地根、钻地风，为豆科千斤拔属植物蔓性千斤拔的干燥根。因其茎纤细，根直而长，形似老鼠尾，故名"老鼠尾"。味甘、微涩、淡，性平；入脾、胃、肝、肾经。功效补脾胃，益肝肾，祛风湿，活血脉，强腰膝。《岭南采药录》载其功效："祛风去湿。治手足痹痛，腰部风湿作痛，理跌打伤，能舒筋活络。"用于脾胃虚弱，气虚脚肿，肾虚腰痛，手足无力，风湿骨痛，跌打损伤等。据药理研究：千斤拔煎剂有增强肌力及保护肝脏作用。广东省主生产地粤北山区，民间习惯用该品同猪骨煲汤饮，谓有壮腰膝、舒筋络、祛风湿的作用。

【配伍效果】

二药皆为岭南草药，味甘性平，功能益气健脾。五爪龙味辛甘气香，补中有行，扶正而不碍邪，兼能祛痰平喘，行气化湿，舒筋活络。千斤拔味甘淡，补中兼利，能益肝肾、强腰膝、舒筋络。二药伍用，相互促进，健脾补肾，强肌健力，祛湿活络。

【用量用法】

五爪龙 30～90 g，千斤拔 30～60 g，煎汤服用。

【用药心得】

邓教授治疗重症肌无力、运动神经元疾病时常用二药，健脾补肾，强肌健力，祛湿活络；补而不燥，尤其适合岭南多湿的气候特点。根据广东骨科名医何竹林的经验，五爪龙与千斤拔同用则补益之力增强，配狗脊、杜仲、土茯苓、牛大力各 30 g 煲排骨，即"大力汤"，体力消耗过大者煎服去劳倦，治腰肌劳损有效。邓教授治疗重症肌无力的验方"强肌健力饮"即以补中益气汤加五爪龙、千斤拔、牛大力等。

【验案举例】

林某，男，7 岁，1996 年 8 月 6 日就诊。家长代诉患儿双眼睑下垂，复视 1 个月余，伴眼球活动受限，诊见：纳差，汗多，便烂，舌淡红苔薄，脉细。中医诊断：睑废（脾胃虚损），西医诊断：重症肌无力（眼肌型）。治以健脾益损，处方：五爪龙 45 g，黄芪、千斤拔、糯稻根各 30 g，何首乌 20 g，太子参 18 g，白术 12 g，当归头、枸杞子各 10 g，柴胡、升麻各 6 g，陈皮、甘草各 3 g。

以此为基本方，服药治疗 2 个月，症状减轻，发作周期延长，双眼睑交替下垂，复视、易汗、便烂。兼顾补血养肝，消食助脾运，守方加用太子参至 30 g，千斤拔至 50 g，去升麻、柴胡、枸杞子，加鸡血藤、首乌、山茱萸、淮山药、鸡内金、白术、浮小麦、桔梗。

服药 6 个月余，症状减轻，左眼睑下垂，面色黄，鼻准头黄润，唇色稍暗，舌红，苔中心稍浊，舌边少苔，脉虚数，右兼弦。此脾运得复，肝血不足之象，调整方药，减鸡内金、浮小麦、淮山药消食助运止汗之药，加四物汤、黄精等补血之品，以此为基本方，治疗近 1 年，症状基本痊愈。

二、阿胶、鹿角胶

【单味功用】

阿胶为马科动物驴的皮，经漂泡去毛后熬制而成的胶块。古时以产于东阿（今山东省东阿县）而得名。主产于浙江、山东等地。味甘，性平，质润，入肺、肝、肾经。本品色黑、质润不燥，为补血之上品。其功用养血止血，滋阴润肺，用于虚劳所致的咳嗽咯血证以及各种原因引起的出血证。本品味甘、性平、质润，功能滋阴润肺，故对于肺结核有缓和咳嗽的作用；并有促进血液凝固作用，故善于止血。据药理研究，本品有加速血液中红细胞和血红蛋白生长的作用。

鹿角胶为鹿角加水煎熬经浓缩制熬成的胶块。味甘、咸，性微温，入肝、肾经。既能补肾阳、生精血，用于治疗肾气不足、虚劳羸瘦、腰膝无力、阳痿、滑精等证；又能补阳益阴、活血止血，用于治疗吐血、衄血、尿血、崩漏、带下等证。

【配伍效果】

阿胶补血止血，滋阴润肺；鹿角胶补肾阳，生精血。二药参合，补阳滋阴、补血生精之力益彰。

【用量用法】

阿胶 6～10 g，鹿角胶 6～10 g。烊化后冲服，日服 2 次。

【用药心得】

邓教授常用二药配对治疗硬皮病。硬皮病主要以皮肤组织增厚和硬化，最后发生萎缩为特点。根据其病理和临床表现，邓教授认为，应当将其归纳为中医学的虚损证，属于中医学"皮痹"、"痹证"的范畴。用阿胶益肺养血以治皮，鹿角胶补肾益精，疗虚扶羸。明·李中梓说："人有三奇，精、气、神，生生之本也。精伤元以生气，气伤无以生神，精不足者，补之以味。鹿得天地之阳气最全，善通督脉，足于精者，故能多淫而寿……气血之属，味最纯厚，又得造化之元微，异类有情，竹破竹补之法也"，疗虚扶羸也。且两药皆为"血肉有情之品"，可补肝益肾，填阴塞隙，补虚益损。病在肌肤用阿胶还富有中医学"以形养形"之意。

三、楮实子、菟丝子

【单味功用】

菟丝子为旋花科一年生寄生性蔓草菟丝子的成熟种子。味甘、辛，性微温，入

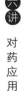

肝、肾经，功能补肝肾、益精气。本品味甘，质多脂液，既能补肾助阳，又能补阴，助阳而不燥，补阴而不腻，为平补肝肾之常用药，且有补肾生精、益肝明目、固精缩尿之效。用于肾阳不足所致的阳痿、遗精、尿频、遗尿、腰膝酸软等症，并治肝肾不足所致的目眩耳鸣、目昏头晕等症。还有补脾止泻，安胎之功，用治脾肾不足的食少便溏、泄泻以及肝肾不足、胎元不固所致胎漏、胎动不安等证。

楮实子为桑科构属植物构树的干燥果实。味甘，性寒，入脾、肾经，功能滋养肝肾、明目退翳、利水消肿。用于肝肾阴虚之腰膝酸软、遗精、骨蒸盗汗、耳鸣耳聋，肝虚目暗，视物昏花，目生翳膜，脾肾亏虚之水肿腹胀。

【配伍效果】

菟丝子、楮实子均入肝肾，都有滋养肝肾、益肝明目的功效，故二药相合，相得益彰。

【用量用法】

菟丝子 10~15 g，楮实子 6~12 g，水煎服。

【用药心得】

菟丝子、楮实子配伍，为邓教授常用补养肝肾要药。治疗早期肝硬化常配伍土鳖虫、鳖甲、炒山甲等药，以软坚化癥。邓教授自制方软肝煎即在慢肝六味饮（太子参、白术、茯苓、甘草、川草薢、黄皮树叶）基础上配伍菟丝子、楮实子、土鳖虫、鳖甲、丹参而成，功能健脾护肝、化癥软坚，故名软肝煎。

四、五爪龙、鸡血藤

【单味功用】

五爪龙见本书第 97 页。

鸡血藤为豆科植物三叶鸡血藤（密花豆）的藤茎。味苦、微甘，性温，入肝、肾经。既可活血补血，用于血虚或血瘀所致月经不调、经闭、痛经；又能舒筋通络，用于血虚风湿所致的腰膝肢节疼痛、风湿痹痛、肢体麻木等症。

【配伍效果】

鸡血藤苦、甘、温，补血活血，舒筋通络。五爪龙辛、甘、温，益气健脾，祛痰平喘，行气化湿，舒筋活络。鸡血藤以补血为主，五爪龙以益气为要；二药伍用，相得益彰，补益气血效果卓著。

【用量用法】

鸡血藤 15～30 g，五爪龙 30～60 g，煎汤服用。

【用药心得】

五爪龙、鸡血藤伍用是邓教授临床治疗气血亏虚方，可单用二药煎汤服用，亦可配合八珍汤同用。根据邓教授经验，用此药对合四君子汤并加入桃仁、红花、百部、桑寄生治疗风湿性心脏病，长期坚持服用，疗效甚佳。笔者曾用此方加减治疗1例瓣膜脱垂综合征患者，服药2年多，免去手术风险，病情减轻，心脏功能明显改善，取得较理想效果。

五、鳖甲、土鳖虫

【单味功用】

鳖甲又名甲鱼壳、团鱼甲、鳖壳、脚鱼壳、水鱼壳，为鳖科动物鳖的背甲。味咸，性微寒，入肝、脾、肾经。本品能滋肝肾之阴而潜纳浮阳，治肝肾不足、潮热盗汗，或阴虚阳亢，以及热性病、阴虚风动、手足抽搐等症，又能软坚散结、破瘀通经，治久疟、疟母、胸胁作痛以及月经不通、肝脾肿大、癥瘕积聚等症。

土鳖虫又名地鳖虫、䗪虫、土元，为昆虫类蜚蠊科地鳖亚科䗪虫雌成虫的全体。味咸，性寒，有小毒，入肝经。本品既能破瘀血、消肿块、通经闭，用于治疗血滞经闭、月经不调、癥瘕积聚、产后瘀血腹痛等症；又可逐瘀止痛、接骨续筋，治疗折骨伤筋疼痛等症。

【配伍效果】

鳖甲滋阴潜阳，养阴清热，散结消痞；土鳖虫入肝经，走血分而化瘀血，可破血逐瘀，通络理伤。土鳖虫、鳖甲皆灵动之物，鳖甲长与滋养肝肾，土鳖虫专于软坚消癥，二药伍用，活血软坚化癥之力增强，且消补并用，化癥不伤正。

【用量用法】

鳖甲（醋炙）30 g，土鳖虫（研末冲服）3～6 g。

【用药心得】

土鳖虫味咸能入血而软坚散结，为强有力的破血逐瘀、消癥散结之药。鳖甲亦能软坚散结、破瘀通经，据药理研究，鳖甲能抑制结缔组织增生，故可消散结块，起到软肝脾的作用，故对肝硬化、脾肿大有治疗作用，并能提升血浆白蛋白，延长抗体存在时间，能提高淋巴细胞转化率；故有用于肝炎合并贫血的蛋白倒置患者。邓教授在治疗肝硬化时常用二药配伍活血软坚化癥，其治疗早期肝硬化的"软肝煎"方药为：太子参30 g，白术15 g，楮实子12 g，川萆薢10 g，茯苓15 g，菟丝子12 g，土鳖虫10 g（研末冲服），甘草6 g，丹参18 g，鳖甲（醋炙）30 g。功效健脾护肝、化癥软坚。酒精中毒性肝硬化，加葛花12 g；肝炎后肝硬化，加珍珠草30 g；门脉性肝硬化，若硬化较甚，加炒山甲10 g；牙龈出血者，加紫珠草30 g；阴虚者去川萆薢，加淮山药15 g，石斛12 g；黄疸者加田基黄30 g。

六、人参、鹿茸

【单味功用】

人参为五加科多年生草本植物人参的根。味甘、微苦，性微温，入脾、肺、心经。本品性禀中和，不寒不燥，形状似人，既有大补元气、挽救虚脱之效，又有补脾益肺之功，还能益阴生津。另外，还能益心气、安心神、疗失眠，用于治疗气血两虚所导致的心神不安、心悸怔忡、失眠健忘等症。

鹿茸为鹿科动物雄鹿（梅花鹿或马鹿）头上尚未骨化而带茸毛的幼角。味甘、咸，性温，入肾、肝经。功能补肾壮阳，本品善补督脉、益精血、强筋骨。用于肾虚精衰所致的阳痿、精滑、腰膝无力等症；又用于冲任虚损、崩中漏下等症。据药理研究，鹿茸是一种良好的全身强壮药，能振奋机体功能，提高血压，能促进红细胞、血红蛋白及网状红细胞的生成，并有激素样作用。

【配伍效果】

人参大补元气，补肺益脾，生津止渴，宁神益智；鹿茸味甘咸而性温煦，为血肉有情之品，专于补虚，以壮阳益精补髓为主。二药参合，大补气血，主治地中海贫血、再生障碍性贫血。

【用量用法】

人参6 g，鹿茸片3 g，炖服。

【用药心得】

邓教授治疗地中海贫血、再生障碍性贫血常二药合用，大补气血。妇女月经过多，阴血亏虚者，亦可用之。

七、桂枝、红花

【单味功用】

桂枝为樟科常绿乔木植物肉桂的嫩枝。味辛、甘,性温,气芳香,入肺、膀胱经。本品体轻,色赤,有升无降。其功用发汗解肌,温经通脉,通阳化气。桂枝味辛兼甘而性温,善于温经通络,活血通闭,并有强壮作用,在妇科和其他杂病中应用很广。

红花为菊科一年生草本植物红花的筒状花。味辛、性温,入心、肝经。能活血通经、祛瘀止痛,用于治疗血瘀心胸疼痛(包括冠心病心绞痛)、经闭、痛经、产后恶露不尽、瘀血积滞、小腹胀痛;亦可用于斑疹颜色不红活等症因于血滞者;还可用于治疗跌打损伤、瘀血肿痛以及关节酸痛等症。另外,本品小剂量入药,尚有调养气血之功。

【配伍效果】

桂枝味辛兼甘而性温,善于温经通络,活血通闭,调合营卫。红花辛散温通,入血分,长于能活血通经、祛瘀止痛。二药配伍,活血散结,温通经络之效益彰。

【用量用法】

桂枝 5～10 g,红花 3～6 g,煎汤服用。

【用药心得】

邓教授在治疗硬皮病时,常用软皮汤加上桂枝、红花,加强活血散结的力量,使硬结皮肤得以舒缓。笔者曾用邓教授经验治疗多例硬皮病患者,均取得比较满意的疗效。

如患者陈立颖,女,36 岁。素体易患湿疹,且缠绵难愈,2006 年 2 月 17 日首诊。患者面色晦暗,面部表情较僵硬,面部、颈部、胸部、背部和腹部及双上肢皮肤有白色及黑色斑点,肤质硬化,皮色光亮,双下肢皮肤有白色斑点,肤质仍软,双足足踝处皮肤色暗,质干且硬化。患者诉现双上肢关节肿胀,活动困难,时有肌肉疼痛,咀嚼困难,颈部转动可,胃脘胀痛,便溏,失眠,夜间咽喉干燥,心慌心跳,自测脉率 100 次/分。舌淡胖有齿印,舌苔薄白,脉沉细。西医诊断:系统性硬皮病。中医诊断:皮痹(脾肾亏损型),治以健脾、补肾、益精兼顾养肺。处方:党参 15 g,怀山药 30 g,茯苓 15 g,丹皮 10 g,泽泻 10 g,生地 10 g,熟地 10 g,五爪龙 60 g,鸡血藤 30 g,百合 30 g,仙鹤草 30 g,山萸肉 10 g,黄芪 30 g,白芍 15 g,扁豆花 10 g。嘱患者可用沙虫干煮瘦肉,猪肤(即猪皮)煮怀山药、黄芪、百合等食疗。

2006年3月3日二诊：基本情况同前，患者诉服上方后，自觉呼吸时腹部皮肤稍有松弛，精神有所好转，纳差，但大便已成形，眠较前改善。舌淡胖有齿印，舌苔薄白，脉沉细。处方：黄芪30g，五爪龙60g，鸡血藤30g，怀山药30g，茯苓12g，泽泻10g，丹皮10g，山萸肉10g，生地15g，百合30g，黄精15g，鹿角胶10g，升麻10g。外洗方：川芎15g，当归15g，生地25g，赤芍15g，桃仁10g，红花10g，桂枝10g，细辛10g，防风10g，络石藤30g，豨莶草30g，老桑枝30g，加生姜5片、生葱连须5条共煮，煮好后加米酒、醋各30g外洗硬化皮肤及关节处。

2006年3月14日三诊：患者诉服上方后大便次数明显增多，便质较烂，且后几次大便质稀如水，纳差，上下楼梯时抬脚无力，较前吃力，失眠难入睡，体重下降至36.5kg，其余症状基本如前。考虑患者脾胃功能较差，故上方去黄精、鹿角胶，加白术15g、扁豆10g健脾益气。患者3月17日行全身检查，结果：肝、肾功能正常，磷酸肌酸激酶、乳酸脱氢酶、α-羟丁酸脱氢酶等均在正常范围。改方后，患者大便次数减少，失眠稍改善。

四诊到七诊略。

2006年5月12日八诊：患者自觉服药后精神好转，诉近日吃生冷后，大便次数增多，每日4~5次，质烂，不成形，双下肢则从服上方起出现对称红色皮疹，突出与皮面，有瘙痒感。患者仍感觉眼部及嘴部有紧绷感，双上肢情况基本同前。查体：患者面部表情仍较僵硬，面部皮色较暗，但部分皮肤有泛红；双上臂皮肤从肩部向前端软化，左侧为甚；脐周有直径约7cm皮肤触之较软，皮色接近正常皮肤。处方：太子参30g，白术15g，茯苓15g，甘草5g，怀山药30g，黄芪30g，红花5g，桑寄生30g，络石藤15g，扁豆10g，百合30g，阿胶10g（烊化），丹皮10g，白鲜皮15g，薏苡仁15g。嘱患者若皮疹瘙痒改善则去白鲜皮；若出现腹泻，加升麻10g、桔梗10g、番石榴叶10片。

2006年6月2日九诊：患者自觉精神状态良好，现腹泻好转，每日约2~3次，大便可成形，纳食增加，但仍较难入睡。舌淡胖有齿印，舌苔薄白，脉沉细。查体：患者面部皮肤及双上肢皮肤状况基本同前，双下肢红疹及瘙痒感基本消失，颈部及腹部软化皮肤增多，背部肤色较前红润，皮肤纹理增多，有汗湿。处方：怀山药30g，茯苓15g，丹皮10g，泽泻10g，山萸肉10g，生地10g，熟地10g，黄芪30g，阿胶10g（烊化），红花5g，桑寄生30g，宽筋藤15g，五爪龙60g，百合30g，太子参30g，乌豆衣15g。患者病情逐渐好转，嘱患者仍须定期就诊。

八、两头尖、王不留行

【单味功用】

两头尖亦称复活节花、风花、银莲花，为毛茛科银莲花属多被银莲花的干燥根茎。味辛，性热，有毒，入脾经。功能祛风湿、消痈肿，用于风寒湿痹，四肢拘挛，骨节疼痛，痈肿溃烂。

王不留行别名留行子、奶米、麦蓝菜，为石竹科植物麦蓝菜的干燥种子。味苦，性平，入肝、胃经。本品苦泻宣通，入血分而功专通利，行而不止，走而不守，故有活血通经、下乳、消肿之功。用于瘀滞经闭，乳汁不下。若治乳汁不通，常与穿山甲、通草、猪蹄等同用，故有"穿山甲与王不留，产妇服了乳常流"之语；外用治乳痈肿痛；还能利尿通淋，用于治疗尿路结石、前列腺炎、前列腺肥大等症。

【配伍效果】

两头尖辛热行散，祛风湿，消痈肿；王不留行苦平，活血通经、下乳，消肿。二药配伍，辛开苦降，通行之力益甚，活血祛湿消肿之功倍增。

【用量用法】

两头尖 1.5～3 g，王不留行 6～10 g，水煎服。

【用药心得】

邓教授经验，两头尖、王不留行伍用，治前列腺肥大、前列腺炎等，常可配伍赤芍、白茅根、珍珠草、小叶凤尾草、车前子等药。气虚者配伍黄芪、五爪龙、白术、茯苓等以加强益气利水。

九、晚蚕沙、王不留行、益母草

【单味功用】

蚕沙又叫蚕矢、晚蚕沙，为家蚕之粪便。以晚蚕的屎入药为佳，故又名晚蚕沙。味辛、甘，性微温，入肝、脾、胃经。它既能祛风除湿、舒筋定痛，用于治疗风湿痹痛、肢节不随、腰膝冷痛，或湿阻经络、一身重痛，以及头风头痛、皮肤瘙痒、隐疹等症；又能和胃化湿、化浊，用于治疗湿浊内阻所引起的霍乱吐泻、转筋、腹痛、肠鸣之症。

王不留行见本书第104页。

益母草为唇形科一年或二年生草本植物益母草的全草。味辛、苦，性微寒，入心包、肝经。本品辛散，入走心、肝二经血分，善于活血祛瘀，常用于妇产科，故有益母之称。用于月经不调、经前腹痛、产后血滞腹痛，癥瘕等证；又能利水消肿，用于水肿；还能清热解毒，用治乳痈、疔毒。

【配伍效果】

蚕沙祛风除湿，活血定痛，和胃化浊，升清，防腐；王不留行走而不守，通利血脉，化瘀散肿，催生下乳；益母草活血调经，利水消肿，解毒。蚕沙以升清为主，王不留行性善下行，益母草善走血分，诸药参合，升降协调，活血通经之力倍增。

【用量用法】

蚕沙 6~10 g，布包煎服；王不留行 6~10 g，益母草 15~30 g，水煎服。

【用药心得】

蚕沙、王不留行、益母草伍用，活血通经，邓教授用之治疗闭经、月经愆期未至、月经不调，常与海螵蛸、茜草根、牛膝同用。气虚脾虚者加四君子汤；血虚血瘀者合用桃红四物汤；肝气郁结者合用四逆散；气滞血瘀者合用血府逐瘀汤。

十、三棱、莪术

【单味功用】

三棱又名荆三棱，为莎草科多年生草本植物荆三棱的地下根茎。味苦，性平，入肝、脾经。本品苦平降泄，入肝脾血分，功专破血行气止痛、消积散结，用于血滞经闭或产后瘀滞腹痛、癥瘕积聚以及食积饱胀气滞，腹痛较甚之证；尤多用治气血凝结所致的腹部肿块。据临床报导，近代有用本品治疗宫外孕、腹部有肿块不消者，常配莪术同用，取本品破血消积之力，亦有用于肝脾肿大等症。

莪术又名蓬莪术，为姜科多年生草本植物莪术的地下根茎。味苦、辛，性温，入肝、脾经。本品兼辛味而性温，温通之力较大，功专行气破血、消积散结。用治血瘀气滞所致的癥瘕积聚、心腹胀痛、血滞经闭、产后瘀阻等；又能治疗饮食积滞、胸腹满闷作痛、跌打肿痛等症。另外，还有抗肿瘤作用，可用于治疗子宫颈癌、外阴癌、皮肤癌等。药理研究表明：莪术油制剂在体外对多种肿瘤细胞有明显抑制和破坏作用。

【配伍效果】

三棱味苦能降泄，为强有力的破血行气药，长于破血中之气，为血中气药，以破血消积；莪术辛温行散，苦温降泄，入肝脾气分，为气中血药，善破气中之血，以破气消积。二药功效作用相似，临床上常二药同用，以增强疗效。但三棱破血之力较强，莪术破气之力较大；配伍使用，气血双施，活血化瘀、行气止痛、化积消癥力彰，主治瘀血癥瘕诸证。

【用量用法】

三棱 5~10 g，莪术 5~10 g。煎汤服用。

【用药心得】

邓教授常用三棱、莪术配伍，治疗瘀血癥瘕。

三棱、莪术伍用，出自《经验良方》三棱丸。用于治疗血滞经闭腹痛。张锡纯谓："三棱、莪术，若治陡然腹胁疼痛，由于气血凝滞者，可单用三棱、莪术，不必以补药佐之；若治瘀血积久过坚者，原非数剂所能愈，必以补药佐之，方能久服无弊。或用黄芪六钱，三棱、莪术各三钱，或减黄芪三钱，加野台党参三钱，其补破之力皆可相敌，不但气血不受伤损，瘀血之化亦较速，盖人之气血壮旺，愈能驾驭药力以胜病也。"又说："三棱气味俱淡，微有辛意；莪术味微苦，气微香，亦微有辛意，性皆微温，为化瘀血之要药。以治男子痃癖，女子癥瘕，月经不通，性非猛烈而建功甚速。其行气之力，又能治心腹疼痛，胁下胀痛，一切血凝气滞之证。若与参、术、芪诸药并用，大能开胃增食，调气和血。"张锡纯治疗肺结核病，除了重视补气养阴之外，喜用祛瘀药，他的十全育珍汤（党参13 g，黄芪13 g，淮山药13 g，知母13 g，玄参7 g，生龙骨13 g，生牡蛎13 g，丹参7 g，三棱5 g，莪术5 g），10味药中就用了丹参、三棱、莪术三味活血祛瘀药。邓教授解放前治肺结核，多仿张氏法，用三棱、莪术等祛瘀药于治肺药中，有一定疗效。

十一、蒲黄、五灵脂

【单味功用】

蒲黄为香蒲科香蒲属多种水生草本植物香蒲草的成熟花粉。味甘、辛，性平，入肝、心包、脾经。本品生用、炒用均能止血，习惯上止血多炒用，因炒后性涩收敛，能增强止血作用。用于外伤出血（外敷）及各种内出血，均有较好的止血效果。生用性滑，又能消瘀，用于多种血瘀证，可起到瘀去则痛止之效。近有用于心绞痛，亦取其活血祛瘀止痛之功。此外，本品内服还可治血痢、带下、口舌生疮、痈肿疮毒等；外用尚可治脱肛、聤耳流脓、耳中出血、下阴湿痒等。

五灵脂为哺乳类动物鼯鼠科寒号鸟（橙足鼯鼠）的干燥粪便。本品如凝脂，受五行之灵气而得名。味苦、甘，性温，气臊；入肝经。能通利血脉、散瘀止痛，用于瘀血阻滞所致的经闭、经痛、产后腹痛、胃脘疼痛及一切血滞作痛。

【配伍效果】

蒲黄辛香行散，专入血分，功善化瘀止血，祛瘀止痛；五灵脂味甘性温，入肝经血分，能通利血脉而散瘀止痛，止痛之力较强。二药伍用，具有行气通经、祛瘀散结、芳香辟秽之功效，临床适用于因气滞、血瘀、邪闭所致的胸胁痛、胃脘痛、痛经、腹痛、头痛、牙痛等，亦可用于扭挫伤、骨折、肿瘤所致的痛证。

【用量用法】

五灵脂、蒲黄合冰片（梅片）按五灵脂∶蒲黄∶冰片＝1∶1∶1 比例组成散剂，用开水送服或舌上含服，每次 0.3～0.6 g，痛时服用。

【用药心得】

邓教授常将五灵脂、蒲黄与冰片（梅片）按五灵脂∶蒲黄∶冰片＝1∶1∶1 比例合成，名曰"五灵止痛散"。五灵止痛散是邓铁涛教授之父邓梦觉先生所拟的止痛药散，用以治疗各种急性痛证，加之邓铁涛教授长期临床实践验证，疗效确切。

五灵脂、蒲黄伍用，名曰失笑散，源出于宋代《太平惠民和剂局方》，治疗痛证疗效可靠。失笑散药性平和，味数简单，五灵脂、蒲黄活血祛瘀，通利血脉止痛，古人谓用本方后，痛者每在不觉之中诸痛悉除，不禁欣然失笑，故名失笑散。近人对失笑散进行药理研究，证明它能够提高机体对减压缺氧的耐受力，降低心肌耗氧量，增加动脉灌流时间，防止或削弱动脉血栓形成，并对机体有明显的镇静止痛作用。失笑散中的单味药物，五灵脂能够缓解平滑肌痉挛，蒲黄可缩短凝血时间。所以，明·李时珍《本草纲目》上记载，五灵脂"主气血诸痛"，男女一切心腹、胁肋、少腹诸痛、疝痛、血痢、肠风、腹痛、身体血痹刺痛；蒲黄"凉血活血，止心腹诸痛"。古人的临床经验与现代药理研究结果是一致的。

前人用失笑散止痛，偏重于血瘀方面，而对气滞、邪闭所致的痛证似兼顾不够。"不通则痛，痛则不通"，这是中医学认识痛证的高度理论概括，也是临床用药的理论依据。因此，如果在失笑散里再加入一种强有力的通利脉络、走窜气分的药物，其止痛效力会得到更大发挥。经过几十年的临床摸索，认为冰片（梅片更佳）最合适。冰片是凉开药，气味芳香走窜，有行气通络、辟秽开窍、清热止痛的作用，加入失笑散方子，相得益彰。

五灵止痛散为中医学治疗急性痛证开辟了又一新途径。邓铁涛教授认为用其治疗痛证，还须结合病因考虑，五灵止痛散用于症状治疗，意在急则治其标；病因治疗在后，意在缓则图其本。这样既可以观察到止痛散的疗效，亦有利于症状缓解后，赢得时间进行辨证论治。

据临床观察，五灵止痛散对于胸腹部位的疼痛效果较好。据记录，最快 10 分钟，最慢 4 个小时，完全止痛一般在 30～60 分钟左右。其止痛有效维持时间，0.6 g 一般可维持 1～2 个小时，最长可达 12 个小时。它与西药杜冷丁（止痛作用快，维持 2～4 小时）、吗啡（止痛维持 4～6 个小时）、阿托品（解痉止痛维持 4～8 个小时）相比，虽然略逊一筹，但它对于一些诊断不明或久治不愈并伴有口干口苦的疼痛性疾病尤为适宜。

邓教授曾用疏肝利胆药加五灵脂、蒲黄以治疗 1 例慢性总胆管炎（胆囊已摘除）

患者，症状大为好转，但服药 1~2 个月后，血红蛋白、红细胞及血小板等数值都降低，于是停用蒲黄、五灵脂，稍加养血药而得到纠正。

十二、桃仁、红花

【单味功用】

桃仁为蔷薇科落叶小乔木桃的种仁。味苦、甘，性平，入心、肝、大肠经，有破血祛瘀、润燥滑肠之效。本品苦能泄血滞，为破血祛瘀要药，善于治疗瘀血积滞之经闭、痛经；又治腹中包块、产后瘀血之腹痛、蓄血之发狂、跌打损伤、瘀滞作痛、肺痈（类似肺脓疡）、肠痈（类似急性阑尾炎）诸证。另外，其体润多脂，有润燥滑肠之效，用于肠燥便秘。据药理研究，还有镇咳作用。

红花见本书第 103 页。

【配伍效果】

桃仁药性缓和而纯，无峻利克伐之弊，为破血行瘀要药，用于血滞经闭、血瘀腹痛、蓄血发狂及跌扑瘀痛等症。红花辛散温通，有活血通经、去瘀止痛之效。桃仁破瘀力强，红花行血力胜。二药伍用，相互促进，活血通经、去瘀生新、消肿止痛的力量倍增。

【用量用法】

桃仁 6~10 g，红花 6~10 g。煎汤服用。

【用药心得】

桃仁、红花伍用，出自《医宗金鉴》桃红四物汤，又名元戎四物汤。治妇女月经不调、痛经、经前腹痛，或经行不畅而有血块、色紫暗，或血瘀而致的月经过多、淋漓不净。

桃得春气最厚，即得生气最足，能入血分而化瘀生新。据药理研究，桃仁对实验动物的心脏呈抑制作用，能降低血压，降低总外周阻力及冠脉阻力，增加股动脉脑动脉及耳血管流量，减少心肌耗氧量及氧利用率。红花入血分，长于活血通经，去瘀止痛。邓教授常以两药配伍治疗风湿性心脏病。

十三、人参、田七、陈皮

【单味功用】

人参见本书第 102 页。

第六讲 对药应用心得

三七又称田七，为五加科多年生草本植物人参三七的根。味甘、微苦，性微温，入肝、胃经。本品既能止血，又能活血散瘀，故止血而无留瘀之弊，为止血之良药，用治内外多种出血证。本品能活血祛瘀所以能消肿止痛，为外伤科要药，用治跌打瘀肿疼痛，瘀血内阻所致的胸腹及关节疼痛。

陈皮又叫橘皮、广皮，为芸香科常绿小乔木柑树的成熟果实的皮。药用以陈久者为佳，故习惯多称陈皮。味辛、苦，性温，气芳香，入脾、肺经。本品辛散苦降，其性温和，燥而不烈，为脾、肺气分之药。它既能行气健脾、降逆止呕，又能燥湿导滞化痰。

【配伍效果】

人参大补元气，补肺益脾，生津止渴，宁神益智；三七专走血分，善化瘀血、止出血、散瘀血、消肿块、行瘀血、止疼痛，故为血家要药，又为理血妙品。陈皮常配入补益药中使用，以助脾胃之运化，使补而不腻。人参以补为主，三七以散为要，陈皮助运脾胃；三药参合，一补一散一运，相互制约，相互为用，益气活血，散瘀定痛，甚妙。

【用法用量】

人参 10 g，三七 5 g，陈皮 1 g。

其中人参品种的选用，若素体气阴不足者用西洋参；气虚阴虚甚者可用红参，或红参、西洋参各半。

上药炖服，每周 1 次；或按上药比例共研细末，每次 1.5 g，白开水送服。

【用药心得】

根据邓教授经验，每周服 1 次有预防心血管疾病的作用，用药分量不宜过重，以免失当。用于治疗冠心病心绞痛，用药分量可随证加减。

据药理研究，人参有强心作用，能使心脏收缩力加强，心跳加快，有类似强心苷作用，故在心力衰竭、休克时可用本品。它还用于治疗心血管系统疾病（心肌营养不良、冠状动脉粥样硬化、心脏神经官能症等）、贫血、阳痿、糖尿病、慢性胃炎、整体衰弱等。三七能增加冠脉血流量及心肌营养血流量，降低心肌耗氧量，减慢心率，降低血压，对药物诱发的心室纤颤及心律失常均有保护作用，故可用于治疗冠心病心绞痛等症。陈皮略有升高血压、兴奋心脏的作用。

三药配合炖服，对心血管疾病有很好的调治和预防作用。邓教授本人患冠心病多年，以本方调养，效果甚好。

十四、阿胶、艾叶

【单味功用】

阿胶见本书第 99 页。

艾叶为菊科多年生草本植物艾的叶片。味苦、辛，性温，入肝、脾、肾经。本品苦燥辛散，芳香而温。专入足三阴经，能温经止血，调经安胎，散寒止痛，用治虚寒性月经过多、崩漏、胎动不安、腹中冷痛、经寒不调等证。此外，本品制成艾绒，有温经透络的作用，广泛用于针灸治疗。

【配伍效果】

阿胶味甘性平质润，功能养血止血，滋阴润肺；艾叶温经止血，暖胞散寒止痛；阿胶润养止血为主，艾叶除沉寒痼冷为要。二药伍用，相互促进，温经止血、调经止痛的力量增强。

【用量用法】

阿胶 6 ~ 10 g，烊化；艾叶 6 ~ 10 g。

【用药心得】

二药参合，主治月经过多。常用方药胶艾四物汤（阿胶、艾叶、熟地、当归、川芎、白芍），治疗妇女月经过多属于气血亏虚者，养血止血，温经止痛效果显著。不少妇女因月经量多或月经时间过长，引致头晕、心慌、精神不振等多种证候，可于月经来后第二日或第三日即服上方，月经止后再服一二剂停服，下次月经来潮又再照方服，如此行之三四个月便愈。

十五、海螵蛸、茜草根

【单味功用】

海螵蛸又叫乌贼骨，其形如海螵，且生于海中，故名海螵蛸，为软体动物乌贼科乌贼鱼的骨状内壳。味咸、涩，性微温，入肝、胃、肾经。本品功专收敛固涩，有止血止带、涩精止遗、止泻之效；又能制酸止痛，用于治疗胃和十二指肠溃疡之吞酸烧心、胃脘疼痛等症。乌贼骨研末外用，还能收湿敛疮。

茜草根为茜草科多年生草本植物茜草的根。味苦，性寒；入心、肝经。本品苦寒降泄清热，既能凉血止血，用于治疗血热所致的吐血、衄血、尿血、便血、崩漏；又能活血祛瘀，用于治疗瘀血阻滞的胸胁疼痛、血瘀经闭、跌打损伤以及热痹骨节疼痛诸症。

【配伍效果】

海螵蛸禀水中阳气，有收敛止血止泻、固精止带、制酸止痛之功；茜草根凉血止血，行瘀通经。海螵蛸以收为主，茜草根以行为要。二药伍用，一涩一散，一止一行，动静结合，相反相成，共收止血而不留瘀，活血而不耗血之妙。

【用法用量】

海螵蛸 10 ~ 30 g，茜草根 10 ~ 15 g。煎汤服用。

【用药心得】

邓教授经常用海螵蛸和茜草根配对治疗慢性胃炎、胃溃疡。

海螵蛸有制酸作用，据药理研究，本品对于醋酸所致的大白鼠慢性胃溃疡，用本品治疗能显著促进其溃疡愈合。茜草根止血之中而有祛瘀作用，故止血而不留瘀，为常用止血药，广泛用治血热妄行所致的吐血、衄血、咳血、便血、崩漏等症。

海螵蛸、茜草伍用，出自《素问·腹中论》四乌贼骨一藘茹丸。海螵蛸又名乌贼骨，为收涩之品，有止血之功，李时珍说它可治"血枯、血瘕、经闭、崩带"等"厥阴本病"。茜草古名藘茹，味辛能散，有行血活血之效。二药伍用，活血而不伤正，止血而不留瘀，善治慢性胃炎、胃溃疡诸症。

十六、阿胶、田七末

【单味功用】

阿胶见本书第 99 页。

田七见本书第 109 页。

【配伍效果】

阿胶养血止血，三七活血止血，二药同为止血要药。阿胶性平质润，为补血上品；三七活血散瘀，为止血之良药。二药配伍，止血功效增强，且养血活血，止血而无留瘀。

【用量用法】

阿胶 10 ~ 30 g，烊化后冲服；炒三七末 3 ~ 6 g，研末冲服。每日服 1 ~ 2 次。炒三七末，即将三七末干炒至老黄色为度。最好炒后放冰箱内 2 ~ 3 个小时去火气。

【用药心得】

阿胶以补血止血，田七末止血散瘀。邓教授喜用二药同用治疗各种出血证，尤其是大便潜血的患者，效果比较满意。邓教授认为潜血出于下，患者初不自觉，稍有时日乃觉疲乏无力，精神不振，面色萎黄，查知大便潜血。潜血之病机与吐血不同，但止血仍是第一要法。由于病多见于虚证，故选用既能止血又能养血之品。至于田七末所以要炒黄色，是邓教授多年临证之经验。田七生用冲服活血多于止血，若将炒黄者冲服则止血多于活血；若切片煎服，虽亦能活血则偏于补血矣。

十七、百合、百部、白及、海蛤壳

【单味功用】

百合为百合科多年生草本植物百合等的地下鳞茎。味甘、微苦，性微寒，入心、肺经。本品气味稍缓，甘中有收，既能清心肺之余热，而敛气养心、安神定魄，用于治疗热性病后、余热未尽所引起的神思恍惚、烦躁失眠、莫名所苦的"百合病"；又能润肺止咳，用于治疗肺燥咳嗽，或肺虚久咳，或阴虚久咳、痰中带血等症。据药理研究：百合煎剂对氨水引起的小鼠咳嗽，有止咳作用，并能对扩组织胺引起的蟾蜍哮喘，还可防止环磷酰胺所致的白细胞减少症。

百部为百部科多年生草本植物对叶百部的地下块根。味甘、苦，性微温。入肺经。本品甘润苦降，质润多液，温而不燥，善于润肺止咳，对寒热咳嗽、新久咳嗽均宜使用，尤为善治肺痨咳嗽、小儿顿咳（百日咳）等症。另外，又能驱虫灭虱，用于治疗蛲虫病、头虱、体虱等。此外，本品外用尚可治皮炎、湿疹、荨麻疹、皮肤瘙痒、阴痒（如滴虫性阴道炎）、脚癣等。据药理研究，本品能抑制咳嗽中枢，有镇咳作用。

白及为兰科多年生草本植物白及的地下块茎。味苦、甘、涩，性微寒，入肝、肺、胃经，能收敛止血，消肿生肌。本品质黏收涩，有良好的止血效果，主要用治肺、胃出血，因其兼有补肺及收敛生肌之功效，故对肺痨、溃疡病的出血，不但能止血，而且有促进病灶愈合的作用；其他尚可用治紫癜、鼻衄、外伤出血等症。外用治疗疮疖痈肿，未溃者能消肿，已溃者能收口生肌。此外，油调外涂可治水火伤、手足皲裂及肛裂等症。据化学药理研究，本品含白及胶及挥发油，内服、外用均有较好的止血作用。据抗菌试验，本品对结核杆菌有显著的抑制作用。故可用治肺结核、矽肺并发肺结核，与异烟肼同用有协同作用，疗效更好。

海蛤壳为海产蛤类海蛤之贝壳。味苦，咸，性微寒，入肺经，功能消热化痰，软坚散结。本品苦寒清降肺热而化稠痰，多用于肺热痰稠难咯。本品味咸能软坚散结，用于痰火结核、瘰疬等症。

【配伍效果】

百合甘寒润滑，有清肺润燥止咳、清心安神作用。百部质润多液，温润肺气，善于润肺止咳，杀虫灭虱。白及质黏而涩，功专收敛止血，又能消肿生肌。海蛤壳苦寒清降肺热而化稠痰，善清热化痰，软坚散结。诸药参合，相互促进，共奏清肺化痰、润肺止咳、敛肺止血之效。

【用量用法】

百合 30 g，百部 15 g，海蛤壳 30 g，白及 30 g。水煎服。

【用药心得】

百合、百部、白及、海蛤壳伍用，功能固肺敛肺、止咳止血，善治支气管扩张、肺结核等引起的咯血诸症。此四药配伍亦是邓教授根据上海第一医学院的百合片化裁而来。邓教授辨证加减用汤剂治疗，亦多有效。该方之百合有固肺敛肺之功，能治久咳、咳唾痰血；白及功能补肺消肿，生肌敛疮，是一味比较好的止血药，可治肺结核、百日咳、胃及十二指肠溃疡出血，近年还用单味白及为末每服 1.5 g，每日 3 服以治疗矽肺有改善症状之作用；上两味是主药，再配合百部之止咳，蛤粉之除痰软坚，药虽四味，君臣佐使配合，治疗支气管扩张症、肺结核、百日咳、久咳、咳唾痰血，效果不错。兹举支气管扩张兼哮喘之治案 1 例，简述如下。

李某某，男，中学教师。患咳嗽或时见咳血、哮喘 8 年，每当秋冬之际大发作至明春始休。哮喘发则不能卧，呼吸困难，痰鸣如锯，口唇发绀，大汗淋漓。经西医院诊断为支气管扩张合并哮喘。曾用麻黄素、氨茶碱、青霉素、链霉素等治疗，迁延难愈。1961 年秋由 60 级同学带来就诊。患者面色少华，舌嫩苔白，脉滑细数。为拟丸方：麻黄 9 g，白及 30 g，海蛤壳粉 15 g，百部 120 g，百合 120 g，共研细末为一料，蜜为小丸，每服 6 g，日服 2 次。并嘱其注意休息营养，加强锻炼，以增强体质。服上药一料后，患者觉口干唇裂。嘱其以猪肤熬汤饮，一取肺主皮毛之意，以猪肤养肺；二则猪肤汤可养阴而治咽喉。丸药照服至第三料后，患者自觉症状减轻一半，发作间隔时间延长，每次发作时间短而症减轻。嘱其继服。1962 年秋虽仍发作一次，但瞬间即过，不致影响工作及睡眠。以后每年夏季服 3～4 料，秋后便不再发，2 年后停药。追踪 13 年，未再发作，体质与精神均胜于前。60 级杨同学见此例奇效，她按此法治此类症亦多奏效，并将其治疗之病案寄来。又如治广东省中医院一护士长，为单纯之支气管扩张症，邓教授用百合片丸剂治之，用了 3 料，初时未效，但其后渐好，随访 20 年，已无再发。

十八、三叶人字草、淡豆豉

【单味功用】

三叶人字草，本名鸡眼草，又名人字草、米碎草、新孩儿草，为豆科鸡眼草属植物鸡眼草的干燥全草。复叶互生，有三小叶；小叶倒卵形，侧脉成"人"字形排列，扯断时常呈人字形，故称"三叶人字草"。味甘、淡，性微寒，归肝、肺经。本品味淡能渗湿，性寒能清热，故有利湿清热之功，能解表消暑，清肝去积，清热解毒；用于外感风热，感冒头痛，小儿疳积；本品清肝之中并有养肝明目作用，研末炖猪肝服治夜盲有良效。近有用于急性结膜炎、急性胃肠炎、急性肝炎、流行性感冒和感冒预防、外用治热毒疮疡、跌打肿痛。

淡豆豉为豆科植物大豆的成熟种子经加工发酵而成。味辛、甘、微苦，性平，入肺、脾经。既能发散表邪、透邪外达，用于治疗四时感冒，发热、恶寒、恶风、头痛等症，又能散郁清热除烦，用于治疗热性病后期的余热未尽，以致胸中烦闷、虚烦不眠等症。本品性味，根据其加工方法的不同，有偏寒与偏温的分别，目前临床使用的多属寒性。据临床报导，单味重用至 30 g 以上，可治血尿。

【配伍效果】

三叶人字草味淡能渗湿，性寒能清热，故有利湿清热之功。淡豆豉质轻辛散，既能透散外邪，又能宣散郁热。三叶人字草以清利为主，淡豆豉以透散为要。二药伍用，清热利湿，解表除烦的力量增强。

【用量用法】

三叶人字草 15 ~ 30 g，淡豆豉 10 ~ 30 g。煎汤服用。

【用药心得】

邓铁涛教授常用二药治疗血尿。他认为三叶人字草为治血尿之圣药，若患者病情稳定无临床症状，惟镜下血尿长期不除者，可用单味三叶人字草 30 g 熬汤当茶饮，亦能起到良好疗效。慢性肾炎者加淡豆豉 30 g，长期饮用可起到巩固疗效，预防再发的作用。

若泌尿系结石者加海金沙 5 g、金钱草 30 g、砂牛末 3 g（冲）；慢性肾盂肾炎者加珍凤（珍珠草、小叶凤尾草），效果更佳。

十九、市棉花、鸡蛋花

【单味功用】

木棉花又名英雄树花、红棉花、攀枝花，为木棉科木棉属植物木棉的干燥花。木棉最早见载于晋·葛洪的《西京杂记》：西汉时，南越王赵佗向汉帝进贡烽火树，"高一丈二尺，一本三柯，至夜光景欲燃"，据说此烽火树即木棉树。味甘、淡，性微寒，入胃、大肠经。药物记载见于《生草药性备要》，曰："治痢证，白者更妙"。功效清热利湿，解毒止血。本品善于清大肠湿热，多用于大肠湿热所致的泄泻或下痢、腹痛等症，又治热毒疮疖；血热崩漏，外治外伤出血。《岭南采药录》载其可消暑，暑天可作凉茶饮用。岭南地区民间经验：用木棉花煮粥加少量红糖食用，具有祛湿消暑、解肠胃湿热的良好作用。

鸡蛋花又名缅栀子、蛋黄花、擂捶花、大季花，为夹竹桃科鸡蛋花属植物鸡蛋花的干燥花。其花瓣洁白，花心淡黄，极似蛋白包裹着蛋黄，因此得名。味甘、微苦，性微寒，气香，入脾、大肠经。功效清热利湿止痢、润肺止咳。在《岭南采药录》就说它能"治湿热下痢，里急舌重，又能润肺解毒"，可用于湿热泄泻、痢疾、腹痛、咳嗽、预防中暑。岭南民间认为本品有滑肠作用，每用 30～50 g（干品）洗净，清水 2 碗煎至 1 碗，去渣加红糖 100 g 调匀，作饮品或煎服，治大便不畅。也可将其鲜花晒干后供泡茶之用，俗称鸡蛋花茶，有治热下痢、润肺解毒之功效。

【配伍效果】

木棉花善于清大肠湿热，又治热毒疮疖、血热崩漏，并能消暑。鸡蛋花亦有滑肠作用，清热利湿止痢、润肺止咳。二药配伍，清大肠湿热力量倍增，治疗大肠湿热所致的泄泻、痢疾腹痛效佳。

【用量用法】

木棉花 15～30 g，鸡蛋花 15～30 g。煎汤服用。

【用药心得】

木棉花与鸡蛋花同为清大肠湿热的常用药，邓教授多用二药配伍治疗大肠湿热所致的泄泻、痢疾腹痛。对于慢性胃炎，若湿浊偏重者，常加用鸡蛋花、扁豆、薏苡仁等以清热利湿。广东民间验方五花茶以鸡蛋花与木棉花、银花、槐花、葛花同用，治大肠湿热甚效，又治肺燥干咳少痰等。

二十、珍珠草、小叶凤尾草

【单味功用】

珍珠草又名叶下珠、日开夜闭，为大戟科叶下珠属植物叶下珠的全草。其蒴果球形如珠，位于叶下，故名"叶下珠"。味微苦、甘，性微寒，入肝、肾、大肠经。药用历史最早见载于清·何克谏所著的岭南本草书籍《生草药性备要》，曰："治小儿疳眼，疳积，煲肉食或煎水洗。治头上生疮仔成堆，痛痒难抵，煎水洗，研末开油搽亦可"，"又治亡乳汁，治主米疳者最效"。《临证指南医案》谓："治小儿诸疳瘦弱，眼欲盲。为末白汤下，或蒸煮鱼肉食。"本药功能清热利尿，清肝明目，用于湿热水肿，泄泻，热淋涩痛，肝热目赤肿痛。肝火头痛；近有用于急性黄疸型肝炎、泌尿系感染，外用解蛇毒。药物化学研究表明，其成分中分离出鞣花酸、阿魏酸、没食子酸等多种具有抗菌消炎作用的有机酸。经动物实验证明，叶下珠片对乙肝病毒有抑制作用，具有保护肝细胞及提高细胞免疫力功能作用。其中没食子酸为主要活性成分，具有抗病毒作用。

小叶凤尾草，又名井栏草、井栏茜、金鸡毛、凤冠草、小凤尾、山凤尾草、三叉草，为蕨类凤尾蕨科凤尾蕨属植物井栏茜的干燥全草。其叶簇生于根茎，为羽状复叶，形似凤尾，故名"凤尾草"；味甘、淡，微苦，性寒。入肝、胃经。功效清热利湿，凉血止血，消肿解毒，用于湿热黄疸、泄泻、痢疾，热淋涩痛，咽喉肿痛，血热尿血、便血、痔血、血崩。此外，以其鲜叶擂汁内服，可用治有机磷、砷、毒草、鸦片等中毒。煎水外洗可治荨麻疹；鲜品捣敷可治跌打肿痛、痄腮、痰火瘰疬。《生草药性备要》载其："洗疳、疔、痔，散毒，敷疮。治蛇咬诸毒，刀伤，能止血生肌，舂汁调酒服，渣敷患处。研末收贮治气痛。"该药中主要含有黄酮、淄醇、氨基酸等有效成分。据药理研究：本品对金黄色葡萄球菌及大肠、痢疾、人型结核等杆菌有抑制作用；对肉瘤180、肉瘤37有抑制作用。

【配伍效果】

珍珠草与小叶凤尾草，是广东常用之草药，两药都有清热利湿、消肿解毒之功，都能治疗肠炎、痢疾、尿路感染、肝炎、痈肿疮毒。珍珠草苦甘性凉，苦以泄降，凉可清热，其入肝经，故可清热利尿，兼有平肝之功；小叶凤尾草味淡，性寒，淡能利湿，故可清热利湿，兼有凉血止血之效。两药联用，清热利湿通淋之力倍增，对热淋、水肿（阳水）疗效均佳。

【用法用量】

鲜者各30 g，干品各15 g左右，鲜者效果更好。煎汤服用。

【用药心得】

珍珠草与小叶凤尾草是邓教授治疗泌尿系统感染的常用药对，简称"珍凤"。泌尿系统感染是临床上多发常见病，属中医学"淋证"的范围。临床导致泌尿系统感染的细菌种类众多，有人对近几年来广州地区 1856 例泌尿系感染患者中段尿细菌培养并做药敏试验，发现导致以广州为代表的岭南地区泌尿系感染的最常见菌种是大肠埃希菌、粪肠球菌、金黄色葡萄球菌和普通变形杆菌，这一致病菌群分谱特征有可能与岭南湿热气候特点有关，是湿热淋证的地域特征。邓教授学生唐铁军等为了检验珍珠草与小叶凤尾草单用与合用对岭南泌尿系统感染常见的致病菌的抑菌作用，采用琼脂打孔法，对两药以及对照药物的抑菌效果进行比较。结果显示，珍凤合用对岭南泌尿系感染最常见的 4 种致病菌均有显著抑制作用，其中珍珠草的抑菌作用较为显著，小叶凤尾草单独的抑菌作用虽然较差，但与珍珠草配伍之后能够增强珍珠草的抑菌效果，体现了中药配伍的相须关系。

"珍凤"为治淋之通药，膏淋、血淋、石淋皆可随证加味。邓教授经验对于初发热淋见于单纯泌尿系统感染，症见尿频、尿急、尿痛，可以独用珍珠草与小叶凤尾草（鲜者各 30 g，干品各 15 g 左右），亦可稍加清热祛湿之品如薏苡仁、车前之属。若久淋难愈或慢性肾盂肾炎，常用珍凤合四君子汤加桑寄生、百部，名为"珍凤汤"。热淋见舌红苔薄、有伤津现象者，注意勿利水太过，可用珍凤合导赤散治之；兼见湿浊膏淋、浊淋小便混浊者，加萆薢以分清别浊；兼血淋、尿血常加三叶人字草、茜草；对兼见泌尿系结石的石淋加金沙藤、砂牛末。

【验案举例】

周某，女，67 岁，干部。患者于 1998 年 10 月尿常规：红细胞（＋），白细胞（＋），无明显症状，经用抗生素治疗，11 月复查尿常规正常，12 月 24 日尿常规：红细胞（＋＋＋＋），白细胞（＋），收住院治疗。经 B 超等检查排除泌尿系结石，诊断为泌尿系感染。经中西药治疗，1998 年 1 月 8 日痊愈出院。同年，3 月 11 日查尿常规：红细胞（＋），复用抗生素治疗而正常；5 月 28 日因旅途劳累，发热、尿常规：红细胞（＋＋＋＋），白细胞（＋），又用抗生素治疗而正常。7 月 6 日小便又出现红细胞、白细胞各（＋）。因小便异常，反复发作于 7 月 7 日来诊。

诊见：形体稍胖，面色少华，唇层暗，舌胖嫩苔白润，脉沉细。证属脾虚湿困，以健脾去湿法。处方：桑寄生、太子参各 30 g，茯苓、白术、百部各 12 g，白及 10 g，山药 20 g，黄芪、小叶凤尾草、珍珠草各 15 g，甘草 6 g，大枣 3 枚。

药后尿检正常，继续服药至 10 月 5 日。因过度劳累，外加精神刺激等因素，复查尿常规，白细胞（＋），舌象同前，脉细稍弦。仍守法续进，佐以疏肝理气。处方：黄芪、桑寄生、太子参各 30 g，茯苓、白术、小叶凤尾草、珍珠草各 15 g，百部

12 g，素馨花 10 g，三叶人字草、山药各 20 g，甘草 6 g。

药后复查小便正常，续服上药巩固疗效。11 月 1～15 日因感冒、出差停药，尿检又见白细胞（＋）。诊见其面色转华，舌胖嫩少苔，脉沉细尺弱。此正虚邪却，治宜扶正稍为侧重。处方：太子参、山药、桑寄生各 30 g，三叶人字草、黄芪各 15 g，茯苓、白术、百部、薏苡仁各 12 g，炙甘草 6 g，鳖甲（先煎）20 g，大枣 4 枚。

共服 60 多剂至春节停药。患者于 2000 年 1～3 月，每月尿复查 2～3 次均正常，停药 1 年，于 2000 年 12 月复查尿常规未见异常。

二十一、田基黄、土茵陈

【单味功用】

田基黄别名地耳草、黄花草、黄花仔、雀舌草、寸金草、禾霞气，为藤黄科金丝桃属植物田基黄的干燥全草。始载于《生草药性备要》，味甘、淡，性微寒，归肝、脾经。功能清热解毒，利湿退黄，消肿散瘀。用于湿热黄疸、肠痈、目赤肿痛、热毒疮痈。近有用于急慢性肝炎、早期肝硬化、肝区疼痛、阑尾炎、乳腺炎、肺脓肿；外用治痈疖肿毒，外伤积瘀肿痛，毒蛇咬伤，带状疱疹。据药理研究，田基黄有消炎解毒、抑菌、兴奋平滑肌和降压作用。

土茵陈为唇形科植物牛至的干燥地上部分。味辛，性微温，入肺、脾经。功能清暑解表，利水消肿，用于中暑、感冒、头痛身重、急性胃肠炎、腹痛吐泻、水肿。

【配伍效果】

田基黄味淡能渗湿，性寒能清热，故能清热解毒，利湿退黄。土茵陈辛温解表，清暑利水消肿。田基黄以清利湿热为主，土茵陈以辛散暑湿为要。二药伍用，一清一散，相互为用，清热解毒，利湿退黄，解表清暑益彰。

【用量用法】

田基黄 15～30 g、土茵陈 15 g。煎汤服用。

【用药心得】

田基黄为退黄之要药，对急性黄疸型和非黄疸型肝炎、迁延性和慢性肝炎等疾患，均有较显著疗效。与土茵陈伍用，清热利湿，治疗黄疸，疗效甚佳。若黄疸较重，肝酶学指标高，邓教授常用田基黄加治疗肝炎之"四金汤"（郁金、鸡内金、金钱草、海金沙），疏肝利胆。

邓教授曾治一患者，体质素差，有胃病史，黄疸已月余，住院期间服用大剂茵陈蒿汤加味：茵陈 60 g、栀子 15 g 等药，但黄疸指数还在 120 U 上下。会诊时，诊其面色黄而欠光亮，消瘦，皮肤痒甚，胃纳差，大便条状色略黑不黄亦不白，舌嫩苔润，脉弦不任重按，是邪未退而脾胃已伤。处方以四君子汤以扶其脾胃，选用味带芳香之土茵陈15 g及兼能散瘀消肿之田基黄15 g以退黄，佐郁金以利肝胆，服后纳增痒减。后因输液反应及饮食不当而呕吐，继而消化道出血，医院为之输血并邀再诊，急予西洋参12 g炖服（血脱益气之法），仍予健脾为主退黄为辅并加止血之药以治之。守方加减，黄疸消退而病愈。

又如邓教授曾治一患者，男性，青年人，黄疸已4个月，曾用激素治疗，一度好转，后又加重，停用激素1周后来诊。症见面目色黄暗滞少华，面圆如满月，疲乏甚，右胁痛甚，肝大质中等，唇红舌暗，苔白厚中部微黄，脉缓滑。此证邪气久留，正气尚未大虚，肝气郁结所致，治则以疏肝利湿为主，处方：金钱草、黄皮树寄生30 g，田基黄、土茵陈、麦芽各24 g，郁金9 g，茯苓、白术各15 g，甘草6 g。7剂后照方加茜根9 g以活血，并停用一切西药。三诊黄疸稍退，面色稍华，肝区痛减而左胸胁亦有时痛，舌嫩苔白，脉细缓，是邪渐退而肝郁渐舒，守前法治疗4周而黄疸尽退，胃纳增加，最后以健脾养肝收功。

二十二、川萆薢、黄皮树叶

【单味功用】

萆薢又名粉萆薢，为薯蓣科多年生草本植物山萆薢的块根。味苦，性微寒，入肝、胃经。本品气薄，善走下焦，而利水湿、泌清浊，用于治疗下焦湿浊郁滞所引起的膏淋，又治皮肤湿疹、慢性皮炎、脓疱疮，证属湿热者。另外，还能祛风湿而利关节，用于风湿腰膝痹痛。据临床报导，本品可治疗乳糜尿及风湿痛（能缓解肌肉痉挛）。

黄皮树叶，别名黄弹子叶、黄檀子叶，为芸香科植物黄皮的叶。黄皮树春季开白花，结近球形浆果，果皮黄色，故名"黄皮果"，其叶也被称为黄皮叶。味辛、微苦，性凉，气香，入肺经。功效祛风解表，止咳平喘，行气止痛。本品入肺而走表，辛温能散风寒，故能祛风解表、止咳平喘，用于防治感冒，咳嗽，小便不利；又本品味辛，气芳香，故能行气止痛；又苦能降，气降则呕逆止。故用于胃肠气滞及食滞之脘腹疼痛，胃气上逆之呕吐、呃逆等症。此外，用鲜叶煎水外洗，可消风肿，治疗癞。《岭南采药录》曰："黄皮叶煎水洗，解秽恶，消风肿，治疗癞，去热散毒。"《本草求原》谓："解秽除垢，退黄肿。"据药理研究：本品对金黄色葡萄球菌、福氏痢疾杆菌、大肠杆菌等有一定抑制作用。

【配伍效果】

川萆薢分利清浊、祛风湿、利关节。黄皮树叶具有疏风解表、解毒疏肝、行气化浊之效。萆薢入肝胃两经，升清降浊，去除困郁脾土之湿浊；黄皮树叶以疏肝解毒，行气化浊。黄皮树叶以疏解为主，川萆薢以分利为要。二药伍用，一疏一利，相互配合，疏肝解毒、去湿浊之力增强，治疗乙肝甚效。

【用量用法】

川萆薢 10～15 g，黄皮树叶 15～30 g（鲜品 30～60 g）。水煎服。

【用药心得】

在治疗慢性肝炎时，邓教授常用四君子汤加黄皮树叶、川萆薢。自拟方"慢肝六味饮"，方药配伍如下：党参或太子参 15～30 g，茯苓 15 g，白术 12 g，甘草 5 g，川萆薢 10 g，珍珠草 30 g。功效健脾化湿浊，扶土抑肝木。此方治疗单纯脾气虚型的慢性肝炎颇有疗效。湿重者加法半夏 10 g、砂仁 3 g、薏苡仁 15 g；肝郁者加素馨花 10 g、郁金 10 g；肝阴不足而见眩晕、失眠、梦多者加桑寄生 30 g、桑椹子 15 g、旱莲草 12 g、女贞子 12 g；肾阴虚而见腰膝酸痛、舌嫩红苔少、脉细数者加首乌 30 g、山萸肉 12 g、熟地 20 g，淮山药易白术，太子参易党参；黄疸者加田基黄 30 g、溪黄草 30 g 或金钱草 25 g、土茵陈 25 g；血瘀者加丹参 15 g、茜草根 12 g、桃仁 10 g、䗪虫 6 g。

【验案举例】

卢某，男，20 岁。初诊：1979 年 12 月 13 日。病史：患者于 1979 年 5 月初突发恶寒发热，高热达 39℃，并见头痛全身不适，当地卫生院按"流感"治疗，3 日后热退，惟觉易疲劳，胃纳不佳，失眠多梦，右胁部时觉隐痛。直至 9 月 13 日查体，发现肝大胁下 1.5 cm，即到广州某医院检查：肝功能谷丙转氨酶 217U/L，其余项目正常，HBsAg（＋），超声波示较密微小波，诊为"乙型肝炎"，至今已 7 个月。诊查：诊时除上述症状加重外，并见烦躁，右胁肋闷痛持续而明显，舌淡嫩，有齿印，苔浊，脉弦稍数，两寸稍弱。辨证：胁痛（乙型肝炎），证属脾虚肝郁。治法：健脾疏肝。

处方：①太子参 18 g，茯苓 15 g，白术 12 g，川萆薢 10 g，麦芽 30 g，大枣 4 枚，甘草 5 g，黄皮树叶 12 g。

②柴胡 10 g，枳壳 6 g，白芍 15 g，太子参 24 g，茯苓 15 g，白术 15 g，黄皮树寄生 30 g，甘草 5 g。

嘱两方药交替服用，每方药连服 3 天后即转用另方药。

治疗过程中曾根据病情需要，适当选加淮山药以健脾，郁金以疏肝，玄参、石斛、沙参、天花粉、旱莲草、楮实子以养护肝阴。连续服药至 1980 年 7 月 3 日，上述症状基本消失，精神、胃纳均佳，再到该医院复查，肝功能正常，HBsAg（－），超声波示肝区稀疏微波，未见明显炎症波型。至此病已基本痊愈，惟肝区时有不适，难入睡易醒等肝炎后综合征症状，乃嘱服健脾之剂以善其后。

二十三、白花蛇舌草、半枝莲

【单味功用】

白花蛇舌草，又名二叶葎，别名蛇舌草、龙吐珠、珠仔草、千打捶、蛇针草、白花十字草、蛇脷草、鹩哥利、蛇总管、蛇舌癀，为茜草科耳草属植物白花蛇舌草的干燥带根全草。茎干纤细，叶对生，夏秋之间生长茂盛，不到半个月就开花结籽，腋生单枚白色小花，形状如蛇吐信，故名白花蛇舌草。味苦、甘，性寒，主入肝、肾、小肠经。功能清热解毒消痈，利湿通淋，抗癌。本品性味甘寒，有较强的清热解毒作用，可广泛用于各种热毒证，尤多用治肠痈，未成脓或已成脓者均可使用；本品味淡能渗湿利水，寒能清热，故能清利湿热，用治湿热泻痢，湿热水肿，淋证，湿热黄疸，湿热带下。近有用于急性扁桃体炎、咽喉炎、阑尾炎、胆囊炎、软组织感染、妇科炎症、肺炎、泌尿系感染、细菌性痢疾、多种肿瘤；外用治痈肿疔疮、毒蛇咬伤。据药理研究：本品煎剂的抗菌作用不大，但内服后能明显提高机体的免疫功能，表现为明显地增强白细胞的吞噬力；本品在体外对急性淋巴细胞型、粒细胞型、单核细胞型及慢性粒细胞型的肿瘤细胞、小鼠腹水型肝癌细胞有较强的抑制作用；在体内对大鼠瓦克癌、小鼠肉瘤180、肝癌实体型有抑制作用；能增强小鼠的肾上腺皮质功能；有抑制精子生成的作用。

半枝莲为唇形科多年生草本植物半枝莲的全草。味辛、微苦，性微寒，入肺、胃、肝经。功能清热解毒，活血定痛，清热利湿。用于热毒痈肿疔疮、肠痈（阑尾炎）、毒蛇咬伤、跌打肿痛以及各种湿热证。本品为常用的抗癌药，可用于多种癌症，常与白花蛇舌草同用。

【配伍效果】

白花蛇舌草性味甘寒，有较强的清热解毒作用，能清热解毒消痈，利湿通淋。半枝莲清热解毒，活血定痛，清热利湿。二药均为常用的抗癌药，配伍使用，相互促进，清热解毒，利湿消痈，活血抗癌作用加强。

【用量用法】

白花蛇舌草 30～60 g，半枝莲 15～30 g，鲜品加倍，水煎服。

【用药心得】

白花蛇舌草、半枝莲伍用，可治疗多种癌症，对消化道肿瘤疗效较好。邓教授常用于治疗肝癌、肠癌。据药理研究：白花蛇舌草煎剂的抗菌作用不大，但内服后能明显提高机体的免疫功能，表现为明显地增强白细胞的吞噬力。本品在体外对急性淋巴细胞型、粒细胞型、单核细胞型及慢性粒细胞型的肿瘤细胞、小鼠腹水型肝癌细胞有较强的抑制作用；在体内对大鼠瓦克癌、小鼠肉瘤180、肝癌实体型有抑制作用。

二十四、桔梗、千层纸

【单味功用】

桔梗为桔梗科多年生草本植物桔梗的根，以其根茎结实梗直而得名。味辛、苦，性平，入肺经。本品辛散苦泄，但辛而不燥，苦而不峻，善于宣通肺气，肺气宣则咳嗽止，声音开，脓痰亦易于排出，故有止咳祛痰、开音、排脓等作用。用于各种咳嗽痰多，咽痛，失音，尤以外感风热引起者及肺痈咳吐脓痰证最宜。此外，本品性升提，并有载诸药上行之效，常作引使药用。据化学药理研究，本品含有皂苷，能促进气管的分泌，有祛痰作用。

千层纸，本名木蝴蝶，又名千张纸、白玉纸、白千层、白纸肉，为紫葳科小乔木木蝴蝶的干燥成熟种子。味苦、甘，性凉，入肺、肝、胃经。功能清热解毒、润肺开音、疏肝和胃。用治热毒咽喉肿痛，肺热或肺燥咳嗽声哑，肝胃气痛，疮疡久溃不敛。

【配伍效果】

桔梗味苦性平，长于宣肺止咳祛痰，散郁利咽排脓；千层纸味苦甘性凉，功能清热利咽、疏肝和胃。盖千层纸清热解毒、润肺开音为主；桔梗升提宣散，宣开肺气而散外邪，又可载千层纸直奔咽喉。诸药参合，宣肺清咽，开音止咳甚妙。

【用量用法】

千层纸 5～15 g，桔梗 6～10 g。水煎服。

【用药心得】

邓教授常用二药治疗咽喉炎以及音嘶、音哑，慢性喉炎，喉头结节（息肉）等喉部疾患，配伍玄参、凤凰衣、胖大海、乌梅等效果更佳；气虚者加五爪龙。治疗慢性咽喉炎常用方为五爪龙30 g、玄参15 g、千层纸6 g、桔梗10 g、乌梅6 g。功效益气养阴，利咽止痛。

第六讲 对药应用心得

二十五、大黄、熟附子

【单味功用】

大黄又名川军，为蓼科多年生高大草本植物掌叶大黄（北大黄）及药用大黄（南大黄）的根茎。味苦，性寒，入脾、胃、大肠、肝经。本品气味俱厚，性降下行，善于泻热通便，活血祛瘀。其功用：①能荡涤胃肠实热，清除燥结、积滞，为苦寒攻下之要药，用于治疗温热病中期或极期出现的热积便秘等实热之症；②治寒积便秘、热泻下痢；③能清热解毒、凉血止血、利胆退黄，用于治疗热毒疮疡、烫伤、火伤、吐血、衄血、风火赤眼、咽喉肿痛等实火上炎之症及湿热黄疸；④能活血化瘀，用于治疗产后瘀血腹痛、血瘀经闭，以及跌打损伤、瘀阻作痛者；⑤治疗胃痛泛酸、胃部烦热等症。抗菌试验表明，本品对金黄色葡萄球菌、霍乱弧菌、大肠杆菌、痢疾杆菌、绿脓杆菌、肺炎双球菌等，均有较强的抑制作用。

附子又叫附片，为毛茛科多年生草本植物乌头块根上所附生的子根。味辛、甘，性大热，入心、肾、脾经。本品纯阳有毒，其性走而不守，上能助心阳以通脉，下可补肾阳以益火，是一味温补命门之火，温里回阳救逆的要药。既能治疗阳气衰微、阴寒内盛，或因大汗、大吐、大泻而引起的四肢厥逆、冷汗自出、脉微欲绝等亡阳症；又能治疗大汗淋漓、手足厥冷、气促喘急等阳气暴脱之症；还能峻补肾阳，益命门火而暖脾胃，助阳化气以利水消肿，用于治疗肾阳不足、命门火衰、畏寒肢冷、阳痿、尿频等症；又治阴寒内盛、脾阳不振、脘腹冷痛、大便溏泻等症，以及脾肾阳虚、水湿内停，所引起的小便不利、肢体浮肿之症。此外，本品辛热气雄，还可通行十二经脉、祛寒除湿、温经止痛，用于治疗风寒湿痹、寒湿偏盛、周身骨节疼痛等症。

【配伍效果】

大黄气味俱厚，大苦大寒，其性沉而不浮，其用走而不守，其力猛而下行，故号称将军，功专荡涤泻下，推陈出新，导实热积滞从大肠而解。附子大辛大热，走而不守，温肾壮阳，大补真火，温脾阳以散寒凝、止疼痛。二药伍用，相互制约，相互为用，通腹气、荡积滞之功益彰。

【用量用法】

大黄 5～10 g，熟附子 5～15 g。水煎服。

【用药心得】

大黄、附子伍用，出自《金匮要略》大黄附子汤。主治肾虚寒结证：腹痛便秘，胁下偏痛，发热，手足厥逆，脉弦紧。明·张璐云："大黄附子汤，为寒热互结、刚柔并济之和剂。近世但知寒下一途，绝不知有温下一法。盖暴感之热结可以寒下，久积之寒结亦可寒下乎……大黄附子汤用细辛佐附子，以攻胁下寒结，即兼大黄之寒以导之。寒热合用，温攻兼施，此圣法昭然，不可思攻者也。"

邓教授常用二药伍用治疗慢性睾丸炎、附睾炎、睾丸痛等症，可配伍黄皮核、荔枝核、柑核、杧果核、橘核等同用，效果甚佳。

二十六、僵蚕、蝉蜕

【单味功用】

僵蚕又叫白僵蚕、天虫，为蚕蛾科昆虫家蚕的幼虫在未吐丝前，因感染白僵菌而发病致死的僵化虫体。味咸、辛，性平，入肝、肺经。本品得清化之气，故僵而不腐。其气味俱薄，轻浮而升，能祛风解痉、化痰散结。药理研究表明：本品所含草酸铵有镇静、抗惊厥作用；所含6-N-羟乙基腺嘌呤有抗辐射、降压作用。

蝉蜕又名蝉衣、蝉退、知了皮，为蝉科昆虫蚱蝉所蜕的皮壳。味甘、咸，性微寒，入肺、肝经。本品为土木余气所化，其质轻性浮能达表，其气轻虚，味甘性寒气清能凉散风热，为治小儿感冒风热及急惊风高热惊搐常用之药，能疏风清热、清热透疹。另外，蝉衣又善清肝经风热，以祛风解痉、镇静安神。据药理研究，本品能降低反射反应和横纹肌紧张度，并对神经节有阻断作用，其定惊镇痉作用可能与此有关。

【配伍效果】

白僵蚕僵而不腐，得清化之气为最，其气味俱薄，轻浮而升，故能祛风清热、息风解痉、化痰散结、通络止痛；蝉蜕质轻升散，善走皮腠，能凉散风热、透疹、定惊解痉。二药配伍，功善走上，行表，宣透清化，能疏风清热、息风解痉、通络止痛。

【用量用法】

僵蚕4.5~6g，蝉蜕3~6g。煎汤服用。

【用药心得】

邓教授常用于治疗面神经麻痹和温病湿热遏阻，卫气同病。

第六讲 对药应用心得

123

二十七、防风、羌活、黄芩、甘草

【单味功用】

防风为伞形科多年生草本植物防风的根。味辛、甘，性微温，入膀胱、肝、脾经。本品浮而升，为祛风圣药。功能解表祛风、去湿止痛、息风解痉。用于感受风邪所致的头痛、恶风、体痛、偏头痛，风湿在表之关节疼痛以及破伤风。

羌活为伞形科多年生草本植物羌活的根茎及根，因产于羌胡而得名。味辛、苦，性温，气香烈，入膀胱、肾经。本品气雄而散，味薄上升，它既能发汗解表，散足太阳膀胱经游风、头风，用于治疗外感风寒所引起的发热恶寒、头痛、身痛等症。本品味辛而性温能散风寒，苦能胜湿，气雄能通，芳香能止痛，既祛风湿，又能通痹止痛，苦能胜湿，气雄能通，芳香能止痛，既祛风湿，又能通痹止痛，用于风寒湿痹痛，以上半身痹痛为宜。

黄芩为唇形科多年生草本植物黄芩的根。味苦，性寒，入肺、脾、胆、胃、大肠经。本品苦能燥湿，寒能清热，为清热燥湿、泻火解毒之品，用于治疗湿热蕴结所引起的泻痢腹痛、里急后重、痢下赤白，以及湿热黄疸、疮疡痈肿等症。其性味体轻主浮，又善清上焦肺火，用于治疗肺热咳嗽；黄芩苦寒以清热，热得清则血不妄行，故炒炭入药，又可清热止血，用于火盛迫血妄行而引起的吐血、衄血、便血、血崩等症。此外，黄芩还有清热安胎之功，用于孕妇有热而致胎动不安。据现代中药药理研究，认为黄芩有解热、利尿、镇静降压作用，故可治疗高血压病、动脉硬化、植物神经功能紊乱，证属肝阳亢盛，症见头痛、目眩、目赤、口苦、面红、心烦、失眠者。

甘草为豆科多年生草本植物甘草的根茎。味甘，性平，入心、肺、脾、胃经。本品生者（生甘草、粉甘草）入药，能清热解毒、润肺祛痰止咳，用于治疗疮疡肿毒，以及药物、食物中毒，咳嗽气喘等症；味纯甘，炙后性微温，能补脾益气，用于治疗脾虚气弱、气虚血少，脉结代、心动悸之症；甘、平，性和而缓，能调和诸药，热药用之缓其热，寒药用之缓其寒，烈药用之缓其峻；甘以缓之，可缓急止痛，用于腹中或小腿挛急而痛。

【配伍效果】

防风味辛、甘，质柔润，祛风而不燥，气味俱升，性温而润，前人称之为风药中润剂，善走上焦，以治上焦之风邪，又能走气分，偏于祛周身之风，且能胜湿（凡风药皆能胜湿）。功能解表祛风、去湿止痛、息风解痉。羌活体轻走表，辛温能发散肌表风寒，苦能胜湿，气雄能通，芳香能止痛，行上焦而理上，长于祛风寒，能直上巅顶，横行肢臂，治游风头痛、风湿骨节疼痛等症。黄芩苦寒，能清热燥湿，泻火解毒，止血、安胎。甘草味纯甘，既能清热解毒，又能补脾益气；甘以缓之，可调和诸药，又缓急止痛。

诸药参合，一润一燥，一烈一缓，相互制约，相互为用，祛风通络止痛作用加强。

【用量用法】

防风 3 ~ 10 g，羌活 3 ~ 6 g，黄芩 6 ~ 10 g，甘草 3 ~ 6 g。煎汤服用。

【用药心得】

邓教授善用四药配伍治疗三叉神经痛、头痛、眉棱骨痛。清·林珮琴《类证治裁》指出："眉棱骨痛，由风热外干，痰湿内郁"用选奇汤。该方原出于《东垣试效方》，药只四味："羌活、防风各三钱，甘草三钱（冬天用炙），黄芩一钱（酒制，冬月不用）"。邓教授用此方黄芩未用酒制，曾以生地易黄芩亦效，因患者有阴虚之象。亦可因证加减，如治一女教师，左侧额痛兼上齿疼痛剧烈，一日发作 10 多次，曾经中西医治疗，疼痛次数减至一天五六次，而疼痛的程度不减。诊其面色红，唇红，脉弦滑数。虽然舌嫩、舌边有齿印，有本虚之征，但风热实证为主，处方用：防风、羌活、黄芩各 9 g，甘草 6 g，再加白芍、蒺藜各 12 g，菊花 9 g，7 剂痛大减。后因过劳，淋雨复发 2 次，继用上方加减，前后用药 40 余剂而愈，追踪 1 年多，未见复发。

二十八、全蝎、蜈蚣

【单味功用】

全蝎又叫全虫，为节足动物钳蝎科动物钳蝎的干燥全虫。味辛、甘、咸，性平，有毒，入肝经。本品为治肝经风痰要药，功善祛风镇痉。既能散肝经风热，而平肝息风止痉，用于治疗破伤风、小儿急惊风、慢惊风、中风半身不遂、口眼歪斜、言语謇涩、手足抽掣等症，又能祛风通络以止疼痛，用于治疗顽固性偏正头痛（包括三叉神经痛等）、风湿痹痛等症。亦能解毒散结，本品以毒攻毒，辛以散结的作用，用于治疗疮疡肿毒、瘰疬结核等症。另外，还可镇静降压，用于治疗高血压病。

蜈蚣又名百足、川足、天龙、百脚、赤足蜈蚣，为节足动物蜈蚣科少棘巨蜈蚣的干燥虫体。味辛，性温，有毒，入肝经。本品走窜之力最速，内而脏腑，外而经络，凡气血凝聚之处皆能开之。功善通经络、息肝风、解痉挛、止抽搐。内治肝风萌动、癫痫、眩晕、抽掣疼痛、小儿脐风、破伤风诸症；外治经络中风、口眼歪斜、手足麻木，以及顽固性头部抽掣疼痛，又能解毒消肿，以治疮疡肿毒、瘰疬溃烂等症。本品还可解蛇毒。

【配伍效果】

全蝎平肝息风解痉，祛风通络止痛，解毒散结消肿；蜈蚣息肝风解痉挛、止抽搐，通经络、止疼痛，解毒散结消肿。二者均入肝经，为息风解痉圣品。相须为用，其力相得益彰，息风解痉作用倍增。

【用量用法】

蜈蚣、全蝎各等份，研为细末，每次服 1~1.5 g，日服 2 次。

【用药心得】

全蝎、蜈蚣伍用，名曰蜈蝎散，又叫止痉散。邓教授常蜈蚣、全蝎各等份，研末吞服，治癫痫。据药理研究，蜈蚣抗惊厥作用效力强于全蝎，二者合用有协同作用，对于硝酸马钱子碱、纯烟碱所引起的惊厥，均有不同程度的对抗作用，并有显著的镇静作用。

二十九、石菖蒲、远志

【单味功用】

石菖蒲又叫九节菖蒲，为天南星科多年生草本植物石菖蒲的根茎。味辛，性温，入心、肝、胃经。本品气味芳香，辛温行散之力较强，能化湿浊，故为宣气通窍、祛痰湿之佳品。它既能芳香化湿、宣窍豁痰，用于痰湿蒙闭、清阳不升而引起的神识不清、耳聋目昏、精神迟钝，以及癫痫神志痴呆等症；又能和中辟浊、醒脾健运，用于湿困脾胃所致的胸脘胀闷、腹痛等症。还可治疗和痰有关的某些病证，如癫证、狂证、痫证。另外，也可用于耳鸣、耳聋、健忘诸症。

远志为远志科多年生草本植物远志的根或根皮。本品能益肾强志，故有远志之名。味苦、辛，性温，入心、肺、肾经。本品味苦辛性温，有苦泄辛散温行之效，能通心窍、散气郁、安神，用于思虑过度、情志抑郁所致的心神不安、失眠、健忘等症；又可豁痰开窍、化痰止咳，治疗痰阻心窍所致的神志不安、癫痫、咳嗽多痰等症；还能交通心肾，以苦温泄热振心阳，使心气下交于肾，以辛温化肾寒，令肾气上达于心，以致阴平阳秘，水火既济，失眠之证可除。

【配伍效果】

菖蒲辛散温通，化痰通窍，辟浊化湿，理气；远志芳香清冽，辛温行散，通心安神，祛痰通窍。菖蒲开窍启闭宁神，远志通于肾交于心。二药伍用，益肾健脑聪智，开窍启闭宁神之力增强。

【用量用法】

远志 6 ~ 10 g，石菖蒲 3 ~ 10 g。煎汤服用。

【用药心得】

菖蒲、远志伍用，名曰远志汤，出自《圣济总录》，以治久心痛。《千金要方》加入龟板、龙骨，名云孔圣枕中丹。用于治疗心血虚弱，精神恍惚，心神不安，健忘，失眠等症。笔者体会，凡属神经衰弱，眠差、记忆力减退者确有实效。对于情志不遂，以致表情淡漠，甚或痴呆、失眠、不安等症者，常与温胆汤合用，多收良效。

邓教授临证处方时，习惯以石菖蒲、远志二药并书伍用，治疗中风失语、痰蒙心窍。《中药大辞典》载："九节菖蒲、远志各 3 g，水煎服。治疗小儿急惊风、高热抽搐。"据药理研究，石菖蒲含有挥发油等，能促进消化液分泌及制止胃肠的异常发酵，缓解肠管平滑肌痉挛的作用，故能和中辟浊止痛。对某些中枢神经有抑制作用，因而出现镇静、催眠作用；另本品有较强的降温作用，能使正常体温下降；其中毒剂量主要引起脊髓兴奋，出现全身抽搐，用于精神病患者亦有镇静和催眠作用。远志所含远志皂苷能增加支气管分泌及黏膜上皮纤毛的运动，因而有祛痰的作用；并能刺激胃黏膜而反射性地引起轻度恶心，故胃炎及胃溃疡患者应避免使用；并有溶血作用。

三十、老桑枝、桑寄生

【单味功用】

老桑枝为桑树的树枝，其味甘、苦、性微寒，入肝经。本品性善祛风通络、利关节，而苦寒又能清热，用于风湿痹痛证。对于风湿热痹，痛在四肢关节者，尤为适宜。老桑枝功效应用与嫩桑枝相同，但用治湿火骨痛，老桑枝疗效更佳。

桑寄生为桑寄生科植物桑寄生的带叶枝茎。味甘、微苦，性平，入肝、肾经。它既可祛风湿、舒筋络而利关节，补肝肾、强筋骨而增强抗病能力，用于治疗风湿痹痛（类风湿关节炎、风湿性肌炎），兼见肝肾不足、腰膝酸痛、筋骨痿软者；又能补肝肾而降血压，用于治疗高血压病、冠心病，证属肝肾不足、阴虚阳亢，以致头痛、眩晕、耳鸣、心悸者；还能补肝肾、养血安胎、固冲止崩，用于胎动不安、胎漏下血。此外，还可用于治疗小儿麻痹后遗症，以及肌肤甲错（皮肤干燥症）。据药理研究，桑寄生具有镇静、镇痛作用。

【配伍效果】

老桑枝横行四肢，性善祛风通络、利关节；桑寄生得桑之余气而生，质厚而柔，不寒不热，为补肾补血之要剂。可补肝肾，强筋骨，祛风逐湿，补血通脉。桑枝以通为主，桑寄生以补为要。二药参合，一补一通，相互为用，补肝肾、壮筋骨、祛风湿、通络道、止疼痛、降血压益彰。

【用量用法】

老桑枝 15～30 g，桑寄生 15～30 g。煎汤服用。

【用药心得】

邓教授临证处方，习以老桑枝、桑寄生并书伍用，主治痹证，风湿为患，经气闭阻，以致腰酸腰痛、关节屈伸不利、筋骨疼痛等症。另外，高血压病，冠心病，证属肝肾不足、阴虚阳亢，症见头痛、头晕、耳鸣、心悸、肢体麻木者亦可。治疗痹证可单独重用二药，亦可配伍祛风除湿活络药如防己、海桐皮、丝瓜络、银花藤等同用。治疗高血压病、冠心病还需辨证论治，随证加减。

三十一、络石藤、宽筋藤、海风藤

【单味功用】

海风藤为胡椒科常绿攀援藤本植物风藤的干燥藤茎。味辛、苦，性微温，入肝经。能祛风湿、通经络，用于治疗风寒湿痹、腰膝疼痛、关节不利、筋脉拘挛，以及中风后遗症的手足不遂；也可用于跌打损伤之瘀血肿痛等症。

络石藤为夹竹桃科常绿木质藤本络石的干燥带叶藤茎。味苦，性微寒，入心、肝经。既能祛风湿，通经络，治风湿痹痛、筋脉拘挛、屈伸不便等症，又能凉血消肿，以治喉痹、疮肿。

宽筋藤为防己科藤本植物中华青牛胆的藤茎。味苦，性微寒，入肝经。功能祛风湿，舒筋活络，用于风湿热痹痛。本品长于舒筋络，尤善治筋络关节拘挛，屈伸不利之症。

【配伍效果】

海风藤祛风湿，通经络；络石藤祛风通络，凉血消痈；宽筋藤祛风湿，舒筋活络。三者均以茎枝入药，且同走肝经，故常相须而行，以起协同之功，祛风湿、舒筋骨、通经络、止疼痛的力量增强。

【用量用法】

海风藤 10～15 g，络石藤 10～15 g，宽筋藤 15～30 g。水煎服。

【用药心得】

海风藤、络石藤、宽筋藤伍用，侧重于祛风湿、舒筋活络，故痹证尤其是风湿痹痛，筋脉拘急，肢体麻木、疼痛以及半身不遂诸症均宜使用。若伍以鸡血藤、钩藤、威灵仙，其效更著。

三十二、地肤子、白鲜皮

【单味功用】

地肤子，别名扫帚菜子、扫帚子，为藜科植物地肤的果实。地肤子在《神农本草经》中谓："主膀胱热，利小便。补中，益精气。"《滇南本草》中更指出："利膀胱小便积热，洗皮肤之风，疗妇人诸经客热，清利胎热，湿热带下。"《玉楸药解》曰："疗头目肿痛，狐疝阴癫，腰疼胁痛，血痢，恶疮。"本品味甘、苦，性寒，入膀胱经。既能清热利水，用于膀胱湿热引起的小便不利之症，症见小便短赤热痛等；又能除湿止痒，用于皮肤湿毒瘙痒、疥癣等症。煎汤外洗用于皮肤湿毒瘙痒、疥癣、外阴炎、阴道炎等，内服用于膀胱湿热引起的小便不利之症。据抗菌试验，地肤子水浸剂（1:3）有抗皮肤真菌的作用，故可用于皮肤湿毒引起的瘙痒症。

白鲜皮为芸香科多年生草本植物白鲜的根皮。味苦，性寒，入脾、胃经，有清热燥湿、解毒止痒的功效。以其苦能燥湿，寒能清热，功专清利湿热，多用于湿热黄疸，风痹作痛及湿热疮毒、疥癣诸证。《神农本草经》载有："味苦，寒。主治头风，黄疸，咳逆，淋沥，女子阴中肿痛，湿痹死肌，不可屈伸起止行步。"《药性论》有："治一切热毒风，恶风，风疮疥癣，赤烂，眉发脱脆，皮肌急，壮热恶寒，主解热黄，酒黄，急黄，谷黄，劳黄等，良。"知其非一般苦寒之品，且具辛散疏风之功。《本草原始》曰："白鲜皮，入肺经，故能去风，入小肠经，故能去湿，夫风湿既除，则血气自活而热亦去。治一切疥癫、恶风、疥癣、杨梅、诸疮热毒。"《景岳全书》："味苦寒，性燥而降，乃手足太阴阳明之药……尤治一切毒风风疮，疥癣赤烂，杨梅疮毒，眉发脱落。此虽善理疮疡，而实为诸黄、风痹要药。"且《本草思辨录》解释为："白鲜之根作羊膻气，膻属风，宜治在下之风矣。而其根于四五月花开之后，即虚恶无用，是未花之前，其气上注必力，且采于二月，风木司令，自于治头风极合。至味苦化燥，气寒已热，又能于湿热大展其用，治淋沥阴肿者，根走极下之验也。治黄疸湿痹者，皮走肌肉之验也。治四肢不安腹中大热饮水者，皮黄白入肺胃之验也。用之于湿热，不必夹风，用之于风，不必夹湿而必夹热，否则于是物无当矣。"据抗菌试验，本品对皮肤真菌有抑制作用。

【配伍效果】

地肤子味苦甘性寒，入膀胱经，功能清热止痒，走表外散肌肤之风而止痒，入里内清湿热而利尿，适用于皮肤湿疹瘙痒；白鲜皮苦寒，入脾胃经，不但具有清热、燥湿、杀虫之功，而且具有散风祛邪作用，苦寒而不伤阴，大量使用安全可靠。二药均为治疗皮肤病的要药，配伍使用，相辅相成，清热利湿，祛风止痒之力益彰。

【用量用法】

地肤子 15～30 g，白鲜皮 15～30 g。煎汤服用；亦可煎汤外洗，用量加倍。

【用药心得】

地肤子、白鲜皮伍用，为邓教授治疗皮肤瘙痒症而设。瘙痒一症以风邪为首，故治疗时当以疏风为主要治法。临证之际，可单用二药煎汤服用，亦可加入其他方中对症处理。药渣煎汤外洗，效果更佳。

【验案举例】

丙某，女性，44 岁，严重急性呼吸综合征病程 30 天，2003 年 5 月 9 日初诊，激素减量中。现症：心悸，胸闷，心烦，近日在颈、胸部出现皮疹，色红略暗，无水疱，肢体麻，口黏甜，纳可，二便调，舌质淡红有齿印，苔白微黄腻，脉滑数。辨证：湿困脾肺，郁蒸肌表。治法：清化湿热，透邪外出，活血凉血。初诊处方：生麻黄 6 g、连翘 15 g、金银花 15 g、桑叶 12 g、杏仁 10 g、丹皮 9 g、赤芍 15 g、地肤子 15 g、白鲜皮 15 g、赤小豆 20 g、土茯苓 30 g、防风 12 g、白术 12 g、升麻 8 g、蝉蜕 8 g，枳壳 9 g，桔梗 9 g，生甘草 6 g。

二诊（5 月 12 日）：服药后皮疹明显减少，皮疹色转淡红，胸闷气短，咳嗽，心烦，神疲乏力，二便调，舌质淡红，苔白薄腻，脉细滑数。处方：生麻黄 6 g、连翘 15 g、紫菀 12 g、杏仁 10 g、丹皮 9 g、赤芍 15 g、地肤子 15 g、白鲜皮 15 g、赤小豆 20 g、土茯苓 30 g、防风 12 g、白术 12 g、升麻 8 g、生黄芪 15 g、蝉蜕 8 g、枳壳 9 g、桔梗 9 g、生甘草 6 g。1 周后疹退，气平顺，湿邪渐清（杨志敏诊）。

三十三、素馨花、郁金、合欢花

【单味功用】

素馨花为木犀科灌木植物素馨的花蕾。味微苦，性平，入肝经。功能疏肝解郁，本品行气之中善于疏肝解郁。常用于肝气郁滞所致的胸脘胁肋疼痛。

郁金为姜科多年生宿根草本植物毛姜黄的块根。味辛、苦，性微寒，入心、肺、肝、胆经。本品辛散苦泄能祛血中瘀滞，可行气解郁、活血祛瘀，用于肝郁气滞所致的胸腹胁肋诸痛、经痛及跌打损伤，积瘀疼痛等症；又能凉血清心，利胆退黄，用于惊痫癫狂，痰热蒙蔽心窍，以及肝胆湿热或郁热所致黄疸、胁肋疼痛；还能凉血止血、祛瘀生新，用于治疗热邪伤于络脉而引起的吐血、衄血、尿血等症，而兼有瘀滞证候者。近年临床上，常用本品治疗黄疸型肝炎、胆石症、胆囊炎等。

合欢花为豆科落叶乔木合欢的干燥花或花蕾。味甘，性平，入心、肝经。功能解郁安神，本品为疏肝解郁，悦心安神之品，用于忿怒忧郁所致的失眠、虚烦不安、健忘多梦等症。

【配伍效果】

素馨花疏肝解郁，行气止痛；郁金行气解郁，祛瘀止痛，凉血清心，利胆退黄；合欢花疏肝解郁，安神。素馨花行于气分，以行气疏肝为主；郁金既入气分，又走血分，以行气解郁，凉血散瘀为要；合欢花能使五脏安和，心志欢悦，收安神解郁之效。诸药参合，一气一血，气血并治，行气活血、解郁止痛的力量增强。

【用量用法】

素馨花 5～10 g，郁金 9～15 g，合欢花 5～10 g。水煎服。

【用药心得】

素馨花、郁金、合欢花伍用，可治疗肝郁气滞，气血不和，以致胁肋胀痛、刺痛、心下逆满、食后不消等症。

三十四、荔枝核、橘核

【单味功用】

橘核又名柚核、橘米、橘仁，为柚树果实的种子。味辛、苦，性平，主入肝经，功能行气止痛。本品既能行气散结，又能理气止痛，用于治疗小肠疝气、膀胱气痛、睾丸肿痛、腰痛、乳痈初起等症。

荔枝核又名荔仁、大荔核，为无患子科常绿乔木荔枝树果实的种子。味甘、辛，性温，入肝经。本品走肝经血分，以行血中之气，能祛寒散滞、行气止痛，用于肝经气滞引起的疝气痛、睾丸肿痛等症，治疗肝经寒气凝滞引起的小肠疝气、睾丸肿痛，以及胃气滞引起的胃脘疼痛。

【配伍效果】

橘核沉降，入足厥阴肝经，功专行气、散结、止痛；荔枝核善走肝经血分，功擅行气、散寒、止痛。二药参合，专入肝经，直达少腹，祛寒止痛、散结消肿之功益彰。

【用量用法】

橘核 6 ~ 10 g，打碎用；荔枝核 6 ~ 10 g。水煎服。

【用药心得】

橘核、荔枝核伍用，治疗小肠疝气、阴囊、睾丸肿痛、前列腺炎症疼痛等症。亦有报道用于治疗乳腺增生、虚寒性痛经、带下、腹内包块等。

三十五、旱莲草、侧柏叶、细辛、海桐皮

【单味功用】

旱莲草为菊科一年生草本植物鳢肠的全草。其草结实如小莲房，生于旱地而得名。取鲜品搓揉其茎叶，有黑汁流出，故又叫墨旱莲。味甘、酸，性微寒，入肝、肾经，能滋养肝肾、凉血止血，用于肝肾阴虚所致的头晕目眩、牙齿松动、须发早白等症，以及阴虚血热所致的各种出血证。

侧柏叶为柏科常绿乔木侧柏的带叶枝梢。味苦、涩，性微寒，入肺、肝、大肠经。功能凉血止血，止咳祛痰。本品兼涩，凉血止血之中并有收敛止血作用，广泛用于各种出血证，如吐血、咳血、便血、血痢、尿血、崩漏等，因本品性微寒，以治热证出血较好。本品并清肺热以止咳祛痰，用治肺热咳嗽，对肺痨咳嗽、咳血、痰稠难出者，亦常用本品。此外，本品还有解毒消肿、生发作用。

细辛为马兜铃科多年生草本植物细辛的全草。味辛，性温，入心、肺、肾经。本品味辛而厚，气温而烈，上行入肺，以发散在表之风寒；下行走肾，以散肾经之风寒，故为宣通内外，发散风寒的要药。用于治疗素体阳虚，外感风寒，以致恶寒、发热、脉反沉者。本品辛散温行，又有较强的止痛作用，可用于治多种原因引起的头痛、牙痛、骨节疼痛等。另外，它还能温肺化饮、镇咳祛痰，用于治疗肺寒咳喘、痰白清稀或风寒咳嗽、痰液稀薄等症。用于牙痛（蛀牙痛），单用本品或加露蜂房煎水含漱，亦取其祛风止痛之效。据药理研究，细辛中的挥发油对呼吸中枢有麻痹作用；另一方面，此挥发油有镇静作用，故有止痛的效果。

海桐皮为蝶形花科常绿乔木海桐的树皮。味苦，性微寒，入肝、肾经。能祛风湿、通经络、止痹痛，用于治疗风湿痹痛、血脉不和、四肢拘急、腰膝疼痛等症。因本品性味苦寒能清热，以治风湿热痛为宜。此外，尚可治皮肤水肿，取本品行湿利水消肿。亦有用本品煎水含漱，治龋齿痛者，是取本品有祛风止痛之效。

【配伍效果】

旱莲草养肝益肾，凉血止血，乌须黑发；侧柏叶凉血止血，解毒消肿；细辛气

味香窜，升散之力颇强，有较好的通络止痛之功；海桐皮祛风除湿，通络止痛。诸药参合，相须为用，互相促进，补肝肾、祛风湿、凉血止血、通络止痛之力增强。

【用量用法】

旱莲草 6 ~ 10 g，侧柏叶 10 ~ 15 g，细辛 1 ~ 3 g，海桐皮 6 ~ 10 g。水煎服。

【用药心得】

旱莲草、侧柏叶、细辛、海桐皮伍用，治疗牙痛，疗效明显。关于细辛的用量，古云："细辛不过钱"。李寿山云："细辛不过钱之说不足为信。其于细辛止痛，治疗'瘀血头痛'，最少起步于 3 g，递增至 9 g，并无不良反应。"李介鸣老中医首先将大剂量细辛用于治疗缓慢性心律失常，其中一例细心逐渐加量至 30 g，尚未发现任何副作用。

三十六、独脚金、象牙丝

【单味功用】

独脚金，又名疳积草、独脚金、鹿草、独脚柑，为玄参科独脚金属植物独脚金的干燥全草。味甘、淡，性平，入肝、脾经。功效清肝消疳，健脾消食。《南宁药物志》记载本品能"退热解渴，消食，治疳积烦渴"。本品善清肝热以消疳积，为儿科常用药。多用治小儿疳积，食欲不振及小儿伤食纳差腹泻（单纯性消化不良），黄肿，夜盲等症。可亦治小儿夏季热及夜盲症，民间用独脚金 15 g，猪肝 100 g 切片，加水 2 碗煎至 1 碗，以食盐少许调味，饮汤食猪肝。有健脾、消食、明目、除疳积的功效。

象牙丝，又名象牙屑，为脊椎动物象科印度象及非洲象的牙齿，经锉末或刮薄片而成。味甘，性寒，入肝、脾、胃经。功能清热定惊、解毒，用于小儿热盛抽搐，麻疹后余热未清，或麻疹毒盛者。此外，还可用于小儿疳热。

【配伍效果】

独脚金清肝消疳，健脾消食；象牙丝清热定惊、解毒；独脚金清肝热以消疳积，象牙丝亦用于小儿疳热。二药伍用，相互促进，清肝积、健脾胃之力增强。

【用量用法】

独脚金 9 ~ 15 g，象牙丝 10 ~ 15 g，先煎。煎汤服用。

【用药心得】

独脚金、象牙丝均为儿科清肝热消疳积常用良药，邓教授以二药配伍布渣叶、鸡内金、麦芽、谷芽等，治疗小儿脾虚疳积效果甚佳。与六君子汤合用，疗效更佳。

三十七、吴茱萸、川连

【单味功用】

吴茱萸又名吴萸，为芸香科常绿灌木或小乔木植物吴茱萸的接近成熟果实。味辛、苦，性热，有小毒，入肝、脾、胃、肾经。功能散寒止痛，降逆止呕。李杲说："浊阴不降，厥气上逆，膈寒胀满，非吴茱萸不可治也。"故为治疗胸膈痞塞、胁肋胀满、脘腹冷痛之佳品。本品味辛性温，善于温散肝胃之寒，味苦能降，并能降逆以止呕，用于肝胃虚寒、浊阴上逆所致的头痛或胃脘疼痛、寒疝疼痛，以及肝经火旺、胃气上逆所致的左胁作痛、呕吐酸水等症。此外，本品还有散寒除湿降逆的作用，可用于脾肾虚寒所致的五更泄泻和寒湿脚气等症。据药理研究有镇吐作用。

黄连又名川连，为毛茛科多年生草本植物黄连的根茎。味苦，性寒，入心、肝、胃、大肠经。本品大苦大寒，为泻心火、除湿热之佳品，用于各种热毒证和湿热为患诸证；能清心火，凉血止血，适用于心火亢盛所致的虚烦不眠，以及火盛迫血妄行之吐血、衄血等出血证。

【配伍效果】

黄连大苦大寒，泻火解毒、清热燥湿力甚强，又能清心除烦，止血；吴茱萸辛散苦降，性热燥烈，既能温中散寒、降逆止呕，又能疏肝解郁、行气消胀、散寒止痛。黄连苦寒泻火，直折上炎之火势；吴茱萸辛散温通，开郁散结，降逆止呕。二药伍用，有辛开苦降，反佐之妙用。以黄连之苦寒，泻肝经横逆之火，以和胃降逆；佐以吴茱萸之辛热，从类相求，引热下行，以防邪火格拒之反应。共奏清肝和胃制酸之效，以治寒热错杂诸证。

【用量用法】

黄连 1.5~5 g，吴茱萸 1.5~5 g。煎汤服用。

【用药心得】

黄连、吴茱萸伍用，出自《丹溪心法》左金丸。黄连、吴茱萸按照 6:1 的比例组成，治肝经火郁，吞吐酸水，左胁作痛，少腹筋急为疝。北宋《太平圣惠方》中，黄连、吴茱萸按 1:1 比例配伍，称萸圆方，主治虚寒型下痢水泄。

肝为风木之脏，气行于左，应受肺金的克制，方不致过亢而正常生化。本方用黄连泻心火，使心火不克肺金，肺金不受克，方能有力制约肝木，肝（左）得肺（金）制所以叫左金丸。《医宗金鉴·删补名医方论四》载："胡天锡曰：左金丸独以黄连为君，从实则泻其子之法，以直折其上炎之势；吴茱萸从类相求，引热下行，并以辛燥开其肝郁，惩其扞格，故以为佐。然必本气实而上下虚者，庶可相宜。左金者，木从左而制从金也。"

黄连、吴茱萸各等份，张景岳命名为黄连丸。用于治疗肠红便血（大便出血）、痔疮肿痛等症。还用于治疗肝火胁肋刺痛，或发寒热，或头目作痛，淋秘泄泻，一切肝火诸证。

施今墨老认为，寒热错杂之证，临证之际颇为多见。但寒热的比重，却是千变万化，故用药的分量，也应随着寒热的变化而增减。如热较甚者，多取黄连，少佐吴茱萸；反之寒甚者，则多用吴茱萸，少取黄连；若寒热等同，则二者各半为宜。

邓教授常用二药配伍治胆汁返流性胃炎。方药配伍为：吴茱萸 1~3 g，川黄连 3~5 g，太子参 30 g，白术 15 g，茯苓 15 g，甘草 5 g，威灵仙 15 g，桔梗 10 g，枳壳 5 g。功效健脾疏肝，降逆止呕。主治胆汁返流性胃炎，亦可用于反流性食管炎、胃溃疡、胃窦炎。

三十八、旋覆花、代赭石

【单味功用】

旋覆花为菊科多年生草本植物旋覆花的头状花序。味微苦、辛、咸，性微温，入肺、脾、胃、大肠经。本品能降气祛痰，降胃止呕，用于痰壅气逆或痰饮蓄结引起的咳喘多痰证，以及有寒湿引起的呕吐、嗳气等症。

代赭石为三方晶系赤铁矿的矿石。味苦，性寒，入肝、心经。本品苦寒体重，以苦清热，以寒泻火，以重镇降，善走肝、心血分。它既能镇胃降气而止呕止噫，用于气逆不降所致的嗳气、呕吐、呃逆及痰喘气急等症；又能平肝息风、镇肝降玉，用于治疗肝阳上亢引起的头晕目眩、脑胀耳鸣等症；还能止血，本品重镇苦降，有引血下行之功，适用于吐血、衄血的治疗。

【配伍效果】

旋覆花消痰平喘，降气止呕，宣肺利水；代赭石平肝泻热，镇逆降气，凉血止血。旋覆花以宣为主，代赭石以降为要。二药伍用，一宣一降，宣降合法，共奏镇逆降压、镇静止痛、下气平喘、化痰消痞之功。

【用量用法】

旋覆花 4.5~6 g，布包煎服；代赭石 10~15 g，打碎煎服。

【用药心得】

旋覆花、代赭石伍用，出自《伤寒论》旋覆代赭汤。治伤寒发汗，若吐、若下后，心下痞鞕，噫气不除者。元·罗谦甫曰："汗、吐、下解后，邪虽去而胃气已亏矣。胃气既亏，三焦因之失职，清无所归而不升，浊无所纳而不降，是以邪气留滞，伏饮为逆，故心下痞鞕，噫气不除。"又说："以代赭石之重，使之敛浮镇逆，旋覆花之辛，用以宣气涤饮。"此即"浊降痞鞕可消，清升噫气可除"是也。

邓教授常取旋覆花、代赭石的降逆理肠，调畅气机作用，治疗肠梗阻，小儿肠套叠。临床试用时常加入健运脾胃的党参、炙甘草、生姜、大枣、法半夏等药，其效更著。

三十九、山慈菇、玄参

【单味功用】

山慈菇为兰科多年生草本杜娟兰、独蒜兰或云南独蒜兰，以干燥假鳞茎。味甘、微辛，性寒，有小毒，入肝、胃经。功善解毒清热，消痈散结，用于痈疽、恶疮、瘰疬、癥瘕痞块等。

玄参又叫元参，为玄参科多年生草本植物玄参的根。味甘、咸、微苦，性寒，入肺、胃、肾经。本品质润多液，色黑入肾，味咸性寒，能入血分而清热凉血，为泻无根浮游之火的圣药。既能清热凉血、泻火解毒，又可养阴生津、除烦止渴，故热毒实火，或阴虚内热，或温热病热入营分、消渴（类似糖尿病）之口干、口渴等症，均可使用；另外，本品味咸能软坚，性寒能清热，以清热软坚而消散郁结之痰火，用治痰火结核、瘰疬、脱疽（如血栓闭塞性脉管炎）等证。

【配伍效果】

山慈菇甘辛而寒，功善解毒清热，消痈散结。玄参甘苦而寒，功擅泻火解毒，清热凉血，甘寒养阴，生津润燥，软坚散结；玄参质润多液，兼有养阴生津之效，山慈菇辛以发散，以散结为要。二药参合，相互为用，滋阴凉血、泻火解毒、软坚散结、治瘰消肿之力益彰。

【用量用法】

山慈菇 5～15 g，玄参 10～15 g。

【用药心得】

山慈菇、玄参伍用，滋阴凉血、泻火解毒、软坚散结、治瘰消肿之力增强，主治痰火凝结，瘰疬、瘿瘤、痰核诸证。邓教授经验，二药为治甲亢的常用药。

四十、浙贝母、橘络

【单味功用】

浙贝母又名浙贝、象贝、大贝，为百合科多年生草本植物贝母的地下鳞茎。因产于浙江象山、新昌、宁波一带，故名浙贝、象贝。本品味苦，性寒，入心、肺经。它开泄力胜，长于宣肺化痰止咳，用于肺热咳嗽；又长于清火散结，用于痰火结核、痈肿、瘰疬诸证；还可清热降压，用于治疗高血压病。另外，还可治疗胃、十二指肠溃疡病。据药理研究，贝母所含的生物碱，能扩张支气管平滑肌，减少分泌，故有良好的镇咳祛痰作用。

橘络为橘的中果皮及内果皮之间的维管束群（俗称筋络，筋膜）。味苦，性平，入肝、肺经。本品长于行气化痰、通络止痛，主治痰滞经络所致的咳嗽、胸胁作痛等症。

【配伍效果】

浙贝母开泄宣肺，止咳化痰，清火散结；橘络行气化痰、通络止痛。二药伍用，通络化痰，行气散结之力增强。

【用量用法】

橘络 3~6 g，浙贝母 6~10 g。水煎服。

【用药心得】

浙贝母、橘络伍用是为治疗甲状腺疾病而设。临证之际，常与海藻、昆布，山慈菇、元参合用。

四十一、竹茹、法半夏、茯苓、甘草

【单味功用】

竹茹又名竹皮，为淡竹为禾本科多年生常绿植物淡竹或苦竹的茎除去外皮后刮下的中间层晒干即可。味甘，性微寒，入肺、胃、胆经。本品味甘而淡，气寒而滑，既能清化热痰，用于肺热痰稠、烦闷不宁或肺热咳血等症；又能清胃热、止呕吐，用于胃热呕吐。此外，亦可用于治疗胃寒呕吐，但须姜制入药，以便增强温胃散寒、和胃止呕之力。本品功效以止呕为主，姜汁炒竹茹，可以增加止呕之力，并能减低竹茹之寒性。

半夏为天南星植物多年生草本植物半夏的地下块茎。味辛，性温，有毒，入脾、胃、肺经。功能燥湿祛痰、和胃止呕、散结消痞。本品体滑性燥，能走能散，能燥能润，故为燥湿祛痰之要药。它既能燥湿化痰，用于治疗湿痰咳嗽、痰白而稀者；又能燥湿化痰，痰浊清除，则胃和呕止，故有和胃止呕的作用。由于止呕之功较为显著，可用于多种呕吐证候，对痰饮和湿浊阻滞引起的呕吐尤为适宜。本品味辛能散结，散结所以消痞，并能消痰，用于因痰阻气郁所引起的梅核气、瘿瘤痰核等证。另外，还能燥湿和胃而通阴阳，以治胃气不和所导致的失眠诸症。本品治病虽多，但仍以燥湿祛痰、降逆止呕为主要功效。据药理研究，半夏煎剂对咳嗽中枢有抑制作用，可解除支气管痉挛，并能使支气管分泌物减少，故有镇咳祛痰作用，又能抑制呕吐中枢，有镇吐作用。

茯苓为多孔菌科植物茯苓的干燥菌核。味甘、淡，性平，入心、肺、脾、胃、肾经。本品甘淡而平，甘则能补、淡则能渗，既能扶正，又能祛邪，功专益心脾、利水湿，且补而不峻、利而不猛，故为健脾渗湿之要药。用于脾虚湿困、水湿停滞所致的食少脘闷、小便不利、泄泻、水肿等症；还能宁心安神，用于治疗脾虚不运，痰饮内停，上泛于心所致心悸、失眠等症。

甘草见本书第126页。

【配伍效果】

竹茹甘凉清降，清热止呕，下气消痰；半夏辛散温热，降逆止呕，燥湿化痰，消痞除满；茯苓甘淡渗利，健脾补中，利水渗湿，宁心安神；甘草益气补中、缓急止痛、缓和药性。半夏、竹茹，一热一寒，相互为用，健脾燥湿、和胃止呕力彰。茯苓、甘草健脾利湿。诸药参合，健脾化痰之力增强。

【用量用法】

半夏6~10 g，竹茹6~10 g，茯苓10~15 g，炙甘草3~6 g。水煎服。

【用药心得】

四药伍用，健脾化痰，主治痰浊内阻、胸痹、冠心病。

四十二、海金沙、砂牛

【单味功用】

海金沙为海金沙科多年生蕨类攀援状植物海金沙的成熟孢子，其全草名海金沙藤。味甘、淡，性寒，入小肠、膀胱经，功能清热利水通淋。本品甘淡而寒，善清小肠、膀胱血分湿热，功专利水道，为治淋证（包括热淋、血淋、砂淋）的要药，对热淋茎痛尤为有效。

砂牛，别名沙牛、地牯牛、沙钻虫、金沙牛、蚁狮，为蚁蛉科蚁蛉属昆虫黄足蚁蛉或蚁蛉的干燥幼虫。味咸、辛，性温，有小毒，入肝、肾、膀胱经。功能利水通淋，消肿拔毒，截疟，用于砂淋，疟疾。近有用于泌尿系结石、胆结石；外用治疗疮，瘰疬。

【配伍效果】

海金沙甘淡而寒，善清小肠、膀胱血分湿热，功专利水道。砂牛利水通淋，消肿拔毒，排石截疟。二药配伍，寒温搭配，相互促进，清热通淋，排石作用益甚。

【用量用法】

海金沙 10 g（包煎），砂牛 3 ~ 6 g，水煎服。

【用药心得】

海金沙，砂牛是邓教授常用治疗泌尿系结石的要药。邓教授治疗泌尿系结石的效验方"邓氏通淋汤"由金钱草 30 g、生地 15 g、广木香 5 g、鸡内金 10 g、海金沙 3 g（或琥珀末 4.5 g、砂牛末 1.5 g 交替使用，冲服）、小甘草 3 g、木通 9 g 组成。功能利水通淋，通淋排石。小便涩痛者加小叶凤尾草 24 g、珍珠草 24 g；血尿者加白茅根 30 g、淡豆豉 10 g、三叶人字草 30 g。

四十三、金钱草、海金沙、郁金、鸡内金

【单味功用】

广东金钱草为蝶形花科山绿豆属植物金钱草的全草。味甘、淡，性微寒。本品甘淡渗湿利尿，性寒清热，为清热利尿常用药。用于因湿热所致的热淋、石淋、水肿、黄疸等证。现多用于泌尿系感染、泌尿系结石、黄疸型肝炎、肾炎水肿等。

海金沙见本书第 140 页。

鸡内金为雉科动物家鸡的干燥砂囊内壁。剖开砂囊，剥下内壁，洗净晒干即可。俗称鸡肫的黄皮。本品味甘、涩，性平，入脾、胃、小肠、膀胱经。能健脾益胃、消食化积，是一味强有力的消食之品。它既能助消化而消食积，健脾运而止泻痢，用于治疗脾胃虚弱、饮食停滞、食欲不振、消化不良、反胃吐酸、脘腹胀满以及小儿疳积等症；又能固摄缩尿、涩精止遗，用于治疗小便频数、遗尿、遗精等症。此外，还能化坚消石，用于治疗泌尿系（肾、输尿管、膀胱）结石、胆结石。本品味兼涩，有涩精止遗尿的作用。

郁金见第本书 132 页。

【配伍效果】

金钱草甘淡渗湿利尿，性寒清热，为清热利尿常用药。海金沙甘淡而寒，善清小肠、膀胱血分湿热，功专利水道。郁金体轻气窜，其气先上行而微下达。入于气分以行气解郁，达于血分以凉血破瘀；既入气分，又走血分，以行气解郁，凉血散瘀为要。还能利胆退黄，凉血清心，止血。鸡内金健脾益胃、消食化积，还能化坚消石。诸药参合，共奏清热渗湿利尿，疏肝利胆排石之功，主治结石症。

【用量用法】

郁金 12 g，金钱草 30 g，鸡内金 10 g，海金沙 3 g（包煎）。水煎服，每日 1 剂。

【用药心得】

郁金、金钱草、鸡内金、海金沙伍用，邓教授称为四金汤，功能清热渗湿利尿、疏肝利胆排石，用于治疗石淋、胆结石、慢性胆囊炎等，疗效甚速。

据药理、临床报导，广东金钱草煎剂有利尿、排钠，防治结石作用。郁金能促进胆汁的分泌，并使胆囊收缩，所以有利胆作用。近代常与茵陈蒿、栀子等同用治黄疸有良效。所含挥发油是胆石醇的溶剂，对泥沙状结石有较好的溶化作用，故临床亦有用于治疗胆结石症。并据报导，大量应用能增加血浆蛋白，纠正蛋白倒置，而达到营养保肝的目的，故近有用于治传染性肝炎、肝硬化的肝区疼痛。

四十四、鳖甲、龟板

【单味功用】

鳖甲见第本书 101 页。

龟板为龟科动物乌龟的腹甲。味咸、甘，性平，入肾、肝、心经。本品能滋肾阴而潜浮阳，治肝肾不足、骨蒸劳热、潮热盗汗，或热病伤阴、阴虚风动诸证，又能益肾阴而健筋骨，治腰脚痿软、筋骨不健、小儿囟门不合等症。

【配伍效果】

鳖甲滋阴潜阳，养阴清热，散结消痞；龟板滋阴潜阳，益肾健骨。鳖甲为鳖的背甲，龟板是乌龟的腹甲。龟板滋阴力强，鳖甲退热力胜。龟板通心入肾以滋阴，鳖甲走肝益肾以除热。二药伍用，相互促进，阴阳相合，任、督之脉并举，滋阴清热退烧，育阴息风止痉力彰。

【用量用法】

鳖甲 10～30 g，龟板 10～30 g。打碎先煎。

【用药心得】

邓教授常以二药伍用，治疗高血压属于阴虚阳亢者。尤其是舒张压高、收缩压不高所导致之脉压差小之眩晕患者，可配伍石决明、草决明、牛膝、桑寄生等加强降压效果。鳖甲、龟板亦可配伍黄芪、淮山药、薏苡仁，用于治疗蛋白尿患者。

四十五、生龙骨、生牡蛎

【单味功用】

龙骨为为古代多种大型哺乳动物如象类、犀类、牛类、马类、鹿类等的骨骼化石。味甘、涩，性平，入心、肝、肾经。本品质重，黏涩，能镇惊安神、平降肝阳、收敛固涩；味甘略有益阴作用，用于阴虚肝阳上亢引起之烦躁易怒、头晕目眩等症；又治神志不安、心悸、失眠，以及惊痫、癫狂等症。

牡蛎为软体动物牡蛎科动物近江牡蛎和长牡蛎等多种牡蛎的贝壳。味咸、涩，性微寒，入肝、胆、肾经。本品为贝壳之属，质体重坠，既能平肝潜阳，用于治疗阴虚阳亢所引起的烦躁不安、心神不宁、心悸怔忡、失眠、头晕目眩、耳鸣等症；又能软坚散结，用于治疗痰火郁结所致的瘰疬、痰核、瘿瘤等症，以及气血不活所致的肝脾肿大等症。煅后还有收敛固涩之效。

【配伍效果】

龙骨为化石之属，质体重坠，功专平肝潜阳，镇静安神，敛汗固精，止血涩肠，生肌敛疮；牡蛎为水生之物，贝壳之类，味咸质重，能益阴潜阳；味涩，能收敛固涩。龙骨益阴之中能潜上越之浮阳，牡蛎益阴之中能摄下陷之沉阳，二药伍用，相互促进，益阴潜阳，镇静安神，软坚散结之力增强。

【用量用法】

生龙骨 15～30 g，生牡蛎 15～30 g，同打先煎。

【用药心得】

邓教授常取二药配伍应用，治疗心肾不交、高血压病（舒张压高）、男性性功能障碍等属阴虚阳亢者。

龙骨、牡蛎伍用，出自《伤寒论》桂枝甘草龙骨牡蛎汤。治火逆证下后，又加烧针，心阳内伤，烦躁不安以及心悸怔忡等症。龙骨、牡蛎参合，治神经衰弱诸症，确有镇静安眠之功。其治疗机制，正如张锡纯云："人身阳之精为魂，羿之精为魄。龙骨能安魂，牡蛎能强魄。魂魄安强，精神自足，虚弱自愈也。是龙骨，牡蛎，同

第六讲 对药应用心得

为补魂魄精神之妙药也"。又谓："龙骨入肝以安魂，牡蛎入肺以定魄。魂魄者心神之左辅右弼也。"张锡纯取生龙骨 30 g、生牡蛎 30 g、山萸肉 30 g、三七 6 g，名曰补络补管汤，治咳血吐血，久不愈者。至于治疗机制，张氏谓："龙骨、牡蛎能收敛上溢之热，使之下行，而上溢之血，亦随之下行归经。"盖气升血亦升，气降血亦降，故用重镇降逆之品，可降气止血是也。二药伍用，何以能治胁下胀痛？张锡纯云："胁为肝之部位，胁下胀痛者，肝气之横恣也，原当用泻肝之药，又恐与大气下陷者不宜。用龙骨、牡蛎，以敛戢肝火，肝气自不至横恣，此敛之即以泻之，古人之治肝之妙术也。"又云："盖龙骨、牡蛎性虽收涩，而实有开通之力，《神农本草经》谓龙骨消癥瘕，而又有牡蛎之咸能软坚者以辅之，所以有捷效也。"药理研究：龙骨与牡蛎配伍，可增强镇静作用，用于胸腹动悸、心悸、失眠怔忡等神经精神症状。

四十六、鹅管石、海浮石

【单味功用】

鹅管石为矿石类钟乳石的一种，外形象鹅管而中空，故名鹅管石。味甘，性微温，入肺经。功能温肺化痰，降气平喘。用于肺寒痰喘之证；亦有单用本品 30 g 以黑醋浸一夜晒干，用炭火煅透，去火气入煎剂服用，治疗哮喘有一定效果。

海浮石又名浮水石、浮海石，为珊瑚之一种，投入水中浮而不沉，故名海浮石；亦有用火山岩浆形成之石块入药者。味咸，性寒，入肺、肾经。本品体虚轻浮，既能清肺化痰，又能软坚散结，用于治疗痰热咳嗽、顽痰凝结、咯之不易，以及瘰疬结核等症；还能消石通淋，以治砂淋、石淋（泌尿系结石）、血淋、尿痛等症。据药理研究，本品有镇咳、祛痰作用；并对结核杆菌有较强的抑制作用。据临床报道，用本品治疗肺结核咳嗽痰稠者有良效。

【配伍效果】

鹅管石性味甘温，质重性降，故能温肺降气以平喘。海浮石体虚轻浮，性寒能清肺化痰，味咸能软坚，化痰滞，善于消散痰结。二药配伍，一寒一温，相得益彰，化痰平喘之力倍增。

【用量用法】

鹅管石 9 ~ 15 g，先煎；海浮石 6 ~ 10 g，打碎煎服。煎汤服用。

【用药心得】

二药伍用，治疗肺气肿及各种咳喘痰多证。

四十七、甘草、甘遂

【单味功用】

甘草见本书第126页。

甘遂为大戟科多年生肉质草本植物甘遂的根。味苦，性寒，有毒，入脾、肺、肾经。本品味苦能降泄，其性亦走泄下行，能泻水逐饮，为泻水之峻药，尤长于泻下胸腹间之积水。用于水肿腹满实证以及水饮积于胸胁（如胸腔积液）之证。近有用治晚期血吸虫病腹水患者，有一定疗效。

【配伍效果】

甘草泻火解毒，缓和药性。甘遂泻水逐饮，为泻水之峻药。以甘草之甘缓，制甘遂之苦寒峻利；且甘草反甘遂，二药配伍，相反相成，攻逐泻水，主治腹水。

【用量用法】

用量：甘草、甘遂等量。

用法：用等量之甘草煎浓汁浸泡已打碎之甘遂，共泡三天三夜，去甘草汁，将甘遂晒干为细末，每服1～2 g，可先从1 g开始，用肠溶胶囊装吞，于清晨用米粥送服。

【用药心得】

邓教授治疗肝硬化腹水，喜用甘草制甘遂。服后一天之内泻下数次至十数次，甚者可泻水几千毫升。翌日即用健脾益气之剂，或独参汤补之，但有些患者，服人参汤或补益之剂，又再泻水，这又寓攻于补了。过一二日服调补之剂便不再泻。可能过些时候腹水又起，又再用甘遂攻之，攻后又加辨证论治，有得愈者。

此方为民间验方，攻逐力强，不宜重用多用，仍须与辨证论治相结合。

四十八、山药、薏苡仁

【单味功用】

山药原名薯蓣，为薯蓣科多年生草本植物山药的块根。味甘，性平，入脾、胃、肺、肾经。本品质润液浓，是一味平补脾胃的要药。它既能补脾胃、助消化、补虚劳、益气力、长肌肉、润皮泽肤，用于治疗脾胃虚弱，饮食减少，体倦神疲，以及脾虚泄泻，大便稀溏，状如水样，甚则完谷不化等症；又治小儿营养不良，以及脾虚带下等症；还能补脾胃而益肺气，用于治疗肺脾两虚的慢性咳嗽、表现为痰多清稀、食欲减退、身体消瘦、倦怠无力等症（可见于肺痨病）。此外，还能益肾强阴、补肾固精，用于治疗肾气不足所引起的遗精、遗尿、尿频等症。

薏苡仁又名苡仁、薏苡仁、苡米、薏仁、米仁，禾本科多年生草本植物薏苡的种仁。味甘、淡，性微寒，入脾、肾、肺、大肠经。本品最富有滋养，为易于消化的谷类，是健脾补肺之要药。本品能清热除湿，故有清热排脓而消痈（内痈）之效，用于治疗肺痈、肠痈诸症；味淡能渗湿利水，又能祛风湿，除痹痛，且善通利关节，缓解拘挛，又性寒能清热，故用于湿脚气、水肿、风湿热痹、筋脉拘挛等证。另外，炒熟还能健脾止泻，用于治疗脾虚湿盛之泄泻等症。

【配伍效果】

二药皆为食品，山药不寒不燥、补而不腻，作用和缓，味甘能补脾，性平能益肺，质润多液能滋肾。薏苡仁富有营养，甘淡渗利，能升能降，升少降多，上行清肺热，以使水之上源清净；下行理脾湿，渗利肠胃之湿。善清肺热、除脾湿，是健脾补肺之要药。二药伍用，益脾胃、促健运、清虚热、治肺结核的力量增强。

【用量用法】

山药 10 ~ 20 g，薏苡仁 15 ~ 30 g。煎汤服用。

【用药心得】

山药、薏苡仁伍用，善治肺结核。此药对经验源于张锡纯《医学衷中参西录》。

四十九、山药、黄芪

【单味功用】

山药见本书第 145 页。

黄芪又名绵芪、北黄芪，为豆科多年生草本植物黄芪的根。产于内蒙古、山西、甘肃、黑龙江等地，故多称北黄芪。其味甘，性微温，入脾、肺经，有补脾益气、补肺固表、益气升阳、利尿消肿、托疮排脓等功效。本品质轻皮黄肉白，质轻升浮，入表实卫，色黄入脾，色白入肺，为升阳补气之圣药。生品入药，具有升发之性，既能升阳举陷，用于治疗中气不足、中气下陷、脱肛、子宫脱垂以及其他内脏下垂诸症；又能温分肉、实腠理、补肺气、泻阴火，用于治疗体弱表虚，自汗盗汗，或者经常反复感冒，以及消渴（类似糖尿病）诸症。炙品用药，可补中气、益元气、温三焦、壮脾阳、利水消肿、生血生肌、排脓内托，用于治疗气虚衰弱、体倦乏力、语音低微、短气食少、便溏腹泻等症；又治气虚脾弱、水不化气，以致身面浮肿、小便不利等症；还治气血不足、阳气衰微，以致疮疡日久、内陷不起，或疮疡溃烂、脓稀、久久不愈之症，以及小儿体虚、痘疹内陷诸症。

【配伍效果】

黄芪甘温，补气升阳，利水消肿，而偏于补脾阳；山药甘平，补脾养肺，养阴生津，益肾固精，而侧重于补脾阴。二药伍用，一阳一阴，阴阳相合，相互促进，相互转化，共收健脾胃、促运化，敛脾精、止漏浊，消除尿糖之功。

【用量用法】

淮山药 10～30 g，黄芪 10～30 g。水煎服。

【用药心得】

黄芪、山药伍用，用于糖尿病。意即取黄芪的补中益气、升阳、实腠理之作用，与山药的益气阴、固肾精的功用相合，共奏益气生津、健脾补肾、涩精止遗之效。

五十、市瓜、老桑枝、白茅根

【单味功用】

木瓜为海棠的成熟果实，实小如瓜，味酸得木之正气，故名木瓜。味酸，性温，入肝、脾经。木瓜酸温气香，酸能入肝，以舒筋活络、温香入脾，能醒脾和胃化湿、生胃津、助消化，用于治疗湿痹脚气、足胫肿大、腰膝酸痛、关节肿痛、筋挛足痿、夏月伤暑、饮食不调、霍乱吐泻、腿肚转筋等症；还治胃阴不足、胃酸过低、口干口渴、食欲不振等症。

老桑枝见本书第 129 页。

白茅根味甘，性寒。中空有节，入肺、胃经。本品善清肺胃之热，而生津止渴，以治热性病之烦渴，以及肺热咳嗽、胃热呕哕等症；又能凉血止血，以治血热妄行、吐血、尿血等症。另外，本品还有利尿之功，故可导热下行，可治水肿、热淋、黄疸等症。

【配伍效果】

木瓜和胃化湿，舒筋活络，缓急止痛；老桑枝清热祛风利湿，通经活络止痛；白茅根清热利尿，凉血生津；诸药伍用，相互促进，清热化湿利尿，舒筋活络止痛益彰。

【用量用法】

宣木瓜 10～15 g，老桑枝 15～30 g，白茅根 10～15 g，鲜品用 30～60 g。水煎服。

【用药心得】

邓教授经验，宣木瓜、老桑枝、白茅根伍用，降尿酸甚效，可煎水代茶，频频服用。

五十一、赤石脂、禹余粮

【单味功用】

赤石脂以其色赤，膏凝如石而得名。味甘、酸、涩，性温，入胃、大肠经。本品甘温质重色赤，故能重坠下降而直入下焦血分。又因其分子颗粒具有吸附作用，故能吸附消化道内的有毒物质、细菌毒素，以及食物异常发酵的产物，并保护消化道黏膜、以止胃肠道的出血。总之，赤石脂内服，能涩肠固下、收敛止血，用于治疗下焦不固、久泻久痢不止（类慢性痢疾，大便脓血，腹痛喜按等虚寒之症），休息痢（类慢性结肠炎，大便夹杂黏液白冻，如鱼脑状，伴有里急后重），及下焦虚寒、妇女月经过多、崩漏带下、大血下血等症。此外，本品研末作用，尚有生肌收口之效，可用于治疗疮痈溃后久不收口者。

禹余粮为褐铁矿的矿石。味甘、涩，性平，入胃，大肠、肝经。本品质体重坠，功专涩下固脱、涩肠止泻、收敛止血，用于治疗伤寒下痢不止，心下痞鞕，又能治疗肾阳虚所引起的久泻、久痢，以及大便下血、妇女月经过多、崩漏、带下等症。

【配伍效果】

赤石脂涩肠止泻，敛血止血，生肌收口；禹余粮涩肠止泻，敛血止血。赤石脂善走血分，禹余粮入于气分。二药伍用，相互促进，一血一气，气血兼施，止泻、止痢、止血、止带益彰。

【用量用法】

赤石脂 10 ~ 15 g，禹余粮 10 ~ 25 g。入煎剂，打碎先煎。

【用药心得】

赤石脂、禹余粮伍用，出自《伤寒论》赤石脂禹余粮汤："赤石脂一斤（碎），太一禹余粮一斤（碎）。上二味，以水六升，煮取二升，去滓，分温三服。治伤寒下利不止"。《伤寒论》第 159 条："伤寒服汤药，下痢不止，心下痞鞕。服泻心汤已，复以他药下之，痢不止，医以理中与之，痢益甚。理中者，理中焦，此痢在下焦，赤石脂禹余粮汤主之。复不止者，当利其小便。"《医宗金鉴》用于治疗久痢不止，大肠虚脱，服理中丸而利益甚者。柯琴曰："然大肠之不固，仍责在胃，关门之不闭，仍责在脾。二石皆土中精气所结，实胃而涩肠，急以治下焦之标者，实以培中宫之本也。"明·徐彦纯以赤石脂、禹余粮各 60 g，水煎服，治大肠腑发欵，咳而遗溺。

历代不少医家认为"医以理中与之，利益甚"用赤石脂禹余粮汤，乃是因为该下痢属于下焦滑脱之下痢，如成无己曰："理中者，脾胃虚寒下痢者，服之愈。此痢下焦虚，故与之其利益甚"。《圣济经》曰："此痢由下焦不约，与赤石脂禹余粮汤以涩洞泄。"现代一般认为用该方，是因为伤寒屡经误治，不仅中焦之气受损，且下焦元气亦遭损伤，以致脾肾阳微，统摄无权，关门不固，虽与理中温运中阳，但药不对证，用赤石脂禹余粮汤起温涩固脱的作用。

邓教授体会，凡属久泻、久痢（慢性肠炎、慢性痢疾、溃疡性结肠炎等）之证，久泻、久痢引起脱肛者以及均宜使用。若参合补骨脂、肉豆蔻、黑升麻、黑芥穗等，其效更佳。

五十二、栀子、淡豆豉

【单味功用】

栀子又名山栀。味苦，性寒。入心、肝、肺、胃、三焦经（以入心、肺、三焦为主）。本品生用泻火（内热用仁，表热用皮），炒黑止血，姜汁炒止烦呕。它既能清泻三焦之火邪而除烦，用于治疗热病心烦、郁闷不舒、躁扰不宁等症，又能清肝明目，以治肝热目赤肿痛等症，还能清热解毒、清利湿热，用于治疗湿热黄疸、胁肋胀满、疼痛、发热、纳呆、尿频色黄等症。另外，还能清热泻火，滚血止血，用于治疗血热妄行，所致的吐血、衄血、尿血诸症。

淡豆豉见本书第 115 页。

【配伍效果】

栀子味苦气寒，轻飘象肺。色赤入心，善泻心肺之邪热，使其由小便而出，又善解三焦之郁火而清热除烦。本品炒后入药，既能走血分，以清血分之热，又可于气分，以清气分之热，可谓气血两清；豆豉色黑，味苦气寒，经苏叶、麻黄煮水浸制之后，其气由寒转温，故能发汗开腠理，宣透表邪，散郁除烦。栀子突出一个"清"字；豆豉侧重一个"解"字。二药伍用，一清一解，清解合法，发汗解肌，宣透表邪，清泄里热，解郁除烦甚妙。

【用量用法】

栀子 4.5～10 g，淡豆豉 6～10 g。水煎服。

【用药心得】

栀子、淡豆豉伍用，出自汉·张仲景《伤寒论》栀子豉汤。用于治疗伤寒汗、吐、下后，虚烦不得眠，反覆颠倒，心中懊恼，其方为："栀子十四个（擘），香豉四合（绵裹）。上二味，以水四升，先煮栀子，得二升半，内豉，煮取一升半，去渣，分为二服，温进一服，得吐者，止后服"。药虽两味，却为历代医家所习用，故不可因其小而忽之。《本草求真》说："烦属气，躁属热。仲景栀子豉汤用栀子以治肺烦，用香豉以治肾燥。又用栀子作吐药，以散膈上之邪。即经所谓高者因而越之是也。故栀子豉汤吐虚烦客热。瓜蒂散吐痰食宿食。"

邓教授常用于治疗热性病后期，余热未清，以致胸中烦闷、躁扰不宁、失眠等症。

施今墨老善用此药对，他治外感病，以"清"和"解"为要法。清是清热，解为解表，即临证一面清里，一面解表。根据患者的临床表现，参以脉象、舌苔，辨清寒热的比重，分别给予三分清七分解，或五分清五分解，或七分清三分解，方可收到事半功倍之效。此二药虽然简单，一以栀子之清，一以豆豉之解，亦示后人治外感之大法也。

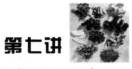

第七讲
单味药应用心得

邓铁涛教授精于辨证，善于用药，在长达70余年的临床实践中，积累了丰富的用药经验。同时，邓教授善用草药，既体现在方剂以及药物的配对中，更多地反映在他对于单味药物的灵活应用上。

一、黄芪

黄芪专走表分而固皮毛，入脾胃而举其下陷，是常用的补气药。与人参同用，补气之力更强；与附子同用能补气助阳；与白术同用能补气健脾；与当归同用能补气生血；与补气升阳药同用，如党参、升麻，能益气升阳；与利水药同用，如茯苓、白术，能补气利水。现代药理研究发现黄芪含皂苷、蔗糖、多糖、多种氨基酸、叶酸及硒、锌、铜等多种微量元素，有增强机体免疫功能、保肝、利尿、抗衰老、抗应激、降压和较广泛的抗菌作用。亦能消除实验性肾炎蛋白尿，增强心肌收缩力，调节血糖含量。临床可用于脾胃气虚；脾气虚，中气下陷，脏器下垂（脱肛、子宫脱垂、胃下垂等）；肺气虚弱，咳喘短气；气虚自汗，易于感冒；气虚水肿，小便不利；气血不足，贫血萎黄，或肢体麻木，或疮疡、创作不易愈合；消渴（糖尿病）等。

【应用特色】

清·王清任善用黄芪，邓教授师其法，认为用之得当，确有奇效。根据其功用归纳如下。

1. 陷者举之

重用黄芪以升陷，其适应证为脏器下垂（如胃下垂、子宫下垂、脱肛、肾下垂等等）、重症肌无力、肌肉痿软、呼吸困难、眩晕等属气虚下陷者。以上诸症皆因气虚下陷，升举无力，致使脏器提升不起而下垂；或清阳不升，诸阳不能汇于巅顶而眩晕；或宗气不充而难司呼吸出现呼吸困难；或肺气难支，吐故纳新受阻，肺朝百脉之职难司，四末失养而肌肉痿软无力。

胃黏膜下垂者可用四君子汤加黄芪30 g，再配枳壳3 g以反佐，一升一降，升多降少。所以要用枳壳反佐，因胃属腑主受纳，胃气以降为顺，虽然黏膜下垂需升，但胃气需降，故重用黄芪补气升提以治黏膜下垂，而反佐枳壳以顺应胃气以下降，以促进胃黏膜之复原。

治脱肛，内蒙古《中草药新医疗法资料选编》载方：用黄芪120 g、防风9 g。此方实出王清任治脱肛之黄芪防风汤。王氏方："黄芪四两，防风一钱。"李东垣认为：防风能制黄芪，黄芪得防风其功愈大，乃相畏而相使也。可见王清任之黄芪防风汤实源出于东垣，防风之分量不宜多用。此法治脱肛的确有效。

子宫脱垂，治以补中益气汤加首乌。加首乌之意，一者在于引经，二者因胞宫冲任所系，全赖阴血所养，气得血养，血得气行，气血充和，冲任得调，所系之胞宫则能复其原位。若能配合针灸，加强冲任之调理，则取效更捷。

重症肌无力，治以强肌健力饮，此方为自拟经验方，亦重用黄芪为主药。重症肌无力证候较复杂，除眼睑下垂外，可有复视，吞咽困难，构音不清，四肢无力，重者呼吸困难，大气下陷，危及生命。邓教授认为该病的最大特点是肌肉无力，因脾主肌肉，故此是脾胃气虚之证，并由虚至损，且与五脏相关。治疗上紧抓脾胃虚损这一病理中心环节，重用黄芪以补气升陷，同时针对兼夹之证调理五脏，重补脾胃，以运四旁，促病痊愈。

2. "升"者平之

此处言"升"，血压升高也。邓教授治疗气虚痰浊型之高血压者，重用黄芪合温胆汤以治之。邓教授赞同以下的论点：血压之所以升高，是身体自我调节的一个信息，是内脏阴阳失调的结果而不是原因。近年有些学者，认为血压升高的原始动因是血流供求的不平衡，其中尤以心脑肾为重要。这一论点正道出了治气虚型高血压重用黄芪，就在于调节脏腑阴阳之平衡，改变"重要器官血流供求矛盾的严重脱节"的局面，促使"血压升高的血管反应"缓解而达到降压之效果。这就是重用黄芪以降压之机制所在。

对于高血压危象，邓教授常用针刺太冲穴（双侧），重用泻法，留针三四十分钟，根据情况一天1~3次治疗，并加服中药，多数取得较满意之疗效。中医治疗中风之针刺疗法，往往就因能疏通经脉，平调气血阴阳而调整血压，收到迅速治疗效果。这亦是上述机制的有力佐证。

邓教授的体会：黄芪轻用则升压，重用则降压。因为动物实验都是大剂量用药进行研究的，所以得出降压的结果。邓教授治疗低血压症，喜用补中益气汤，方中黄芪的分量不超过15 g。治疗气虚痰浊型高血压，邓教授喜用黄芪合温胆汤，黄芪分量必用30 g以上。

虽说黄芪重用可以降压，有证有据，但黄芪仍然是益气升阳之药，这一点不可不加以注意。如果辨证为肝阳上亢或有内热之高血压亦想用几两黄芪以降压，则犯"实实之诫"了！

3. 攻可补之

张锡纯认为，黄芪之升补，尤善治流产崩带，但重用黄芪可下死胎，这是邓教授的经验。死胎之于母体，已转变为致病之物——"邪"，病属实证。邓教授曾治一气阴两虚之胎死腹中之患者，初用平胃散加芒硝，并配合针灸，后用脱花煎，皆因药证不符而未效，再经仔细辨证，借用王清任治产难之加味开骨散，重用黄芪120 g，外加针灸，1剂而死胎产下。开骨散是以宋代龟甲汤加川芎而成，明代又名加味芎归汤，此方重用当归、川芎以行血，龟板潜降，血余炭引经而止血，本方不用攻下药和破血药，故明代以后多用以治产难。清·王清任认为，本方治产难有效有不效，一缘于只着重于养血活血忽视补气行气，故主张在开骨散的基础上，重用黄芪以补气行气，使本方更臻完善。此例说明重用黄芪可下死胎，乃寓攻于补之法也。

4. 瘫者行之

对于偏瘫、截瘫等属于气虚有瘀者，补阳还五汤是一张特别著名的效方（详见本书经方篇）。它出自王清任的《医林改错》。张锡纯虽然批评了王氏对于治疗半身不遂过于强调阳气不足之说，认为痿证有虚仍有实。补阳还五汤用之要得当。但张氏不能不说："补阳还五汤其汤甚妥善也。"邓教授曾用此方治疗各种脑血管意外后遗症属气虚血瘀之偏瘫者，都有不同程度的疗效，有恢复五成的，也有恢复八九成的。

5. 表虚固之

李东垣认为，黄芪能补三焦之外又能实卫气。卫气者，温分肉而充皮肤，肥腠理而司开合者也。"实卫"就是"固表"。自汗一证，玉屏风散为疗效确切的名方。邓教授体会此方不但治自汗，一些盗汗属气虚者亦适用。为了方便，常用汤剂，其分量为：黄芪12 g，防风3 g，白术15 g，防风用量少于黄芪，白术的量是黄芪与防风的量之和（其理见"玉屏风散"）。治自汗盗汗兼阴虚者，邓教授喜用玉屏风散加生龙骨、生牡蛎各30 g，或加浮小麦、糯稻根各30 g，若汗出特多者加麻黄根10 g。

6. 辨证用之

邓教授虽喜用黄芪，但黄芪到底是药，不是粮，用之对证则效，用之不当则害人。曾治一肺结核病患者，于养阴除痰药中加入黄芪9 g，1剂额部发热，2剂全面发热，3剂颈面均热，撤去黄芪热自消失。又治一中风患者，药后头皮发痒，体温增高，误以为外感，改用辛凉解表之剂，1剂退热，再用黄芪90 g，又再发热，右上肢活动反而退步，乃知辨证不确当。细想患者脉虽虚大，但舌苔厚腻而舌质不胖亦无齿印，此证痰瘀比较，痰湿重于血瘀，改用祛痰为主，稍加祛瘀之药，以五爪龙代黄芪，症遂向好转。对于使用黄芪的指征，邓教授认为舌见淡胖有齿印，脉虚大或寸部弱，再参察有否其他气虚之证候，便可考虑使用。至于用量之多寡，则要时时留意证候之变化，切戒墨守成规，刻舟求剑。

【验案举例】

1. 难产

陈某，35岁，女，农民。妊娠8个月，胎动消失7天入院，胎心音消失。西医诊断：过期流产。诊其舌苔白薄，中有剥苔，舌质淡嫩，脉大而数。问知其妊娠反应较甚，呕吐较剧，故伤津、耗气，是患者病实之证。经用一般下死胎法如平胃散加芒硝及脱花煎（川芎、当归、牛膝、车前、桂枝）等攻之无效，乃采用开骨散（当归30 g，川芎15 g，龟板24 g，血余炭1团烧炭）加黄芪120 g（龟板缺药未用），1剂煎服，下午3时许服药，6时多开始宫缩，约10～20分钟一次。是晚8时为之按摩三焦俞，肾俞以行脏腑之气，但按摩后，宫缩反而减慢减弱，显然用泻法与体虚病实证情不符，乃改用艾灸足三里以强壮体力，灸30分钟宫缩加强。继而针刺中极每2～3分钟捻转一次，针后每1～3分钟宫缩一次，甚有力，共5分钟左右，停止针灸治疗。晚11时，死胎产下，为脐带缠颈致死。

2. 疮疡烂肉

曾会诊一患者，腋下肿瘤摘除之后，伤口久不愈合，不断渗液，1天要换多次纱布。用补益气血之剂重用黄芪30 g后渗液减少，不到半月而伤口愈合，此黄芪内托之功也。小儿疮疖，逢夏则发，此伏彼起，实不少见，亦甚棘手。一军医小孩，自2岁开始，夏季疖疮发作，用抗生素稍好，稍好又发，反反复复，此伏彼起，至交秋乃愈。如是者3年，乃求助于邓教授，时正6月，小孩满头疖疮。人虽不瘦而面黄唇淡，舌胖嫩，苔白，脉细，此正气虚不能抗御病邪所致，拟扶正祛邪标本同治。处方：黄芪、皂角刺、青天葵、野菊花、浙贝母、金银花、蒲公英各9 g，陈皮、白术、甘草各6 g，茯苓、绿豆、炙甘草各12 g，4剂。疖疮乃不再起。其父翌年1月求治断根，为处预防方：黄芪9 g，防风、甘草、浙贝母各6 g，陈皮、白术、蒲公英各12 g，嘱其于4月开始，每周2剂。此后疮未再发。

二、王不留行

王不留行始载于《神农本草经》，列入上品，主金疮，止血逐痛，出刺，除风痹内寒。历代本草均有收载，但所述品种，常不一致。别名留行子、奶米、麦蓝菜，（麦蓝菜之名，见于《救荒本草》）。本品苦泻宣通，入血分而功专通利，行而不止，走而不守，故有活血通经，催生下乳，消肿止痛，利尿通淋之功。主治血瘀经闭、痛经、难产；产后乳汁不下、乳痈肿痛；热淋、血淋、石淋等证，外用治乳痈肿痛。是特别对治疗胆结石症、前列腺炎、前列腺肥大等症颇有疗效。据化学分析，本品含皂苷，并有生物碱及香豆素类化合物反应。据药理研究，除去钾质的水煎剂对大白鼠子宫有明显的兴奋作用，醇浸液的作用更强，水浸膏制成片剂内服，对通乳及子宫复旧有明显效果。

【应用特色】

王不留行是临床常用下乳的重要药，治乳汁不通，常与穿山甲、通草、猪蹄等同用，李时珍谓："王不留行能走血分，乃阳明冲任之药，俗有'穿山甲，王不留，妇人服了乳长流'之语，可见其性行而不住也"。

王不留行以善于行血知名"虽有王命不能留其行"，所以叫"王不留行"，行血通经之力较大。《本草新编》有："王不留行，其性甚急，下行而不上行者也。凡病逆而上冲者用之可降，故可恃之以作臣使之用也。但其性过速，宜暂而不宜久，又不可不知也。或问：王不留行之可下乳，是亦可上行之物也。不知乳不能下而下之，毕竟是下行，而非上行也。上中焦有可下者，皆可下通，非止行于下焦而不行于上焦也。"邓教授常用之治疗闭经、月经愆期未至、月经不调。临床中邓教授常与晚蚕沙、益母草配伍同用，升降协调，活血通经之力益增。

本品还能利尿通淋，用于治疗尿路结石、前列腺炎、前列腺肥大等症。《本草述》谓："王不留行，据其得名，似走而不守，其行血当与天名精同也。然细经诸《本草》主治，觉有稍异，即《日华子》主血经不匀及《别录》难产二说，则应是和血而活之，与行血有殊，试观方书治畜血，乃多用杜牛膝，而是物专动于诸淋，更可明其散滞以活血，非以溃决为事者也。但此味应入肝，肝固血脏，更司小水，故治淋不可少，且风脏即血脏，绎甄权治风毒、通血脉二语，乃见比味于厥阴尤切。"邓教授经验，王不留行与两头尖伍用，辛开苦降，通行之力益甚，活血祛湿消肿之功倍增，治前列腺肥大、前列腺炎等效佳。

另外，王不留行行血通经效用明显，因此血虚者、崩漏失血者慎用，孕妇、月经过多者、小便带血者而无滞涩疼痛者，均应忌用。此外，由于动物实验表明王不留行有抗早孕作用，故拟孕育者亦忌用本品。

三、两头尖

两头尖辛热行散，具有祛风利湿、消肿止痹的功效。《品汇精要》指出本品可以："疗风及腰腿湿痹痛。"在中医学中具有较为广泛的应用。《本草原始》上有："风湿邪气，痈肿金疮，四肢拘挛，骨节疼痛，多入膏药中用。"根据临床报道广泛用于风湿性关节炎、癌症、痹证、腰腿疼痛的治疗。

【应用特色】

邓教授常用两头尖与王不留行伍用，辛开苦降，通行之力益甚，活血祛湿消肿之功倍增。治前列腺肥大、前列腺炎等（详见本书对药章节）。

【验案举例】

陈某，男，17岁，柬埔寨金边市人，因梦遗3年余，症状加重伴发热、咳嗽、咯痰 4 天，于 2003 年 7 月 23 日入院。患者自 1999 年始出现梦遗，每二三天 1 次；2000 年始伴有头晕乏力，精神不集中；于 2003 年 6 月 7 日在广州中医药大学一附院门诊求治，予以补肾止遗等治疗后，症状反加重。诊见：倦怠乏力，怕冷，时有咳嗽，咯痰量少，质黏，色黄，口干口苦，少寐多梦，梦则遗精，纳眠差，腰酸软，二便调，舌质红。苔薄黄，脉浮滑。患者否认其他病史。查体：体温 37.5℃，咽充血（＋），中医治以清热解毒，疏风解表为法。处方：黄连、当归各 9 g，生地黄、酸枣仁、党参、莲子各 15 g，茯神 20 g，远志、甘草各 6 g，天冬 10 g，石菖蒲 12 g，龙骨（先煎）30 g。静脉滴注鱼腥草注射液、穿琥宁注射液以清热化痰，口服七叶神安片、养心安神口服液以安神。

7 月 31 日邓铁涛教授查房后认为：患者面色暗，黑眼圈，是长期患病脾肾不足的表现，舌质暗淡、苔白根部厚浊，乃痰湿，虚中有实，下焦湿热之证，左脉涩乃血瘀，寸脉弱则脾气不足；左脉弦浮，兼有咳嗽，是表邪未净，虚实错杂；患者胃纳差，与前用补阴致败胃及脾失健运有关；而患者遗精，腰膝酸软，双下肢乏力，小便稍急，每晚夜尿 2～3 次，为肾虚表现，但尺脉不弱，经补肾治疗后遗精症状加重，且患者肛门有下坠感，考虑到与前列腺炎，即下焦湿浊有关，也是引起遗精长期不解的原因之一。患者久病，不可能短期治愈，如治疗后面色有光泽则为有效；表里同病，不能专治肾，且伴胃纳差、神倦乏力，是后天之本虚弱，应先治脾，健脾不碍邪，方用补中益气汤加减，该方又可治虚人外感，以清其未尽之邪，再以桂枝茯苓丸加减以治其本。补中益气汤处方：柴胡、升麻、扁豆花、当归各 10 g，党参、黄芪、薏苡仁各 15 g，白术 20 g，甘草 5 g，陈皮 3 g。桂枝茯苓丸处方：桂枝、茯苓、赤芍、桃仁、扁豆花、牡丹皮各 10 g，王不留行 15 g，两头尖 12 g，五爪龙、桑寄生各 30 g，白术 20 g。

8 月 7 日邓教授再诊：7 天未见梦遗，睡眠及面色改善，继续守桂枝茯苓丸加减及补中益气汤加减治疗，交替服用，服药 1 个月以巩固疗效。患者遂携方药返回柬埔寨。

四、血余炭

血余炭，原名乱发，始载于《名医别录》："主咳嗽，五淋，大小便不通，小儿惊痫。止血，鼻衄烧之吹内立已"。《本草纲目》乱发条谓："发乃血余，故能治血病，补阴，疗惊痫，去心窍之血。"今血余不直接入药，须洗净煅炭后始供药用，名为"血余炭"，又名头发炭、乱发炭，为人发煅制而成的炭。收集头发后用碱水洗去污垢，再用清水漂净后晒干。然后放入瓷钵内，盖严，用湿泥封固。盖上放米少许，煅烧至米成黄色为度，待冷取出，退去火气，碾成小块，研为细末入药。

本品不生用，入药必须煅制成炭，煅后方具有止血作用。用于吐血、咯血、衄血、尿血、崩漏下血、外伤出血。现代药理学证明，头发含优质角蛋白、纤维蛋白、脂肪、黑色素及铁、锌、铜、钙、镁等元素。经煅制成炭后，主要通过缩短凝血时间、促进血小板凝集等作用达到止血目的。本品止血兼能散瘀，且能补阴利尿。《神农本草经》谓："主五癃，关格不通，利小便水道，疗小儿痫，大人痓。"《医学衷中参西录》亦有："血余者，发也，不煅则其质不化，故必煅为炭然后入药。其性能化瘀血、生新血有似三七，故善治吐血、衄血。而常服之又可治劳瘵，因劳瘵之人，其血必虚而且瘀，故《金匮》谓之血痹虚劳。"

【应用特色】

血余炭性平，药力温和，为人发煅炭而成，有止血、散瘀之功。且发为血之余，又为肾之荣，肾主藏精、生髓，故煅炭存性之血余炭又有固阴之效，十分适用妇科失血证。本品既能止血，又不留瘀；既能活血，又可固阴，寓开源于塞流之中，治失血证之妙，非他药可比。故邓教授治妇科失血方中，每每伍入此药，多能收到满意的疗效。亦有单味使用，冀其药力之至专。邓教授根据多年之经验，止血崩首选血余炭，单味 3～9 g，一日 3 次冲服。

【验案举例】

曾治一许姓妇人，48 岁，患血崩。1958 年 11 月起病，每于月经来潮的头几天，血下如崩，即头晕卧床，10 多天后月经渐止，需炖服人参等补品，才能起床做轻微之劳动。服中西药近 5 年未愈，曾用价值 200 多元 1 剂的人参、鹿茸、肉桂等峻补之品制成蜜丸，服完后不但无效，且血崩更甚。到诊时正值月经过后，精神不振，体倦乏力，观其面色萎黄少华，舌质淡嫩、苔少，切其脉细弱，一派虚象。究其致虚之由，乃因冲任不固，月经失常，失血过多，为病之根本，血虚为病之标。故前医累用补气以至大补气血阴阳之剂未效。若塞其流，使患者赖以濡养之血液不致崩耗，则病可愈而身体日壮矣。

因考虑市上出售之血余炭杂而不纯，若能用血气旺盛的青年人之头发制成，效力最好。故为之收集广州中医学院某年级学生自己理发所积存的头发约数斤，洗净分 3 次煅成血余炭 120 g，研为极细末，嘱每服 1.5～3 g，日服 3 次，每于月经来潮第 2 天开始服，连服 3～5 次，血来多则多服，血止则停服。每次月经来时依法服用（并嘱其停服一切补品，补药及其他药物）。第一个月患者服药第三、四天血崩渐止，第二个月即无血崩现象，且月经 5 天干净，但经量仍多于正常。之后月经逐月减少，如是者服药半年，共用血余炭 120 g 余而收效，体亦日健。5 年之后，年虽 50 多，在干校劳动之强度为一般年轻妇女所不及。

五、甘草

甘草性平，味甘，归十二经。能补脾益气，清热解毒，润肺止咳，缓急止痛，调和百药。有解毒、祛痰、止痛、解痉以至抗癌等药理作用。临床应用分"生用"与"蜜炙"之别。生用主治咽喉肿痛，痈疽疮疡，胃肠道溃疡以及解药毒、食物中毒等；蜜炙主治脾胃功能减退，大便溏薄，乏力发热以及咳嗽、心悸等。

【应用特色】

邓教授认为甘草的作用不可忽视。早在 2000 多年前，《神农本草经》就将其列为药之上乘。南朝医学家陶弘景将甘草尊为"国老"，并言："此草最为众药之王，经方少有不用者"。虽然甘草在众多的方剂中，往往只起到配角的作用，在人们心目中甘草好象是一味不可缺少，又不是主帅之药，但其实甘草是一味用途很广的中药，中药方剂中没有甘草的比较少。甘草除了矫味之外，又能调和各药，故有"国老"之称。正如李时珍在《本草纲目》中所释："诸药中甘草为君，治七十二种乳石毒，解一千二百草木毒，调和众药有功，故有'国老'之号。"在仲景的方中，如炙甘草汤、甘麦大枣汤、桂枝甘草龙骨牡蛎汤、芍药甘草汤等，甘草都是大将之才，不可轻视，在急危重症之中，甘草更是元帅之才。

甘草能减低药味的毒性，有解毒的功能。邓教授喜用单味甘草煎汤急救解毒。方法：生甘草 9 g 加清水 120 ml 左右煎煮半小时，为首剂，其渣加水 100 ml 再煎 1 次，2 次煎剂混合后，反复温服，每次 60 ~ 70 ml。

甘草抢救中毒，不是现在才发现。明代的《本草蒙筌》有治饮馔中毒及中砒毒用甘草伴黑豆煮汁，恣饮无虞的记载。清代的《疡医大全》载其可解砒霜毒，生甘草煮汤加羊血半碗和匀，饮之立吐即愈，饮不吐，速用下法。清代的《验方新篇》载曰："解百药毒，甘草熬膏日服数次，解毒神效，虽然泻亦无害也。"《疡医大全》用生甘草加羊血使中毒者呕吐，立吐则愈，不吐速用下法。一吐一下使毒迅速排除体外，的确是抢救口服中毒的急救办法之一。西医的洗胃亦吐法，其理一也。

但是，本品长期应用可引起血钠潴留、血钾降低、下肢浮肿和血压升高等副作用，与应用去氧皮质酮时相似。

【验案举例】

解放军 157 医院黄锐尚主任的 2 个事例很能说明问题。1961 年他到某山区公社巡回医疗中，适遇 197 人吃山荔枝中毒，症见剧烈呕吐、腹痛、腹泻。黄主任带同两名医护人员参加现场抢救，如采用常规办法用洗胃、输液、注射抗胆碱药物等治疗，则人力、物力、急救器材都无法解决。于是考虑用中医方法处理，认为甘草能解百毒，当即用上法，按人头计算，急煎甘草汤给中毒者分服。其伴有发热者加黄连粉 0.6 g 冲服以清热解毒；脱水较重的 5 例则加静脉输液。经过 48 小时之治疗，全部治愈，绝大部分患者于 3 ~ 4 小时，服药 3 次后，消化道症状已消失。另一例 1968 年八一建军节，某生产团指战员 400 多人聚餐，吃了节前两天烧好的烧鸭肉，饭后出现中毒现象，不到 4 个小时，已达 200 余人，症见呕吐、腹泻、头晕等。身边医护人员人手不多，乃决定用甘草汤如法泡制。当时领导怀疑一味甘草是否有效？前有甘草治山荔枝植物中毒有效，现在是肉毒，能否收效？但仅凭几个医疗队队员确实无法全面地按常规处理，时间紧迫只得同意照用，密切观察。其症状较重者加输液及注射阿托品，结果又全部治愈。这实在是多快好省的抢救方法，这就是中医的优势。如果病例不多，可能说明不了问题，现在两批中毒合起来接近 400 例，又是老西医学中医后的成绩，诚属难能可贵。

六、淮山药

山药为薯蓣科植物薯蓣的根茎，古怀庆府（今河南焦作境内，含博爱、沁阳、武陟、温县等县）所产山药名贵，习称"怀山药"，素有"怀参"之称。《本草纲目》概括五大功用"益肾气，健脾胃，止泄痢，化痰涎，润皮"。用于脾虚食少，久泻不止，肺虚喘咳，肾虚遗精，带下，尿频，虚热消渴，皮肤赤肿，肥胖等病症。但药性缓和，常须配伍使用，如《本草正》曰："山药，能健脾补虚，滋精固肾，治诸虚百损，疗五劳七伤。第其气轻性缓，非堪专任，故补脾肺必主参、术，补肾水必君茱、地，涩带浊须破故同研，固遗泄仗菟丝相济。诸丸固本丸药，亦宜捣末为糊。总之性味柔弱，但可用力佐使"。

现代药理研究表明，山药含有皂苷、黏液质、胆碱、淀粉、糖类、蛋白质和氨基酸、维生素 C 等营养成分以及多种微量元素，且含量较为丰富，具有滋补作用，为病后康复食补之佳品。山药含有淀粉酶、多酚氧化酶等物质，有利于脾胃消化吸收功能；含有大量的黏液蛋白、维生素及微量元素，有降低血糖的作用，能有效阻止血脂在血管壁的沉淀，预防心血疾病；山药可促使机体 T 淋巴细胞增殖，增强免疫功能，延缓细胞衰老，常服山药可延年益寿。山药中的黏多糖物质与矿物质相结合，可以形成骨质，使软骨具有一定弹性。含有丰富的维生素和矿物质，所含热量又相对较低，几乎不含脂肪，所以有很好的减肥健美的功效。近年研究发现山药具有镇静作用，可来抗肝昏迷。

【应用特色】

山药补而不滞，不热不燥，能补脾气而益胃阴，药理研究证明，山药的主要成分为淀粉酶，能刺激胃肠道运动，促进肠内物排空，增加小肠吸收功能，有助于消化，常用于慢性胃炎。邓教授认为慢性胃炎是伤于后天，消化吸收之功能甚差，故培补不能骤投大温大补之厚剂，不然只能滞其胃气，灼其胃阴；救护胃阴亦不能过于滋腻，以免壅阻脾脏阳气的恢复。邓教授常用淮山药配伍太子参、茯苓、甘草等为培补脾胃健运其气，补气之力虽不及党参、黄芪，但不会滞气助火，这对于消化吸收功能甚差，胃阴已伤的患者，较为适合，故为邓教授所喜用；用淮山药配伍石斛、小环钗救胃阴，特别是舌苔光剥者，最为相宜。

山药、薏苡仁伍用，益脾胃、促健运、清虚热、善治肺结核。此药对经验源于张锡纯《医学衷中参西录》。正如《药品化义》所讲："山药，温补而不骤，微香而不燥，循循有调肺之功，治肺虚久嗽，何其稳当。"

邓教授常以黄芪、山药伍用，用于糖尿病。据化学药理研究，山药含黏蛋白质、淀粉酶等。其中所含黏蛋白质在体内水解为有滋养作用的蛋白质和碳水化合物；而所含淀粉酶有水解淀粉为葡萄糖的作用，对糖尿病有一定疗效。而黄芪有补中益气、升阳、实腠理之作用，与山药的益气阴、固肾精的功用相合，共奏益气生津，健脾补肾、涩精止遗之效。

淮山药还可作为药食两用之品经常食用，有益健康。本品不寒不燥，味甘质润，作用缓和，既能补气，又能养阴，补而不滞，滋而不腻，具有补脾养胃、生津益肺、补肾涩精、聪耳明目、助五脏、强筋骨、长志安神、延年益寿的功效，含有较多的营养成分，又容易消化吸收，自古以来就被视为物美价廉的补虚佳品。既可作主粮，又可作蔬菜，香甜可口，软糯绵长。难怪山药有"山中之玉"、"神仙之食"的赞誉。《神农本草经》把山药列为上品："山药色、香、味三绝"，云其"补中，益气力，长肌肉，久服耳目聪明"。《本草求真》曰："山药，本属食物。"《本草经读》亦有："山药，能补肾填精，精足则阴强、目明、耳聪。凡上品俱是寻常服食之物，非治病之药，故神农另提出久服二字……凡上品之药，法宜久服，多则终身，少则数年，与五谷之养人相佐，以臻寿考。"宋人苏颂等编撰《本草图经》对山药的吃法也有记载："薯蓣，今处处有之……刮磨入汤煮之，作块不散，味更珍美，云食之尤益人。"

山药能补脾气益胃阴，且补肺益肾，是一味平补肺脾肾之佳品，但本品养阴能助湿，所以湿盛中满、或有积滞、有实邪者不宜。需要提醒大家的是，食用山药一般无明显禁忌证，但因其有收敛作用，所以患感冒、大便燥结者及肠胃积滞者忌用。

【验案举例】

吴某，女，47岁。1978年3月9日初诊。患胃病30余年，近3个月加剧，纳呆消瘦，间歇性呕吐，某医院做纤维胃镜检查诊断：浅表性萎缩性胃炎及十二指肠球炎、胃下垂。经治疗未见好转，入本院后经补液、解痉止痛、镇静、消炎等治疗，呕吐止，继以助消化药后渐好转，能进半流质食物，但每日进食只50g左右，故体重仍在下降，几个月来共减重12kg。诊见：面色黄滞少华，唇暗，舌暗嫩、齿印、舌边有瘀点瘀斑，苔剥近于光苔，只于舌根部尚有疏落之腐苔，脉左弦细，右虚寸弱尺更弱，低热，大便7天未行，背部夹脊有多处压痛点。此乃气阴大虚，胃失煦养，血失鼓动，瘀阻脉络之候。治宜补气健脾和胃，养阴救津，佐以活血通络，兼退虚热。处方：太子参24g，茯苓12g，淮山药12g，石斛9g，小环钗9g，丹参12g，鳖甲30g（先煎），麦芽18g，甘草5g。另：参须9g，每周炖服1次，7剂。

3月15日二诊：低热退，精神较好，食量稍增，惟大便尚秘结难排，面色由黄滞转稍有润泽，唇暗，舌嫩色暗，苔薄白（中根部），舌边见瘀斑，脉右细弱，左细而弦，稍滑缓。病有起色，治守前法，于前方中加白术9g、火麻仁18g，另炖服参须9g，每5天1次。

3月22日三诊：又见低热，开始有饥饿感，大便仍靠开塞露始能排出。舌嫩胖色暗，舌边有瘀斑，苔薄白润，脉缓细弱，右稍弦。处方：太子参30g，茯苓12g，淮山药18g，石斛18g，小环钗10g，丹参15g，鳖甲30g（先煎），麦芽18g，百合15g，甘草5g。另：炖服参须9g，每4天1次，7剂。

3月29日四诊：头痛头晕，月经来潮已3天，翌日将净。胃纳转佳，每餐能尽25g米饭，唇暗稍淡，舌暗嫩，瘀斑稍减少，苔薄白，尖部少苔，脉细数，右稍弦。照上方加百合24g、炙甘草6g，去丹参（因月事未完），并嘱从第四剂起加丹参18g，百合加至30g，连服10剂。炖服参须9g，仍4天1次。

4月12日五诊：体重比入院后最低时（41kg）增加3kg多，有饥饿感，面色转好，面部较前饱满。舌暗，白苔复长，舌边瘀斑减少，脉细稍弦。处方：太子参30g，茯苓12g，淮山药18g，小环钗18g，龟板30g（先煎），百合30g，素馨花6g，麦芽30g，丹参18g，大枣4枚，炙甘草6g。7剂。

4月18日六诊：病情继续好转，纤维胃镜检查：慢性浅表性溃疡（注：已非萎缩性胃炎）。活检亦为慢性炎症细胞。舌质淡暗，苔薄白（全舌有苔），舌边瘀斑缩小，脉缓稍弦。照上方小环钗改为15g、百合24g、丹参15g，共服半个月。

5月3日七诊：患者自觉良好，每天可食75~100g米饭，面色转润，颧部仍暗，唇淡，舌质淡嫩，有瘀斑，但色变浅，苔薄白，脉左细右稍弦。处方：太子参30g，黄芪15g，茯苓12g，白术9g，淮山药18g，龟板30g（先煎），小环钗12g，丹参15g，麦芽30g，大枣4枚，甘草5g。

患者带药出院，继续到杭州疗养，半年后恢复工作。追踪观察7年余，未见反复。

七、细辛

细辛又名细参、烟袋锅花，属马兜铃科，多年生草本植物。《神农本草经》列其为上品。因其根细、味辛，故得名，味辛，性温，入心、肺、肾经。《神农本草经》认为其"主咳逆，头痛脑动，百节拘挛，风湿痹痛，死肌。明目，利九窍"。《本草经百种录》有："细辛，以气为治也。凡药香者，皆能疏散风邪，细辛气盛而味烈，其疏散之力更大。且风必夹寒以来，而又本热而标寒；细辛性温，又能驱逐寒气，故其疏散上下之风邪，能无微不入，无处不到也。"《药性论》指出："治咳逆上气，恶风，头风。手足拘急，安五脏六腑，添胆气，去皮风湿痒，能止眼风泪下，明目，开胸中滞，除齿痛，主血闭、妇人血沥腰痛。"综上可知，本品辛温，能外散风寒，内化痰饮，适应于感冒风寒或肺寒所致之咳嗽痰多证；辛散温行，故能散寒除湿止痛，适用于外感风寒所致的头痛、身痛；又味辛而厚，气温而烈，能发散在表之风寒，可用于阳虚外感、寒邪入里之证。

【应用特色】

细辛辛香走窜，宣泄郁滞，上达巅顶，通利九窍，善于祛风散寒，且止痛之力颇强。据药理研究，细辛中的挥发油对呼吸中枢有麻痹作用，另一方面，此挥发油有镇静作用，故有止痛的效果。

邓教授常用之与旱莲草、侧柏叶、海桐皮伍用，治疗牙痛，疗效明显。用细辛治牙痛，古已有之。《本草纲目》曰："细辛，辛温能散……口疮、喉痹、齿诸病用之者，取其能散浮热，亦火郁则发之之义也。"石顽按曰："所谓火郁者，有火郁结于内而外寒束之，不能透泄，则升阳所以散火，其郁得泄，而表邪自解。"《本草汇言》曰细辛："佐芩、连、菊、薄，又能治风火齿痛而散解诸郁热最验也。"《圣济总录》"细辛汤"用细辛（去叶苗）、荜茇各半钱，煎汤温漱冷吐，治牙齿痛久不瘥。《御药院方》"细辛散"用荆芥、细辛、露蜂房各12 g，煎汤温漱冷吐，治牙齿疼痛。《吉林中草药》亦载有细辛、黄柏各3 g，煎水漱口，治牙痛。

本品辛温发散，芳香透达，长于解表散寒，祛风止痛，宜于外感风寒，头身疼痛较甚者。邓教授对股动脉硬化、血栓闭塞性脉管炎等一类因脉络瘀阻而见肢体痹痛的患者，用细辛配伍川乌、吴茱萸、葱、艾叶、红花、荆芥、独活、羌活、防风、海桐皮等药，煎汤热洗或湿敷，屡效。正是用了细辛祛风通络止痛之效，如《本草正义》曰："细辛，芳香最烈，故善开结气，宣泄郁滞，而能上达巅顶，通利耳目，旁达百骸，无微不至，内之宣络脉而疏通百节，外之行孔窍而直透肌肤"。

但细辛有小毒，故临床用量不宜过大，细辛作单味或散末内服不可过钱（3 g），如入汤剂便可不拘泥于此，细辛在煎煮30分钟后，其毒性成分黄樟醚的含量能大大下降，不足以引起中毒。正如《本草别说》所谓："细辛，若单用末，不可过半钱匕，多即气闷塞，不通者死。"《本草经疏》亦有："细辛……盖辛散升发之药，岂可久服哉"，"细辛，共性升燥发散，即入风药，亦不可过五分，以其气味俱厚而性过烈耳"。

【验案举例】

江某某，女，43岁。2001年1月5日来诊。主诉：四肢关节疼痛、麻木、肢冷3个月，在他处经中、西医治疗效果欠佳而来就诊。查关节无红肿，四肢活动正常，舌淡红，苔白，脉弦细。证属风寒阻络，治以温经通络，祛风除湿。处方：老桑枝30 g，络石藤30 g，半枫荷30 g，威灵仙15 g，七叶莲30 g，桂枝12 g，细辛3 g，天麻15 g，淮牛膝15 g，甘草5 g。

二诊：服药 4 剂后，四肢麻木感觉减轻，舌淡红，苔薄黄。处方：老桑枝 30 g，络石藤 30 g，银花藤 30 g，七叶莲 30 g，桂枝 12 g，细辛 3 g，蜈蚣 3 条，赤芍 15 g，甘草 5 g。

三诊：药后症减，以上方加当归 10 g，服药 7 剂后症状消失。

八、玉米须

玉米须，别名玉麦须、蜀黍须、粟米须、包粟须、玉蜀黍蕊、玉蜀黍花须。为禾本科玉蜀黍属植物玉蜀黍的干燥花柱。因花柱呈丝状，故名"玉米须"。最早药用记载见于 1476 年的《滇南本草》，可"宽肠下气，治妇人乳结、乳汁不通、红肿疼痛、怕冷发热、头痛体困"。《现代实用中药》指出本品："为利尿药，对肾脏病、浮肿性疾患、糖尿病等有效。又为胆囊炎、胆石、肝炎性黄疸等的有效药。"《四川中药志》又认为："清血热，利小便。治黄疸，风热，出疹，吐血及红崩。"本品味甘、淡，性平，归脾、胃、肝、肾经，质轻渗降，能利水消肿，泄热，平肝利胆，还能抗过敏；用于肾炎水肿，湿脚气，热淋、石淋、黄疸；近有用于治肾炎水肿，脚气，黄疸型肝炎，高血压病，胆囊炎，胆石症，糖尿病，吐血衄血，鼻渊，乳痈。

据药理研究，玉米须含有大量营养物质和药用物质，如酒石酸、苹果酸、苦味糖苷、多聚糖、β-谷甾醇、豆甾醇等，具有利尿及显著的降血压、降血糖作用；能促进胆汁排泄，降低其黏度，减少其胆色素含量，因而有利胆作用；还能增加血中凝血酶元含量，提高血小板数，加速血液凝固过程。

【应用特色】

玉米须应用得当，常能取得很好的疗效，加之药性平和，所以医生乐于使用，民间也广泛应用。

玉米须有利尿作用，可以增加氯化物排出量，其利尿作用是肾外性的，所以对各种原因引起的水肿都有一定的疗效。《贵阳市秘方验方》用玉蜀黍须 60 g，煎水服治水肿，忌食盐。在《滇南本草》等中也记载玉米须具有止血、利尿的功效。一般可用新鲜玉米须煎汤代茶，饮用量以不超过每日尿量为限度。对于慢性肾炎，还有助于改善肾功能和减少尿蛋白。邓教授自拟"消尿蛋白饮"即用玉米须 30 g，加黄芪 15~30 g、龟板 30 g、淮山药 15 g、薏苡仁 15 g、旱莲草 12 g、菟丝子 12 g 组成。因玉米须能加速血液凝固过程，提高血小板数目，能够抗溶血，所以可以作为止血药兼利尿药，治疗肾炎血尿，用玉米须加山药、珍珠草、小叶凤尾草；尿酸高，用玉米须加薏苡仁、土鳖虫。玉米须也用于小便不畅而疼痛的热淋，有清热通淋的功效。在《岭南采药录》中载有："又治小便淋沥砂石，苦痛不可忍，煎汤频服。"现代用于肾盂肾炎、膀胱炎、尿道炎也有辅助治疗的效果。一般用鲜玉米须 60 g 煎汤，频频饮服；如能与鲜茅根、车前草各 30 g 同煎服用、效力更强。

玉米须还是一味治疗糖尿病的良药。我国南方就常用玉米须加瘦猪肉煮汤治疗糖尿病，在《岭南采药录》中有此记录。此外，我国民间很多偏方中也有类似的内容，如《浙江民间草药》中就用玉蜀黍须 30 g，煎服治糖尿病。糖尿病患者可以单用煎服，如与仙鹤草、黄芪、山药同煎服用，效果更佳。邓教授治糖尿病，应用六味地黄丸加玉米须、黄芪、仙鹤草等药，功能滋养脾肾、益气养阴、降糖止渴，特别是对于中老年消渴病患者，每获良效。

玉米须有降压作用，每日用沸水冲泡玉米须 30 g，或与野菊花、决明子合用，当茶饮用，连服 2 个月左右，可降低血压，减轻症状。《四川中药志》中用玉米须、西瓜皮、香蕉煎服，治原发性高血压病。邓教授治疗高血压病也常用玉米须配伍龙骨、牡蛎、草决明、怀牛膝等降压；在自拟治疗阴阳两虚型高血压病的"肝肾双补汤"中即用玉米须 30 g。

【验案举例】

陈某，男，44 岁，2000 年 10 月入院。多饮、多食易饥、多尿半年，空腹血糖高达 17.0 mmol/L，常服格列齐特、盐酸二甲双胍等药物，多饮多尿症稍好转，但多食易饥如故，空腹血糖降至 11.0 mmol/L，后未能进一步改善，遂要求服用中药治疗。入院时精神倦怠，形体消瘦，腰膝酸软，大便溏薄，舌边有齿印，苔薄白，脉细缓。西医诊断为 2 型糖尿病。中医诊断为消渴，证属脾肾气阴两伤。邓教授查房后，嘱患者坚持糖尿病饮食外，予以滋阴益肾、健脾益气为治。处方：熟地 12 g，生地 12 g，淮山药 90 g，黄芪 60 g，山萸肉 15 g，泽泻 10 g，茯苓 15 g，丹皮 10 g，玉米须 30 g，仙鹤草 30 g。每日 2 剂，饭前 1 小时服用。

1 周后，患者自觉胃脘饱胀，纳食减少，无易饥感，且体力渐增，大便成形。2 周后，症状基本消失，空腹血糖降至 7.05 mmol/L，每日 1 剂，再服药 2 周，血糖稳定在 5.6 mmol/L 左右出院，后在门诊以原方出入继服巩固治疗，追踪 3 个月，血糖在正常范围。

九、仙鹤草

仙鹤草，别名龙芽草、止血草、狼牙草、黄龙尾、痢疾草、毛鸡草、龙须草，为蔷薇科龙牙草属植物龙芽草的干燥全草。仙鹤草一名见于《伪药条辨》，原名龙牙草。宋代《图经本草》始有"施州（今湖北西部）龙牙草"的记载，谓："治赤白痢"。《生草药性备要》补充为："理跌打伤，止血，散疮毒。味苦、涩，性平；入肝、肺、脾经。功效收敛止血，止痢，杀虫。"本品味苦涩而平，故能收敛止血，且性较平缓，可广泛用于治疗多种病因引起的出血证，它既能收涩血管，促进血小板的生成，以加速凝血而止血，又能强心、调整心率、恢复疲劳，用于治疗各类心脏病的心力衰竭、心律不齐等症；还有补虚、消积、止痢、杀虫、解毒消肿等功效，治疗血痢、疟疾、脱力劳伤；外用治痈肿疮毒。近年来，还广泛用于治疗滴虫性阴道炎、全血细胞减少症、糖尿病、癌肿等病症。

据药理研究：仙鹤草素有促进血液凝固、收缩周围血管、缩短出血及血凝时间、增加血小板数、抑制纤维蛋白溶解等作用；有强心、调整心率、增加细胞的抵抗力、降低血糖等作用；对动物离体肠管在低浓度时呈兴奋，在高浓度时呈抑制作用，对离体子宫有类似肾上腺素作用；能兴奋呼吸中枢、骨骼肌；对枯草杆菌、金黄色葡萄球菌、人型结核杆菌均有抑制作用，对阴道滴虫有抑杀作用；对小鼠肉瘤180、子宫颈癌14、脑瘤22、艾氏腹水癌、黑色素瘤16、大鼠瓦克癌256均有抑制作用。

【应用特色】

仙鹤草又名脱力草，性味苦涩而平，止血作用突出，无论何部位出血，无论寒热虚实皆可单用或配伍应用。如《岭南采药录》有："治赤白痢及咯血、吐血：仙鹤草三钱至六钱，水煎服"；《滇南本草》亦有："治妇人月经或前或后，赤白带下，面寒腹痛，日久赤白血痢"；《百草镜》更谓："下气活血，理百病，散痞满；跌扑吐血，血崩，痢，肠风下血"。

另外，仙鹤草还有一个重要的功能就是强壮扶正补虚，在辨治脱力劳伤、神疲乏力、面色萎黄、气虚自汗、心悸怔忡等症中可获得良好的疗效，正如名医干祖望所说："凡人精神不振、四肢无力、疲劳怠惰或重劳动之后的困乏等，土语称'脱力'。于是到药铺里抓一包脱力草（不计分量的）加赤砂（即红糖，也不拘多少），浓煎2次，服用，一般轻者1～2服，重者3～4服，必能恢复精神。"干祖望创制并善用扶正补虚的良方"三仙汤"，其中的主药就是仙鹤草，其谓："脱力草者，仙鹤草也……凡无外邪的各种疾病而神疲怠惰者，都可使用……效果殊佳。因之余常戏谓之'中药的激素'"（《干祖望医话》），此诚非虚语。四川省名中医余国俊在应用柴胡桂枝汤时因虑方中人参壅补，"改用仙鹤草30～50g，效验即彰"，谓"此药扶正力宏而不留邪，绝无西药激素的不良反应"。现代著名中医药学家叶橘泉在其编著的《现代实用中药》中概括仙鹤草的功能"为强壮性收敛止血剂，兼有强心作用"。国医大师朱良春亦善用仙鹤草的扶正补虚功能，单用本品"治疗气血虚弱之眩晕，有一定效果"；还常以"仙鹤草配黄芪、大枣，治疗血小板减少性紫癜"。

仙鹤草还有"强心作用"，尤其对心动过速者，其效甚著。施今墨老每遇心动过速者，急用仙鹤草、地锦草，龙眼肉合冰糖服之，少时即安。

邓教授亦善用仙鹤草降糖、止血、疗虚。自拟"治血小板减少症方"即用补中益气汤去当归，加精、首乌益气养血，加仙鹤草一则有强壮补虚之功，可补益脱劳虚损，二则有收敛止血之功，专为血小板减少而设。

【验案举例】

李某，男性，45岁。病史：因患白细胞及血小板减少症，反复出现皮下淤斑。

第七讲 单味药应用心得

此次住院治疗多日未见好转，遂转找中医求治。自觉精神疲倦乏力，头晕目眩，气短声低，食欲尚可。诊查：面色暗滞，四肢皮下有出血斑数块，舌嫩稍胖，脉虚，白细胞计数 $2.6 \times 10^9/L$，血小板计数 $42 \times 10^9/L$。辨证：为血证，属脾阳不升，后天失调，气血亏虚，血失统摄。治法：升发脾阳，运化气血，兼以固摄血脉。处方：黄芪15 g，党参15 g，白术12，柴胡9 g，黄精12 g，升麻5 g，仙鹤草30 g，陈皮3 g，炙甘草5 g，首乌12 g。

服上方1个月后，白细胞数逐步上升，血小板计数则无增减。3个月后，白细胞计数为 $(5.5 \sim 7.2) \times 10^9/L$，血小板计数 $100 \times 10^9/L$。

本案患者因工作繁忙，加上起居饮食失于调节，致使阴血暗耗，后天失养，正气衰败，从而出现白细胞及血小板减少的虚损证。本例虚损标在气血，本在脾土，故救治脾土则是治疗成败之关键，李东垣认为脾胃是人身升降的枢纽。脾主升，把水谷精微之气，上输心肺，流布全身。胃主降，使糟粕秽浊从下而出。一升一降，使人体气机生生不息，而升清降浊中，主要方面又在于升清，升发脾阳是气机升降运化的动力。正是根据这一指导思想，在治疗上述患者过程中，坚持选用李氏的补中益气汤加减化裁而成。方中以黄芪、党参、甘草等甘温之品以补中气，白术甘燥以健脾，以黄精、首乌温润补血，使气有血母，血有气帅，陈皮行气反佐参芪，使补而不滞，加入升麻与柴胡有画龙点睛之意，突出了升发脾阳的作用，李氏的原方有当归一味，但根据邓教授经验，当归对于血小板减少者不宜，故用黄精、首乌代之，再加仙鹤草以止血，此三味主要为血小板减少而设。由于遣方用药在理在法，切中病情，使患者脾阳得升，运化有权，气血化生有源，故能转愈。

十、楮实子

楮实子，别名谷实、楮桃、酱黄木子，为桑科构属植物构树的干燥果实。味甘，性寒，入脾、肾经，功能滋肾、清肝、明目、利尿。正如《本草汇言》曰："健脾养肾，补虚劳，明目。"《药性通考》亦有："楮实子，阴痿能强，水肿可退，充肌肤，助腰膝，益气力，补虚劳，悦颜色，壮筋骨，明目。久服滑肠。补阴妙品，益髓神膏。世人弃而不用者，因久服滑肠之语也，楮实滑肠者，因其润泽之故，非嫌其下行之速也，防其滑而以茯苓、薏仁、山药同施，何惧其滑乎？"用于肝肾阴虚之腰膝酸软、遗精、骨蒸盗汗、耳鸣耳聋，肝虚目暗，视物昏花，目生翳膜，脾肾亏虚之水肿腹胀。

【应用特色】

邓教授经验常用菟丝子、楮实子配伍，二药均入肝肾，都有滋养肝肾、益肝明目的功效，为邓教授常用补养肝肾要药。如邓教授自拟治疗早期肝硬化的"软肝煎"即用四君加草薢健脾祛湿益气，丹参养血活血，鳖虫、鳖甲活血软坚化癥，加楮实子善治水气蛊胀，配菟丝子补肝而益肾，此乃虚则补其母之意；诸药合用，共奏健脾养肝补肾，活血化癥软坚之功。为不可多得的治疗肝硬化之良方，临证加减可治疗多种证型的肝硬化。

慢性肝炎出现腹水亦可加用楮实子健脾补肝养肾，利尿退肿。在内科杂病中兼肾阳虚，出现精神不振，腰腿酸痛，甚者四肢浮肿，均可加楮实子以温补肾阳。

【验案举例】

薛某，男，61 岁，香港居民。1996 年 7 月因疲劳，走路不稳，纳差，经香港玛丽医院诊断为：①肝硬化失代偿期；②胃溃疡；③高血压病。住院期间出现肝昏迷、黄疸、腹水、食道静脉曲张致便血等，B 超检查发现肝脏有 2 个肿块，性质待查。经治疗 2 个月，9 月 30 日复查肝功能：TP：63 g/L，A：30 g/L，TBIL：20 μmol/L，复查 AFP：3 μg/L，患者病情基本稳定，带药出院（主要药物有：激素、利尿药、胃药和降压药）。患者仍感到疲劳，走路腿发软，于 1996 年 11 月 30 日来广州求诊于邓铁涛教授。诊见：疲劳，腿软，腹稍胀，胃纳不佳，面暗，唇紫，脉涩。邓教授诊察后拟攻补兼施，益气健脾养肝肾，佐以软坚化瘀、利湿逐水。处方：西洋参（另炖兑服）、白芍、土鳖虫、穿山甲各 10 g，太子参、鳖甲（先煎）、牵牛子各 30 g，甘草 5 g，白术、茯苓各 15 g，薏苡仁 15 g，酸枣仁 20 g，楮实子、菟丝子、草薢各 12 g。每天 1 剂，水煎服。患者坚持服此方近 1 年，诸症悉减。

1997 年 11 月 10 日二诊：患者疲劳、腿软好转，腹胀消失，胃纳尚可，面色暗红，舌嫩红，苔白厚，脉右大涩，左弦尺弱。邓教授仍以益气健脾养肝肾为主，原方去牵牛子，加麦芽 30 g、大枣 4 枚，酸枣仁改为 24 g。

患者服药期间每隔 2 个月到香港某医院复查 1 次，用药 1 年后，胃镜检查胃溃疡已愈，肝脏扫描肿块阴影消失，因食道静脉曲张便血未再发生，TP：60 g/L，恢复正常。但红细胞数偏低，血小板计数低，凝血功能欠佳，BUN、Cr 高于正常值，提示肾功能有损害，血氨偏高，慢性肝性脑病仍存在。继续服中药治疗，于 1998 年 3 月底又在香港某医院复查肝功能、血液生化等项目及肝脏 MRI 均正常。

1998 年 5 月 29 日，患者给邓教授来信说："现在感觉吃好睡好，走路踏实，精神更饱满，身体更健康"。邓教授根据患者寄来的检查结果，嘱其将二诊处方加黄芪、益母草各 15 g，改西洋参为 5 g，加吉林参 5 g。

2001 年 3 月 7 日，患者致电邓教授，告知复查肝功能正常，生活起居均正常，惟血压仍高（120 ~ 180）/（95 ~ 105）mmHg。邓教授拟下方调理：太子参、鳖甲（先煎）、玉米须、生牡蛎、生龙骨各 30 g，茯苓、白术、菟丝子、怀牛膝各 15 g，山药 24 g，楮实子 12 g，何首乌、草决明各 20 g，甘草 3 g。

十一、土茯苓

土茯苓，别名土茯、刺茯苓、土草薢、冷饭团、硬饭头、饭团根、狗朗头，为双子叶植物药百合科菝葜属植物土茯苓的干燥根茎。考证出自《滇南本草》。陶弘景曾记载："南人又呼平泽中有一种藤，叶如菝葜，根作块有节，似菝葜而色赤，根形似薯蓣，谓为禹余粮。言昔禹行山乏食，采此以充粮，而弃其余。此云白余粮也。生池泽。"清朝名医黄元御在《玉楸药解》中对土茯苓功效有这样的描述："土茯苓，味甘，气平，入足少阴肾经。利水泻湿，燥土健中，壮筋骨而伸拘挛，利关节而消臃肿，最养脾胃，甚止泄痢"，"土茯苓燥土泻湿，壮骨强筋，止泄敛肠，极有殊效。善治痈疽瘰疬、杨梅恶疮"，"功效清热除湿、泄浊解毒、通利关节"。《本草正义》亦有："土茯苓，利湿去热，能入络，搜剔湿热之蕴毒……故专治杨梅毒疮，深入百络，关节疼痛，甚至腐烂，又毒火上行，咽喉痛溃，一切恶症。"综上，本品甘能解毒，淡能渗湿，能解毒利湿，用于湿热淋浊，带下，皮肤湿毒疮疡，疥癣，梅毒；风湿周身骨痛，关节屈伸不利等；近有用于防治钩端螺旋体病。

据药理研究：土茯苓所含黄酮类可降低小鼠棉酚中毒的死亡率，并减轻其肝脏病理损伤。

【应用特色】

邓教授临床善用土茯苓 30～120 g 与川萆薢 15～120 g 配伍，治疗膏淋、尿浊、尿蛋白、妇人带下等证属湿毒蕴结者。朱良春治疗痛风性关节炎用土茯苓、萆薢，获得满意疗效。盖痛风性关节炎是属代谢性障碍性疾病，尿酸生成过多，排泄减少所致。此二药可降低血尿酸指标，祛湿、解毒、利关节而除痹。

广东省民间习惯用鲜土茯苓与龟同煲汤饮或熬膏服食，以治皮肤病和作肿瘤辅助治疗用。因其有较强的解毒功能，"龟苓膏"已成为药膳品种或制剂品种之一。相传最初是清宫中专供皇帝食用的名贵药物。它主要以名贵的鹰嘴龟和土茯苓为原料，再配生地等药物精制而成。其性温和，不凉不燥，老少皆宜，具有清热解毒去湿、旺血生肌、止瘙痒、去暗疮、润肠通便、滋阴补肾、养颜提神、调理脏腑等功效，能促进新陈谢，提升人体免疫力，是现代人不可或缺之养生圣品。龟苓膏的研究报告中指出：龟板含有各种氨基酸，其中 7 种为人体不能自制但必需的氨基酸，这些必需氨基酸占总氨基酸百分比相当高，约20％。特别对皮肤干燥、老化和年青人的青春痘（粉刺）、多种口腔溃疡、口燥咽干、失眠多梦、习惯性便秘、急慢性泌尿系统感染，如小便白浊、腰膝酸软、女性生殖系统炎症，如盆腔炎、阴道炎、赤白带下，皮肤瘙痒、疖疮红肿等有特别显著的改善作用。因而倍受人们喜爱，并畅销中外。

十二、鸦胆子

鸦胆子为苦木科植物鸦胆子的成熟种子。味极苦，性寒，有毒，入大肠、肝、胆经。本品苦寒降泄、燥湿清热、清肝胆湿热、凉血解毒、防腐生肌、杀虫截疟、腐蚀赘疣、除肠中积垢，用于治疗热性赤痢、休息痢等疾。外用可治赘疣、鸡眼。

【应用特色】

邓教授治疗阿米巴痢疾喜用鸦胆子肉 15 ~ 30 粒，以滑石粉为衣，空腹吞服。功能清热解毒，杀虫止痢。

鸦胆子治痢疾，张锡纯《衷中参西录》曾大加提倡，其实最早之提倡者实为广东之陈复正，陈氏《幼幼集成》以"集成至圣丹"治冷痢、久痢，方用鸦胆子一味，"用小铁锤轻敲其壳，壳破肉出，其大如米，敲碎者不用，专取全仁用之。三五岁儿，二十余粒；十余岁者三十多粒，大人则四十九粒"，用桂圆肉包，空腹吞腹。因鸦胆子味苦甚，搞碎者易引起呕吐，故不宜用。

邓教授家传之用法，取鸦胆子肉以滑石粉为衣，成人亦不过二三十粒，空腹吞服效果确实。他于解放前患过痢疾，用鸦胆子治疗，发现大便中时有成粒之鸦胆子，但数日而愈。又于 1939 年曾治一老妇患噤口痢，处方为：远年旧熟地 30 g，淮山药 18 g，白芍 15 g，鸦胆子 20 粒药汁送服，1 剂而愈。远年旧熟地即置放一二十年已被虫蛀过之熟地，过去有名之中药店多有此药。邓教授先父好用此药以治阴虚又怕滋腻之证者。淮山药，《本草纲目》认为有"止泄痢"之作用，后世有独用此味以治噤口痢。上方四味，熟地与淮山药以健脾滋阴固其根本，淮山药、白芍、鸦胆子以治痢，该方之神效实出乎意料之外。

十三、山慈菇

山慈菇，别名茨菇、剪刀草、老鸦头、棉花包、毛地梨、光菇、山蛋，为双子叶植物药兰科植物杜鹃兰、独蒜兰或云南独蒜兰的干燥假鳞茎。味甘、微辛，性寒，有小毒，入肝、肾经。《本草拾遗》谓："主痈肿疮瘘，瘰疬结核等，醋磨敷之。"山慈菇性寒能清热，味辛能散结，有攻毒、消坚散结之功效。用于热毒痰瘀互结而成的瘰疬结核、痈疽疔毒、喉痹咽肿等病，既可内服，亦可外用，且有脓能溃，无脓可消。正如《滇南本草》所载："消阴分之痰，止咳嗽，治喉痹，止咽喉痛。治毒疮，攻痈疽，敷诸疮肿毒，有脓者溃，无脓者消。"此外，本品还用于跌打损伤，蛇虫咬伤，黄疸及癫痫等病，并试用于食管癌、胃癌、肝癌。

【应用特色】

山慈菇祛痰散结，为邓教授治甲亢所必用。邓教授治疗甲亢的经验方"加味消瘰丸"即以山慈菇为主要药物之一，药物组成：太子参 30 g，麦冬 10 g，五味子 6 g，生牡蛎 30 g，浙贝母 10 g，玄参 15 g，山慈菇 10 g，白芍 15 g，甘草 5 g。功能益气养阴，化痰散结，主治弥漫性甲状腺肿伴甲亢。

治疗重症肌无力时，邓教授亦常加用山慈菇化痰散结。合并甲亢，用山慈菇加炒山甲、生牡蛎等；胸腺肿瘤或胸腺肥大，用山慈菇加玄参、浙贝母等。

【验案举例】

梁某，男，28岁。2000年9月2日初诊。主诉：心慌，气促，多汗，双下肢无力1个月。病史：缘患者近2年来时有咽喉部肿胀感，心慌，失眠，气促，怕热，多汗，口渴，疲倦，头晕，体重下降，伴肌肉酸痛，双下肢无力，活动后诸症加重，休息后减轻，并呈周期性发作，因工作繁忙，未予重视。至2000年8月份，因情绪紧张病情突然加重，先后到广州两间医院诊治。8月24日不能行走被收入某医科大学附属医院，诊断为"甲亢并周期性麻痹"，据当时检查记录：神清，颅神经（−），痛觉对称，双上肢肌力Ⅴ级，双下肌力Ⅰ级，双巴氏征（−），腱反射减低，甲状腺肿大Ⅱ度，心率124次/分，手颤（＋），血生化：钾（K）2.2 mmol/L，T3：8.5 nmol/L，T4：309 nmol/L。急收入内分泌科，住院仅1周，进行多种高级仪器检查，每天静脉滴注以及口服大量西药（药物不详），前后花费近万元，症状未见好转且副作用大，恶心呕吐，头晕耳鸣，患者难以接受，经朋友介绍来广州中医药大学一附院求治中医。症见：形体消瘦，神疲气短，四肢无力，肌肉酸痛，颈部粗胀，肢体震颤，心慌心跳，潮热汗多，消食善饥。舌淡红边有齿印，舌苔厚腻黄白相兼，脉弦细数。中医诊断属"瘿病、痿证"范围，辨证气虚痰浊，肝郁脾肾不足。仿邓氏温胆汤合强肌健力饮治疗，并嘱暂时停服西药。

处方：竹茹10 g，枳壳6 g，化橘红6 g，胆南星10 g，茯苓15 g，黄芪30 g，五爪龙30 g，太子参30 g，五味子10 g，麦冬10 g，山慈菇10 g，甘草5 g，生牡蛎30 g。3剂。加服广州中医药大学第一附属医院中药制剂"甲亢灵"。日常饮食嘱咐少食寒凉，多吃豆类（绿豆除外）。

二诊（9月6日）：服用中药后症状大减，心慌气短，失眠多汗消失，全身情况改善，肢体震颤减轻。检查双下肢肌力Ⅳ级，腱反射仍低下，舌淡红，苔白厚，脉细数。效不改方，山慈菇量加大至15 g，7剂。

三诊（9月13日）：偶有心慌心跳，口干，但睡眠转佳，肌肉酸痛消失，颈部发胀感减轻，体力增加，面有光泽，双上肢、下肢肌力均Ⅴ级，腱反射稍低下，舌淡红，苔薄黄，脉细数。考虑甲亢病患者容易出现内热，且四肢肌力已经恢复，去黄芪、五爪龙，加淮山药20 g、石斛15 g、薏苡仁20 g，并申请甲功五项复查。

四诊（9月20日）：患者临床症状基本消失，已经能够上班工作。继续守上方，加山萸肉15 g。

五诊（9月27日）：甲功五项回示结果：T3：1.73 ng/ml，T4：113.5 ng/ml，Ft3：3.8 pg/ml，Ft4：9.5 dg/ml，TSH：0.3 μIU/ml。以上数值，均在正常范围。患者精神佳，体重增加，肢体无震颤，颈部甲状腺基本回复正常。为巩固疗效，仍按邓氏温胆汤加减治疗。现仍中医中药治疗，甲亢无复发，周期性麻痹亦随之消失（刘小斌诊）。

第八讲
岭南草药应用心得

由于岭南地区"土卑地湿"，即长年气候炎热多雨，地势较低，特别是珠江三角洲的地势尤其低，且三面环山，一面临海，日照与水分充足，地形复杂、地貌多样，海洋、陆地兼有，适合动植物繁衍生长等特殊的地理气候因素，因而植物种类繁多，盛产许多独有的热带药用植物。不仅品种多、分布广、产量大，而且还有不少质量上乘的地道药材，素有"南药"、"广药"之称。由于特殊的地理气候特点，长年湿热温蒸，因此岭南民众容易出现喉咙干痛、咽喉发炎、面部长痤疮、牙龈肿痛等表现。然而"一方水土养一方人"，"一方草药医一方人"，岭南很多中草药有很好的清热利湿作用，民间应用极为广泛，既可入药，亦可配作凉茶用。作为一代岭南名医，邓教授倡导和开辟了岭南医学研究的诸多优势与特色领域，其中对南药的研究尤为重视。他在《岭南医学》一文中明确指出："南药的研究与推广更是岭南医学的一大特色。"邓教授师承家技，又于岭南行医70余年，对于南药的应用得心应手，简单介绍如下。

一、三叶人字草

三叶人字草，本名鸡眼草，又名人字草、米碎草、孩儿草，为豆科鸡眼草属植物鸡眼草的干燥全草，系一年生草本，叶柄极短，一柄三叶，叶脉呈人字形排列，拉断叶片裂口亦呈人字形，故称"三叶人字草"。其味甘、淡，性微寒，入肝、肺经。功能清热解毒，活血，利尿，止泻。主治胃肠炎、痢疾、肝炎、夜盲症，泌尿系统感染、跌打损伤、疔疮疖肿。

常用量：煎服15～30 g。外用适量，鲜品捣烂取汁涂或敷患处。

【应用特色】

邓铁涛教授认为三叶人字草为治血尿之良药，若患者病情稳定无临床症状，惟镜下血尿长期不除者，可用单味三叶人字草30 g熬汤当茶饮，亦能起到良好疗效。长期饮用可起到巩固疗效，预防再发的作用。

三叶人字草能治血尿是湖南欧阳琦教授所授，对膀胱癌之血尿亦有效。邓教授临床上应用本品治疗尿血，亦取得理想疗效。查文献，该药有通淋之记载，但无治尿血或血淋之明文，新发现也。广州中医药大学药理学教研室周玖瑶等通过动物实验证实：三叶人字草具有明显的止血作用和升高血小板作用，升高血小板作用是其止血机制之一。

【验案举例】

曾治一危重血液病患者，尿似酱油，需频频输血，在辨证论治方中加入此药30g，服3剂尿转清。后又再次尿血，再加用三叶人字草而止。又治一肾病患者，尿有红细胞，辨治用六味地黄汤加太子参、益母草、三叶人字草治疗2年余而安。

又如黄某，男，5岁半，因反复血尿1个月余于1995年12月5日初诊。患者1个月前无明显诱因出现尿急、尿痛，无头面及全身浮肿。就诊时纳可，尿量中，大便调，腹痛时作。舌淡红，苔薄白，脉细。查尿分析示：尿蛋白：0~3个/Hp，尿红细胞＞250/μl。诊为血尿，辨证属脾虚湿困，治以健脾利湿，益气摄血，处方：太子参12g，白术9g，茯苓12g，甘草3g，淡豆豉10g，白茅根30g，旱莲草12g，珍珠草12g，小叶凤尾草12g，玉米须30g（炒），田七末3g（冲），仙鹤草30g。

二诊：1995年12月12日。服上药7剂后，无尿频、尿急、尿痛，无腹痛，稍咳，纳可，舌淡苔薄，脉细。处方：太子参15g，白术9g，茯苓12g，甘草3g，百部10g，桑寄生30g，小叶凤尾草15g，珍珠草15g，淡豆豉10g，仙鹤草20g，益母草15g，白茅根30g。

三诊：1995年12月26日。服上药14剂后，无尿频、尿急、尿痛，无咳嗽腹痛，纳可，舌淡苔薄，脉细。处方：太子参12g，白术9g，茯苓12g，甘草3g，淡豆豉10g，白茅根30g，仙鹤草30g，益母草30g，百部8g，小叶凤尾草15g，珍珠草15g，蝉蜕6g。

四诊：1996年1月19日。服上药24剂后，无血尿，无尿频、尿急、尿痛，无发热，肛门有蛲虫爬出，舌淡苔薄，脉细。处方：太子参15g，白术9g，茯苓12g，甘草3g，百部10g，淡豆豉6g，珍珠草12g，蝉蜕6g，白茅根20g，淮山药15g，仙鹤草20g，三叶人字草30g。

服药4剂后，用单味三叶人字草30g熬汤当茶饮，有时加用金钱草30g同煎，饮用1个月余，复查尿分析（－）。

二、溪黄草

溪黄草是民间草药，俗称熊胆草、血风草、黄汁草、手擦黄、溪沟草、香茶菜、土黄连等，为双子叶植物药唇形科植物线纹香茶菜的全草。因其叶揉之有黄色液汁，故名溪黄草。中国最早记载其药用价值及用法的书籍是1962年编印的内部资料《揭阳县民间常用草药简编》，但其中未记载其植物图和学名。后来出版的《常用中草药手册》确定中药溪黄草原植物为唇形科香茶菜属线纹香茶菜。其味苦，性寒，入肝、胆经。有清热利湿退黄、凉血解毒散瘀的功效，用于湿热黄疸、湿热泄痢、跌打瘀肿等。药理研究报道，有抗菌、抗炎、抗病毒作用、抗肿瘤作用、护肝等作用，是民间治疗黄疸型肝炎的常用药。

【应用特色】

邓教授多用于治疗湿热黄疸，与田基黄、鸡骨草等同用效更佳。溪黄草善于退黄，其性寒，有清热解毒、凉血散瘀之功效。而现代研究也发现，溪黄草主要活性成分为黄酮类物质，具有抗乙肝病毒活性以及清除自由基的作用。

溪黄草在广东各地临床应用普遍，民间常以溪黄草 10～15 g 代茶饮，来清肝利湿，防治"大小三阳"、肝炎，并开发出多种以之为主要原料的防治肝炎的保健产品，如溪黄草冲剂、溪黄草袋泡茶等。广东省连南瑶族自治县以溪黄草为主要原料，配合当地另一特色药材藤婆茶以及绞股蓝、桑叶、枸杞子、山楂等精制而成的溪黄八珍茶，是当地人民传统的保健饮品，具有提高机体免疫力、保肝健脾之功效。

三、砂牛

砂牛，又名倒退牛，别名沙牛、地牯牛、沙钻虫、金沙牛、蚁狮，为蚁蛉科蚁蛉属昆虫黄足蚁蛉或蚁蛉的干燥幼虫。味咸、辛，性温，有小毒，入肝、肾、膀胱经。《生草药性备要》载其功效："治瘰疬，初起消散，破烂拔毒埋口。"《本草求原》又谓："通窍利水。治淋，炒研同白糖汤下。"功能利水通淋，消肿拔毒，截疟，用治砂淋、疟疾。近有用于泌尿系结石、胆结石，外用治疗疮、瘰疬。

【应用特色】

砂牛是邓教授常用治疗泌尿系结石的要药。他治疗泌尿系结石的效验方"邓氏通淋汤"由导赤散能利水而不伤阴，加金钱草清利湿热，为排石化石之上品，鸡内金亦有化石的作用，宜研末冲服；海金沙藤、琥珀、砂牛末利尿排石、溶石；广木香理气，诸药合用，共奏清利湿热、排石溶石之功。

《中医大辞典》指该药可治砂淋，但近代文献较少此类记录。邓教授指出，砂牛生活于沙中，曾用大碗装沙，置砂牛于碗中，砂牛会造一漏斗形的小窝，由此推论其体内必有能溶沙石的成分。20 世纪 70 年代邓教授曾治愈 1 例肾盂结石患者，用金钱草等药排石，另用砂牛研成细末，每次服 3 g，药汁冲服。嘱每天排小便时用瓷杯接，以察看有无沙石排出。数天后开始发觉尿中有沙，呈金黄色。连排数天，最后沉淀物非沙而是微黑之黏稠物，前后排出沙石约数克。经 X 线摄片证实肾石已消矢。

【验案举例】

罗某，男，25 岁，学生。因左上腹绞痛 2 天，于 1967 年 11 月 1 日入院治疗。患者前天晚止突发左上腹持续疼痛，阵发性绞痛，伴恶心欲吐，入院时自述 2 天未解大便，小便如常。查舌质稍红，苔薄微黄，脉弦数。左肾区压痛叩痛明显。小便常规：尿蛋白（±），红细胞（++），白细胞 0~3 个/Hp。西医诊断：泌尿系结石并肾绞痛。中医诊断：淋证，证属下焦湿热。

治以清热利水通淋，处方：金钱草 60 g，海金沙 15 g，鸡内金 15 g，冬葵子 15 g，琥珀末 4.5 g（冲服），砂牛末 1.5 g（冲服），广木香 12 g（后下），柴胡 12 g，枳壳 12 g，白芍 15 g，甘草 10 g，大黄 10 g（后下）。每日 1 剂。

入院当天及第五天晚上因绞痛剧烈于痛处拔火罐后绞痛明显减轻，第六天溺时尿道刺痛，第八天溺时排出砂粒样结石 1 粒，之后症状消失。第十一天腹平片示：沿泌尿道部位均未见明显不透 X 线致密结石影，而于第十三天痊愈出院。

四、番石榴叶

番石榴叶，别名鸡矢果叶、鸡矢茶叶、番稔叶、番桃树叶，为双子叶植物药桃金娘科番石榴属植物番石榴的干燥嫩叶。味甘、涩，性平，气香，入脾、胃、大肠、肝经。功效涩肠止泻、收敛止血、止痒。用于水泻或伤食泄泻不止，近用于小儿单纯性消化不良及非感染性腹泻有一定疗效；亦可治疗菌痢、肠炎。鲜叶捣烂外敷可治外伤出血，皮肤湿疹，瘙痒，热痱。民间习用叶片少许，直接咀嚼，以止呕吐。据化学分析，本品叶含挥发油（丁香油酚等）。据抗菌试验，番石榴叶对福氏痢疾杆菌、金黄色葡萄球菌、溶血性链球菌、伤寒杆菌、大肠杆菌均有一定抑制作用。

【应用特色】

邓教授常用单味番石榴叶组成番石榴叶止泻汤，药用新鲜番石榴叶 30 片（干品 15~30 g），功能涩肠止泻，主治肠炎泄泻，细菌性痢疾。随证加味，治各种虚泻，非感染性泄泻。

用法：每日 1 剂，水煎 2 次，早晚分服。

注：《中国中医秘方大全》用法：将新鲜番石榴叶 1 kg，洗净后放入锅中，加水至浸过药面，煎 4~5 个小时倒去药渣，再浓缩为 1000 ml，加入 0.1% 苯甲酸钠防腐，调入糖精钠与香料后。成人每次 10~30 ml，每日 3 次。小儿用量酌减。用较大剂量亦无不良副作用。

【验案举例】

李某某，女，26 岁。患者有身孕 7 个多月，近 1 个月来反复腹泻，每日 3~10 次，便色黄，混有泡沫，伴有肠鸣，双下肢浮肿。于 1984 年 7 月 17 日初诊。诊见精神疲乏，舌边尖红，苔微黄，脉弦数。处方以鲜番石榴叶 20 片、太子参 18 g、茯苓 15 g、白术 15 g、陈皮 15 g、白芍 15 g、柴胡 10 g、甘草 6 g、鸡血藤 10 g、赤石脂

10 g。7 月 20 日复诊：言服上方 3 剂腹泻已止，现大便每日 1 次，无泡沫，量不多。依上方去鸡血藤加黄芩 6 g，3 剂而愈。

五、五爪龙

五爪龙为桑科榕属植物粗叶榕的干燥根，果桃形，外面密披粗毛，故称"五指毛桃"。主产于岭南，且其性缓益气而不作火，补气而不提气，扶正而不碍邪，兼能祛痰平喘、化湿行气、舒筋活络，补而不燥，更加适合岭南多湿的气候特点，用以代黄芪使用，故有"南芪"之称。味辛、甘，性微温，气香，入肺、大肠经。功效益气健脾，祛痰平喘，行气化湿，舒筋活络。本品甘温能补脾益气，功同黄芪而力较弱，用于肺虚痰喘咳嗽，脾胃气虚之肢倦无力，食少腹胀，脾虚水肿，带下，风湿痹痛，腰腿痛；近有用于慢性肝炎，肝硬化腹水。据药理研究：本品煎剂有止咳、祛痰、平喘作用；并对金黄色葡萄球菌、甲型链球菌均有较好的抑制作用。

【应用特色】

邓教授治疗气虚常用五爪龙，补气常与太子参或党参配伍，治疗肺虚咳嗽常与紫菀、百部、杏仁、海浮石等配伍，治疗脾虚失运常与茯苓、白术、薏苡仁等配伍，治疗中气下陷常与黄芪、升麻、柴胡等配伍。以五爪龙配伍黄芪可增强益气之效，又不致过于温燥，更符合岭南气候多湿热的特点，最为邓教授所喜用。如对重症肌无力的治疗，邓教授一向主张从脾论治，常以五爪龙配伍黄芪、牛大力、千斤拔等。五爪龙用量通常较大，一般用量为 30～90 g。在其他多种疾病（如冠心病、脑血管后遗症等）中，若证属气虚，邓教授也常以五爪龙配伍太子参、党参以增其效。

【验案举例】

陈某某，男，67 岁，广东汕头人。2003 年 4 月 4 日初诊。缘患者 2002 年 10 月份开始出现眼睑下垂，头颈无力，伴吞咽困难，以上症状呈朝轻暮重，曾在深圳罗湖区人民医院治疗，查血糖 8.34 mmol/L，新斯的明试验（＋）。诊断为：①重症肌无力；②糖尿病；③高血压。予降糖、控制血压、抗胆碱酯酶抑制剂、免疫球蛋白、改善血循、营养神经等治疗，症状缓解出院。出院后一直服用溴吡斯的明片、氯化钾缓释片，各 1 粒/次，2 次/天。症状时有反复，经人介绍求治于邱仕君教授。刻下症见：右侧眼睑下垂，头颈低垂无力，手足乏力，伴轻微吞咽困难，咀嚼乏力，构音欠流利，时有头晕脑胀，病情朝轻暮重，舌暗红苔薄，脉细尺弱。中医诊断：痿证（脾肾虚弱，气虚有瘀），西医诊断：重症肌无力Ⅱ－B 型（中度全身型）；高血压病Ⅱ期；Ⅱ型糖尿病。结合舌脉及临床症状，邱教授认为此患者为气虚有瘀，与脾肾关系密切；治以健脾补肾，强肌健力；方用补中益气汤加减。处方：五爪龙 60 g，太子参 30 g，白术 30 g，柴胡 10 g，升麻 10 g，陈皮 3 g，甘草 3 g，淮山药 60 g，黄芪60 g，首乌30 g，玉米须30 g，桑寄生30 g，千斤拔60 g，丹参24 g。

二诊（4月18日）：服药后颈椎及四肢无力较前好转，天凉时病情略有加重。现仍有眼睑下垂，颈酸手颤，胸闷，舌红苔浊腻，脉细尺弱。处方：五爪龙90 g，党参30 g，白术30 g，柴胡10 g，升麻10 g，陈皮3 g，甘草3 g，淮山药60 g，黄芪60 g，玉米须30 g，丹参24 g，桑寄生30 g，杜仲10 g，牛膝15 g。加重五爪龙用量，太子参改党参以健脾益气，加用杜仲、牛膝以补肾强筋骨。

三诊（5月23日）：诸症减轻，时有反复，吞咽顺利，咀嚼有力，颈肌乏力，眼睑疲乏，晨起结膜红丝，无复视，口苦，胸闷，二便调，舌暗红胖大苔少，脉细尺弱，血压140/95 mmHg。药用：五爪龙90 g，太子参30 g，白术15 g，柴胡10 g，升麻10 g，陈皮3 g，甘草3 g，淮山药60 g，山萸肉12 g，玉米须30 g，丹参24 g，白及15 g，仙鹤草30 g。结膜红丝，加用白及、仙鹤草凉血活血；六味地黄丸临睡前服，加强滋肾阴，治疗糖尿病。

四诊（7月4日）：右眼睑下垂减轻，脊椎症状时有反复，耳鸣耳聋，颈项有力，眠差，时有构音不清，口不干，无复视，舌脉同前。处方：五爪龙90 g，党参30 g，白术30 g，柴胡10 g，升麻10 g，陈皮3 g，甘草3 g，淮山药30 g，丹参24 g，山萸肉15 g，首乌30 g，枸杞子10 g，鸡血藤30 g，黄芪60 g，巴戟天10 g。去白及、仙鹤草，加用黄芪、鸡血藤、巴戟天，加强补肾。

五诊（10月24日）：眼结膜红丝较前好转，稍畏光，眼睑下垂明显好转，视久稍下垂，腰酸痛、肩颈乏力减轻，时感颈冷，夜尿多，2～3次/晚，舌暗胖、色嫩红、苔少，脉细尺弱。血压：140/100 mmHg。处方：五爪龙90 g，党参30 g，白术15 g，柴胡6 g，升麻6 g，陈皮3 g，甘草3 g，丹参24 g，黄芪30 g，淮山药60 g，桑寄生30 g，玉米须30 g，葛根20 g，首乌30 g，杜仲15 g。杜仲补肾降血压效佳。嘱注意眼部休息，舌暗胖、色嫩红、苔少，血糖偏高，提示阴虚，注意养阴。

继用上药调理，至2004年3月5日复诊，临床症状全部消失。邱教授嘱患者平时仍要注意休息，避免感冒，以防病情反复，以成药强肌健力胶囊口服，巩固疗效。

六、牛大力

牛大力别名山莲藕、大力薯、甜牛大力、山葛、美丽崖豆藤，为豆科崖豆藤属植物美丽崖豆藤的干燥根。味甘，性平，入肺、脾、肾经，功能补脾润肺，补虚益肾，舒筋活络。用于病后体弱，阴虚咳嗽，腰肌劳损，风湿痹痛；近有用于肺结核咳嗽。据药理研究，本品水煎剂有明显的止咳作用。

【应用特色】

牛大力是邓教授治疗重症肌无力和运动神经元疾病常用药物之一，常与千斤拔同用以加强理劳疗损功能。

牛大力是一种常用的山草药，广东河源特色野生煲汤料之一，客家人经常用来煲汤。煲时配合土茯苓，赤小豆等一起煲，具有平肝、润肺、养肾补虚、强筋活络之功效，主治肾虚、气虚、腰酸腿痛、风湿病、慢性肝炎、支气管炎、咳嗽、肺结核等有很好的疗效。

【验案举例】

陈某，女，48岁，干部。因右侧肢体无力，言语不清3个月，于1999年4月19日初诊。患者于3个月前始出现右上肢无力，逐渐波及右下肢，并出现肌肉跳动，语音含糊不清，症状日渐加重。体检：发音不清，咽反射减弱，软腭提升尚可，舌肌萎缩，震颤，右侧肢体肌张力低，肌肉萎缩，肢围比健侧小1 cm，肌力Ⅳ级，腱反射减弱，病理征阴性。舌淡胖，苔薄白，脉细弱。西医诊断：运动神经元疾病，进行性球麻痹。中医诊断：痿证，脾肾两虚型。

治以健脾补肾为法。邓教授拟方：黄芪60 g，五爪龙、千斤拔、牛大力、鸡血藤各30 g，党参、杜仲、茯苓各15 g，白术12 g，陈皮3 g，桑寄生20 g，甘草6 g。

配合针灸治疗，取穴肩髃、曲池、手三里、合谷、髀关、伏兔、足三里、阳陵泉、悬钟、太溪均为右侧，及脾俞、膈俞、肾俞、上颈段夹脊、风池。以提插补法为主，配合温针灸。每天1次，10天为一疗程。

治疗4个月，右侧肢体肌力达Ⅴ级，恢复正常肌力，肌肉消失，走路平稳，舌肌萎缩明显改善，但讲话仍有鼻音，舌肌震颤，出院后继续服中药，半年后随访，患者病情逢君之恶，已正常工作。

七、千层纸

千层纸，本名木蝴蝶，又名千张纸、白玉纸、白千层、玉蝴蝶、白纸肉、破布子、白故纸，为紫葳科木蝴蝶属植物木蝴蝶的干燥成熟种子。味微苦、甘，性微寒，入肺、肝、胃经。《本草纲目拾遗》载曰："治心气痛，肝气痛，下部湿热。又项秋子云，凡痛毒不收口，以此贴之。"《岭南采药录》有："消痰火，除眼热。"功能清热解毒、润肺开音、疏肝和胃、敛疮生肌，用治热毒咽喉肿痛；肺热或肺燥咳嗽声哑，肝胃气痛，疮疡久溃不敛。

据药理研究，本品含黄芩苷元，有抗炎、抗变态反应、利尿、利胆、降胆固醇的作用。含白杨素，对人体鼻咽癌（KB）细胞有细胞毒活性。

【应用特色】

千层纸为邓教授治疗外感之证常用药物。外感之证，邓教授常用发散表邪的轻清之剂。咳而咽痛者加千层纸，劳嗽内伤者用七叶一支花，咳久而咽痛甚者用咸竹蜂，痰热咳嗽者加龙脷叶或杧果核，食欲不振者加布渣叶。

第八讲 岭南草药应用心得

邓教授自拟治疗慢性咽炎经验方即用千层纸润肺开音，主要药物：五爪龙30 g，玄参15 g，千层纸6 g，桔梗10 g，乌梅6 g，甘草6 g。如无五爪龙，可以太子参15 g代替。功能益气养阴，利咽止痛。

重症肌无力患者兼有外感表证，鼻塞流涕，咽痒咽痛，咳嗽咯痰，恶寒发热，头痛等症状，邓教授指出，可服强肌健力饮之轻剂，酌加入千层纸、豨莶草、桑叶、玄参、百部、胖大海、紫菀、浙贝母等。

【验案举例】

陈某，女，38岁，住院号：146581。缘患者8岁时出现眼睑下垂等症，诊断为重症肌无力，治疗一年后病情好转，之后一直未再服药。2002年3月初出现全身乏力、四肢酸痛、右眼睑下垂等症，经某西医院检查，新斯的明试验阳性，治疗1个月，病情逐渐加重，于2002年4月8日转入广州中医药大学第一附属医院。1999年发现高血压病，一直服用心痛定控制血压，有家族高血压史。入院时症见神倦，右眼睑下垂，复视，眼球活动尚灵活，吞咽困难，呼吸不畅，颈软无力，四肢乏力，肢力Ⅳ级，舌淡胖苔薄黄，脉沉细。入院查体摘要：体温36.6℃，心率：80次/分，呼吸：22次/分，血压：140/80 mmHg。慢性病面容，精神倦乏，自动体位，右眼睑下垂，眼球活动尚灵活，口腔有痰涎分泌物，颈软乏力，心率80次/分，律齐，心音低钝，各瓣膜区未闻病理性杂音，双肺呼吸音清，未闻干湿啰音，肝脾未触及，双肾区轻度叩击痛，四肢乏力四肢肌力，腱反射存在，舌质淡胖，苔薄黄，脉沉细。中医诊断：①痿证（脾胃虚损）；②大气下陷。西医诊断：①重症肌无力（迟发重症型）；②高血压病。

中医治以升阳举陷，益气健力，予补中益气汤加减。处方为：黄芪30 g，五爪龙30 g，牛大力30 g，千斤拔30 g，党参20 g，白术15 g，当归10 g，升麻12 g，柴胡8 g，法半夏12 g，陈皮3 g，甘草5 g。并给予强肌健力口服液1支/次，3次/日。西药继续按患者原先用溴吡斯的明60 mg/次，每8小时1次，另口服硝苯地平降压，并予静脉滴注黄芪注射液、川芎嗪注射液以益气活血。

按此原则治疗约1个月余，期间患者发现泌尿系感染，中药以珍珠草30 g易陈皮，同时配合针灸合谷、丰隆、足三里等穴位治疗，4月18日患者出现感冒，加用抗生素以预防感染，泼尼松由5 mg生理量逐渐加大量至50 mg次，1次/日，中药在上方基础上略有加减，病情逐渐稳定并好转。

7月16日，患者双膝乏力，头晕，寐差，月经约40日仍未来潮，观其鼻头明亮有光泽，提示病情好转，舌质红，苔薄黄略浊，寸口脉浮，提示患者稍有外感。中药处方：黄芪90 g，五爪龙50 g，太子参30 g，茯苓15 g，白术15 g，千斤拔30 g，牛大力30 g，浙贝母15 g，薏苡仁30 g，千层纸10 g，甘草3 g，陈皮3 g。月经过时不行，全身不适，可加路路通20 g、益母草20 g通经。

7月18日患者月经来潮，无明显不适，步行出院。随访半年，病情稳定，生活自理，泼尼松已减量为 30 mg/d。

八、龙脷叶

龙脷叶，又名龙舌叶、龙利叶、龙味叶、牛耳叶，为大戟科守宫木属植物龙脷的干燥叶。味甘、淡，性平，入肺、脾经。功效润肺止咳、化痰平喘、养胃生津，用治肺燥咳嗽、咽痛失音，咳痰黏稠，热病伤津、口干、食欲不振。用于肺燥咳嗽，常配桑白皮、川贝母、南杏仁等同用。

【应用特色】

一般用龙脷叶煲水喝就有不错的疗效，《岭南采药录》载其和猪肉煎汤服之，可治痰火咳嗽。岭南地区民间亦习惯用本品和瘦猪肉煲汤饮用治痰火咳嗽。

【验案举例】

蔡某，男，46 岁，马来西亚华侨，住院号 116792。患者于 1996 年起病，由左上肢无力渐发展致全身肌肉进行性萎缩，在马来西亚、新加坡等医院确诊"肌萎缩侧索硬化"，经利鲁唑治疗 1 个疗程后，病情加重，遂来广州中医药大学一附院治疗。时症见：全身肌肉萎缩，四肢无力，肌束震颤，吞咽困难，只可进食少量流质饮食，饮水反呛，痰多难咯，张口困难，舌缩不能伸，眼屎多，口臭，烦热不渴，大便排解困难只能靠泻药或灌肠，舌淡嫩，苔少，中根腻，脉右手反关，左脉轻取浮弦，沉按弱而无力。体检：体温：36.5℃，脉搏：80 次/分，呼吸：25 次/分，血压：140/80 mmHg，被动体位，心肺未见异常，四肢肌力Ⅱ级，肌张力增强，腱反射亢进，巴氏征（＋），双踝阵挛（＋）。实验室检查：血乳酸 3.49 μmol/L，血钾 2.69 mmol/L，心电图示：心肌缺血，肌电图：神经元损害。

1999 年 6 月 26 日一诊：辨证属脾肾阳虚夹痰夹瘀。予补中益气汤加减，静脉滴注黄芪注射液 20ml/d，配合悬灸百会、足三里、三阴交，并取黄芪针 2 ml，交替注射脾俞、肾俞、大肠俞、足三里、三阴交、阳陵泉等穴位，每次分别取 2～4 个穴位，中药内服、外洗、灌肠三者结合。

内服中药方：黄芪 60 g，党参 30 g，五爪龙 30 g，巴戟天 12 g，桑寄生 30 g，白术 30 g，鸡血藤 30 g，当归头 12 g，川芎 10 g，赤芍 15 g，全蝎 10 g，僵蚕 10 g，水蛭 10 g，地龙 10 g，柴胡 9 g，升麻 9 g，陈皮 6 g，法半夏 12 g。

外洗方：海桐皮 12 g，细辛 3 g，吴茱萸 15 g，生川乌 12 g，艾叶 9 g，川断 10 g，羌活 10 g，独活 10 g，荆芥 6 g，防风 10 g，当归尾 9 g，川红花 6 g，生葱 4 条，米酒 40 g，米醋 40 g。外洗并用药渣浸左上肢。

灌肠方：五爪龙 60 g，枳实 10 g，玄明粉 6 g。

服药 2 剂，眼屎多及饮水反呛止，口臭痰多之症亦减轻，进食量增加，可进食 2 碗流质。继续上述治疗方案，黄芪渐增 60 g、90 g、120 g、150 g 至 180 g，温阳药如巴戟天、杜仲、寄生、川断、菟丝子、肉苁蓉等交替使用，白术增至 60 g，虫类化痰化瘀药水蛭、全蝎、蜈蚣、土鳖虫、僵蚕等交替使用。

1999 年 9 月，患者四肢肌力增加，可张大口，微伸舌于外。曾分别于 9 月 24 日、10 月 21 日外感，出现鼻流清涕、咳嗽、痰多。辨证为体虚外感，以桂枝汤合止嗽散加五爪龙治愈，未用抗生素及其他中成药。由于并发症处理得当，患者症状改善明显，肌张力由亢进渐减弱，至同年 12 月可在家人的搀扶下站立 5～10 分钟。

2000 年 11 月外感，咳嗽痰多，痰黄色，质黏稠，症状以午后为重。考虑体虚外受风寒，肺有痰热，改方如下：苏叶 6 g，杷叶 12 g，紫菀 10 g，百部 10 g，橘络 10 g，川贝母 6 g，胆南星 10 g，千层纸 10 g，龙脷叶 12 g，五爪龙 50 g，甘草 6 g。

上方服 5 剂，诸外感症消失，续治疾病之本，用前述温补脾肾之方，考虑此次外感伤阴之征，再加生熟地（各）12 g、枸杞子 12 g、石斛 12 g，去行气之厚朴，以防伤阴。

2001 年 1～6 月，患者病情稳定，每餐进食 2 碗流食。基本中药处方为：黄芪 150 g，淮山药 90 g，党参 30 g，半夏 12 g，白术 20 g，巴戟天 15 g，五爪龙 60 g，川断 15 g，柴胡 9 g，升麻 6 g，全蝎 9 g，当归 12 g，橘络 10 g。加减药物有僵蚕、全蝎、首乌、水蛭、枸杞子等。

患者生存达 5 年以上。

九、咸竹蜂

咸竹蜂，本名竹蜂，又名竹蜜蜂、留师、乌蜂、竹筒蜂、乌竹蜂、熊蜂、象蜂，为木蜂科木蜂属昆虫木蜂的干燥全虫。出自《本草纲目拾遗》："留师蜂如小指大，正黑色，啮竹为窠，蜜如稠糖，酸甜好食。"又谓："《六帖》云：竹蜜蜂，出蜀中。于野竹上结窠，绀色，大如鸡子，长寸许，有蒂，窠有蜜，甘倍常蜜，即此也。按今人家一种黑蜂，大如指头，能穴竹木而居，腹中有蜜，小儿扑杀取食，亦此类也。"味甘、酸，性寒，入胃、大肠经。功能清热化痰，利咽止痛，祛风定惊。用于风痰闭窍所致的失音不语，癫痫抽搐，咽喉肿痛，口疮，小儿惊风。

【应用特色】

邓教授治疗感冒咳久而咽痛甚者用咸竹蜂，岭南地区民间亦有将竹蜂置入载食盐容器内常年腌制，用时捣烂咸竹蜂以开水泡服治喉痛。

另有民间治疗咽喉肿痛偏方，用咸竹蜂 4 只、蟋蟀 4 只、胖大海 18 g、诃子 12 g、金果榄 18 g、甘草 9 g，煎水服。

十、布渣叶

布渣叶，又名蓑衣子、破布叶、麻布叶、蓑衣叶、崩补叶、泡卜布、山茶叶、火布麻，为椴树科破布叶属植物破布叶的干燥叶。本品为岭南习用草药。最早见于《生草药性备要》，名为"破布叶"，并载其："叶味酸，性平，无毒，解一切蛊胀，清黄气，消热毒。作茶饮，去食积。又名布渣"。1848年刊行的另一部岭南本草专著《本草求原》中才以"布渣叶"为正名收载，曰："即破布叶，酸甘，平。解一切蛊胀药毒，清热，消食积，黄疸。作茶饮佳"。另《广东通志》描述道："破布叶出阳江阳春恩平，状如掌而绿，岭南舟人多用，香烟毒水迷客，煎汤服之立解。"其后，多个文献对其均有介绍且被收录入《中华人民共和国药典》。虽然各文献以不同名称为正名记载该药，但其药物来源均为同一植物，故可确认各文献记载的药物为同一药材。本药适合于广东湿热气候。

本品味微酸、甘、淡，性平，入脾、胃、肝经。功效清热消滞，利湿退黄。用于感冒，中暑，食欲不振，消化不良，湿热食滞之脘腹痛，食少泄泻，湿热黄疸；还可用于治疗疮疡，蜈蚣咬伤。研究发现其含有生物碱、黄酮、挥发油、有机酸、鞣质、糖类、酚类等，具有保护心血管、抗衰老、杀虫等作用。药理实验提示，布渣叶水提物有比较好的解热、镇痛、抗急性炎症作用，具有良好的退黄与改善肝功能和显著促消化作用。

【应用特色】

布渣叶善消热滞、化痰，为常用的消导药。邓教授常以其配伍独脚金、鸡内金、麦芽、谷芽等，治疗小儿疳积、伤食之证。感冒食欲不振时也常加用布渣叶消食导滞。

岭南地区民间习惯用布渣叶煎茶作夏季饮料，谓有解渴、开胃作用。如用布渣叶和绿茶制成的布渣叶茶，有较好的消滞除积、和胃降逆的功效，小儿发生呃逆，常饮此茶可见效。用布渣叶和金银花、菊花等制成的五花加味茶，可祛除喉咙干痛、咽喉发炎、面部长痤疮、牙龈肿痛等"热气"症状。将布渣叶配以山楂、蜜枣煲成的蜜刺布渣茶，由于布渣叶及山楂肉均有去脂的作用，男女老幼均可服用，而当中有香甜的蜜枣，更适合肥胖人群减肥之用。也是去多品牌企业产品"甘和茶"、"六和茶"、"十味溪黄草颗粒"、"王老吉"和"仙草爽凉茶"等的主要组成药物之一。

【验案举例】

邵某某，男，54岁，干部，住院号12875。因心前区间歇发作针刺样疼痛及压迫感4年余，于1976年1月21日入院。1971年7~9月因陈旧性心肌梗死在某医院住院，出院月余后开始经常感到心前区间歇发作针刺样疼痛及压迫感，含服硝酸甘油片后始能缓解，近年来发作较频而入院。舌暗红，苔黄浊腻，脉缓。心电图：窦性心动过缓兼不齐，陈旧性后壁心肌梗死。中医诊断：胸痹，痰瘀闭阻型。西医诊断：冠心病，心绞痛，陈旧性后壁心肌梗死。

处方：党参15g，茯苓12g，法半夏9g，橘红4.5g，甘草4.5g，竹茹9g，枳实6g，布渣叶15g，郁金9g，藿香4.5g。

住院中期曾出现头痛，左手麻痹不适，用健脾补气法以四君子汤加味治疗。处方：党参15g，白术12g，茯苓15g，甘草4.5g，丹参12g，葛根30g，山楂子30g。后期又用温胆汤加味治疗直至出院。住院期间心绞痛发作症状明显减轻，无需含服硝酸甘油片。心电图复查：窦性心律不齐，陈旧性后壁心肌梗死。患者精神、食欲均正常，于1976年4月26日出院。

出院后续服温胆汤加味制成的丸剂。治疗追踪3个月，无心绞痛发作，病情稳定。

十一、火炭母

火炭母又名火炭藤、火炭毛、白炭星、白饭草、火炭须、喉科草、赤地利、斑鸠饭、大红袍，为蓼科蓼属植物火炭母的干燥全草。味酸、甘，性寒；入肝、脾经。本品为广东地区常用中草药，始载于《本草图经》，列入外草类，云："火炭母草，生南恩州原野中，味酸，无毒，去皮肤风热流注，骨节痈肿疼痛"。《植物名实图考》吴其浚曰："火炭母草俗呼乌炭子，以其子青黑如炭，小儿食之，冬春尚茂，俚医用以洗毒，消肿。"《唐本草》称为赤地利，谓："味酸、平，无毒。主赤白冷热诸痢，断血破血，带下赤白，生肌肉。所在山谷有之"。《生草药性备要》称："炒蜜食能止痢疾。敷疮、敷跌打、贴烂脚，拔毒、干水、敛口。"《岭南采药录》有："治小儿身热惊搐，臌胀。"用于湿热泄泻、痢疾、黄疸、咽喉肿痛。近有用于白喉、支气管炎、角膜云翳及角膜白斑、霉菌性阴道炎、子宫脱垂、小儿夏季热、脱肛、子宫颈癌等。外用治皮肤湿热疮毒、跌打肿痛。

据药理研究，本品对金黄色葡萄球菌及伤寒、痢疾、大肠等杆菌均有抑制作用；其水提物对离体豚鼠回肠有收缩作用；其煎剂对离体大鼠子宫有抑制作用。

【应用特色】

火炭母有清热利湿，凉血解毒的功效，邓教授常以其治疗急、慢性痢疾、结肠炎、溃疡性结肠炎等辨证属大肠湿热证者，疗效较好。对于肠炎泄泻者，邓教授常加番石榴叶或仅以新鲜番石榴叶单味煎水饮。

【验案举例】

李某某，女，39岁。2000年11月3日来诊。主诉：腹泻已2个月。大便烂有黏液，每日3次，未见脓血。伴左下腹痛，便后痛减，脉滑，舌暗红、薄黄苔。10月26日肠镜检查：镜下见乙状结肠普遍水肿，轻度充血。直肠12～14 cm处肿胀充血，肠腔稍变窄，欠平滑，表面见3处0.5 cm×0.5 cm息肉样增生，局部见糜烂，见2 cm×3 cm溃疡。（活检）病理诊断为：黏膜慢性炎症，急性活动局部糜烂。中医诊断：肝脾不调，湿热瘀滞。治则：健脾调肝，理气活血，清热祛湿。

处方：防风12 g，赤芍15 g，白术15 g，陈皮10 g，败酱草30 g，火炭母30 g，猫爪草30 g，延胡索15 g，丹皮15 g，水蛭12 g，甘草6 g。

二诊：服药7剂之后，症状无改善，舌苔黄腻。处方：防风12 g，赤芍12 g，白术15 g，陈皮10 g，延胡索15 g，黄连8 g，诃子15 g，广木香（后下）10 g，姜黄12 g，水蛭12 g，甘草6 g。

三诊：服药7剂之后，症状无改善。处方：上方去诃子、姜黄加地松炭30 g、败酱草30 g，土茯苓20 g。

四诊：服药7剂之后，大便1次/日，腹痛消失，此方连服6剂。

五诊：诉大便干结，每日1次，无腹痛，舌红苔净，脉细。处方 柴胡12 g，赤芍15 g，枳壳15 g，防风12 g，半枝莲30 g，败酱草30 g，莪术10 g，白花蛇舌草30 g，知母12 g，丹皮12 g，甘草6 g。

连服1个月，患者症状完全消失。2001年3月8日肠镜检查示：直肠黏膜上段局部充血，轻度水肿，未见溃疡糜烂（劳绍贤诊）。

腹痛腹泻，泻后痛减，为肝脾不调之主症。无论功能性或溃疡性结肠炎均可以"肝脾不调"证候论治。肝脾不调可选用痛泻要方与四逆散，腹泻可用痛泻要方，痛多便干者用四逆散，针对直肠炎症糜烂或溃疡加用清热解毒之品如败酱草、白花蛇舌草、半枝莲、黄连、火炭母、地榆均可使用。腹痛为气血瘀滞之表现，常用赤芍、丹皮、水蛭以活血，广木香、姜黄以行气止痛。

十二、鹅管石

鹅管石，又名钟乳石、海白石、珊瑚石，为枇杷珊瑚科盔形珊瑚属动物丛生盔形珊瑚或粗糙盔形珊瑚的石灰质骨骼。外形像鹅管而中空，故名鹅管石。味甘，性微温，入肺、胃、肾经。《本草求原》曰："暖肺纳气，治肺寒气逆，喘咳痰清。"功能温肺化痰、降气平喘、温肾壮阳、制酸、通乳，用于肺寒痰喘、肾虚阳痿、腰膝无力、胃痛泛酸、乳汁不通。

【应用特色】

鹅管石性味甘温，质重性降，故能壮阳温肺、降气以平喘。《本草经疏》载："石钟乳，其主咳逆上气者，以气虚则不得归元，发为斯证，乳性温而镇坠，使气得归元，则病自愈，故能主之也。"邓教授常用于治疗肺气肿，哮喘之缓解期，慢性支气管炎等。邓教授自拟"治肺气肿方"药物组成：五爪龙30g，太子参30g，白术15g，茯苓15g，甘草5g，苏子10g，莱菔子10g，白芥子10g，鹅管石30g。功能培土生金，降气除痰。咳嗽甚者加百部10g、紫菀10g、橘络10g；喘甚者加麻黄6g、地龙10g；兼食滞者加杧果核10g、布渣叶15g。

但久服可致胃石，不可不知。正如《本草纲目》所载："石钟乳，其气慓疾，令阳气暴充，饮食倍进，而形体壮盛。昧者得此自庆，益肆淫溢，精气暗损，石气独存，孤阳愈炽。久之，宫卫不从，发为淋渴，变为痈疽，是果乳石之过耶，抑人之自取耶。凡人阳明气衰，用此合诸药以救其衰，疾平则止，夫何不可。五谷五肉，久嗜不已，犹有偏绝之弊，况石药乎。"

【验案举例】

郑某，女，58岁，广州电池厂退休工人，住院号：0017522。因"反复咳嗽、咯痰10年，气促2年，加重伴胸闷2天"于2000年2月2日入院。入院时症见：神清，疲倦，时有咳嗽，咯白色黏痰，痰少，气促，不能平卧，胸闷心悸，口干不欲饮，纳眠差，二便调，双下肢不肿。查体：体温：36.3℃，心率：120次/分，呼吸：24次/分，血压156/90mmHg。形体偏瘦，唇绀，桶状胸，叩诊过清音，双肺呼吸音粗，可闻及干湿啰音。入院诊断：中医：肺胀（肺脾肾虚，痰瘀阻络）。西医：①慢性阻塞性肺病急性加重期；②慢性肺源性心脏病，慢性心功能不全，心功能Ⅳ级。入院后给予化痰止咳、活血通络之中药，配合头孢他啶、甲强龙、化痰片、硝酸甘油等抗感染、解痉、平喘、化痰、扩血管，配合雾化吸入，共治79天病情无明显好转，于2000年4月21日转入心脏中心，口服补心气口服液、头孢克洛干混悬剂等无明显好转。

4月28日延请邓教授查房，当时症见：神清，烦躁，面色少华，时感气促，动则尤甚，口干不多饮，纳可，睡眠差，二便调，舌质淡，边有瘀点，苔白腻，舌底脉络迂曲，六脉细弱，左寸尤甚，右寸浮。血常规，电解质均正常。邓教授查房后指示：中医诊断属肺胀，证型为肺脾肾虚、瘀痰阻络，治宜化痰宣肺、益气祛瘀，处方：苏子10g，莱菔子10g，白芥子10g，党参30g，五爪龙30g，茯苓15g，白术15g，田七末2g，炙甘草6g，蛤蚧1对，法半夏10g，鹅管石30g。6剂。

二诊：药后患者精神明显好转，心烦气促明显减轻，睡眠转佳，仍时有汗出，气促，纳可，二便调，舌淡暗，边有瘀点，苔薄黄，六脉弱，两寸浮。以温补肺肾、化痰祛瘀为法，处方：五爪龙50g，党参30g，麦冬10g，五味子10g，苏子10g，莱菔子10g，白芥子10g，法半夏30g，炙甘草6g，蛤蚧1对，田七末2g，白术15g，吉林红参10g（另炖）。7剂。

药后病情稳定而出院。

邓教授认为本病起病缓慢，日久肺脾肾虚，虚阳浮越于外，出现上述症状，是疾病严重阶段的表现，气虚不能蒸发津液上承，故口干不能饮。面色少华、汗出、舌淡均为虚象，因肺脾肾虚日久，津液失于宣布、转输、蒸化，聚而成痰，痰瘀内阻，故苔白腻，舌边有瘀点，舌底脉络迂曲，故本病重在正虚痰瘀。采用健脾温肺纳肾、化痰祛瘀并行的治法，用五爪龙、党参、茯苓、白术健脾益气，蛤蚧温肾纳气，鹅管石温肺化痰，莱菔子、白芥子、苏子降气化痰，法半夏化痰燥湿，田七末活血化瘀，切中病机，故收效甚捷。鹅管石又名钟乳石，能壮阳温肺，但久服可致胃石，故邓教授在药中病机、见效后及时去掉鹅管石，又继以麦冬、五味子养阴以防其温燥伤阴，实为奇妙。邓教授始终重视顾护正气，首诊化痰宣肺祛瘀之时不忘温补肺脾肾。待病情缓解，更加吉林参以补气扶正，值得我们深究。

十三、红丝线

红丝线，又名山蓝、红蓝、青红线、红线草、丝线草、观音草，为爵床科山蓝属植物山蓝的干燥地上部分。因其叶揉烂后放入开水中，片刻即有红色物释出如线状，故名"红丝线"，稍久则全变红色。最早记载见于《岭南采药录》："红丝线，草本，青色，形方，茎叶颇类狗肝菜，以之煎水，水变红色"，载其功能"治痰火咳嗽、吐血"。其性味甘、淡，微寒，入肺、肝经，具有清肺泻火、消肿解毒、散瘀止血、止咳化痰功效，可用于肺热痰多咳嗽、内伤咳血、吐血、毒蛇咬伤、中暑、伤风、气喘、小儿惊风。近有用于扁桃体炎、糖尿病、高血压、病毒性肝炎，外用治跌打瘀肿，扭挫伤肿痛等。据药理研究，红丝线具有调脂保肝、降血压、治疗糖尿病、抗乙型肝炎、抗氧化、增强免疫系统等作用。

用量、用法：煎服 15 ~ 30 g（鲜品 30 ~ 60 g）。外用适量，鲜品捣烂敷患处。

【应用特色】

邓教授认为红丝线有降压作用，常用红丝线 30 g、瘦猪肉 100 g 煎水饮用，治疗和预防高血压。

广东省珠三角一带民间亦喜用红丝线 20 ~ 30 g，用清水洗净加入猪骨或鸡、鸭肉，加水适量煲汤饮，以治肺热咳嗽。

因为此植物在煮过之后，能变成天然深红色，所以还可作为食物染色之用。广东台山人本地叫红榄，台山人一般将肥猪肉拌上剁碎轻炒的红榄，用来作为"台山咸肉粽"的香料，腌制过的肥猪肉能发出很特别的香味，所以作为正宗"台山粽"的标志之一！

十四、两面针

两面针，又名入地金牛、两边针、山椒、臭花椒、上山虎，下山虎、蔓椒根，为芸香科花椒属植物两面针的干燥根或根皮。系常绿藤本，藤茎及叶柄有小钩刺，叶中脉

第八讲

岭南草药应用心得

183

两面亦有小钩刺，故名"两面针"；叶互生，单数羽状复叶，小叶 5～11 片；小叶卵状椭圆形，有油点；根皮金黄色，故名"入地金牛"。本品味辛、苦，性平（温），有小毒，入脾、肝、胃经，有活血祛瘀、行气止痛、祛风通络之功效。《本经逢原》指出："能通经脉，去风毒、湿痹。"《本草求原》谓："治痰火病核，并急喉痰闭危笃，去外皮，煎水饮。"《岭南采药录》曰："理跌打及蛇伤。患牙痛，煎水含漱。"用于跌打损伤、风湿痹痛、胃痛、牙痛、毒蛇咬伤，外用治汤火烫伤；湿疹皮炎。近有用于表面麻醉、浸润麻醉，鲜叶外用于溃疡排脓。

据化学分析，本品含生物碱、黄酮苷、氨基酸，其有毒成分为布枯素。据药理研究，具有解痉、镇痛作用，本品所含的苯骈氮杂菲生物碱有抗肿瘤作用。

十五、狗肝菜

狗肝菜又名青蛇仔、金龙棒、野辣椒，民间称"本地羚羊"，是爵床科植物狗肝菜的全草，遍布两广、福建、台湾等树林下、溪边、路旁，夏秋采收，鲜用或晒干。狗肝菜始载于《岭南采药录》。肖步丹曰："梗青色，叶象杏仁。性寒凉，散热。有本地羚羊之称。凡觉热气盛，肝火重，服之甚有功效。"《陆川本草》："凉血，散热，解毒，利尿。治疮疖肿痛，痢疾，小便不利。"《岭南草药志》："清肝热，凉血，生津。除湿火骨痛，斑疹发热。"广西、广东、福建等地历来沿用本品。《中华人民共和国药典》1977 年版一部收载之，性味甘淡凉，入心、肝、肺、小肠经。功能：清热解毒、凉血利尿。适应证：感冒发热，咽喉肿痛，风热目赤，血热斑疹吐衄，湿热痢疾，小便不利以及小儿高热惊风。鲜用外敷痈疖肿毒、带状疱疹。

【应用特色】

单味使用预防和治疗感冒发热、咽喉肿痛、风热目赤、小便不利等症。用量：50～100 g 先浸泡药 10 分钟，去水，加清水 4 碗煎煮 20 分钟，去渣，加冰糖少许，再煎煮片刻，可作清凉饮料，暑天预防感冒发热或作治疗。每日 3 次，每次 200 ml。

复方使用本品 50～100 g 加入白虎汤和银翘散中辨证使用，治疗感冒、高热咳嗽、咽痛。每日 2 剂，4 小时服 1 剂，2 剂药渣合煎隔 4 小时再温服，即 1 日内服药 2 剂共 3 次。对于病毒性感冒症见高热，中西药治疗无效时，用此法多在 24 小时内退热。

粤东地区民间习惯将狗肝菜鲜品捣烂取汁，用冷开水冲服，治感冒高热，效果较好。

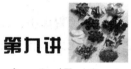

第九讲

食疗保健方用药心得

食疗又称食治，即利用食物来影响机体各方面的功能，使其获得健康或愈疾防病的一种方法。中医学很早就认识到食物不仅能营养，而且还能疗疾祛病。如近代医家张锡纯在《医学衷中参西录》中曾指出：食物"病人服之，不但疗病，并可充饥；不但充饥，更可适口，用之对症，病自渐愈，即不对症，亦无他患"。对于多种慢性虚损性疾病，临床正确诊断及其用药固然重要，但古人有云，药补不如食补，又有医食同源、药食同源之说。因此，正确的饮食指导将有利于疾病的早日康复。邓教授在临床采用药物治疗的同时，十分注重饮食调养，并多选用药、食两用之品进行调配，制成食疗保健方。既可治病，又可强身防病，并且与岭南群众爱用药膳的习惯相吻合，效果显著。

一、黄芪党参煲猪䐅（瘦猪肉）汤

【制作方法】

将猪腱（或瘦猪肉、猪脊骨、牛腱）250 g，黄芪 30～60 g，党参 15～30 g，或加五爪龙 30～60 g，慢火煮至猪肉烂熟，可加生姜 2 片、适量盐调味，食肉喝汤。

【功效应用】

本食疗方法补脾益损，适用于脾胃虚损之重症肌无力，其他神经肌肉疾病肌肉萎缩属脾胃虚损者也可。失眠者加百合 30 g；湿气重者，长期服用激素、抗胆碱酯酶药物治疗有肥胖虚肿者加薏苡仁 30 g；腹泻者加淮山药 30 g；心烦、燥热者加龙眼肉 30 g；复视者加枸杞子 30 g 或金钗石斛 10 g。

二、淮山杞子芡实薏苡仁汤

【制作方法】

将淮山药 30 g，枸杞子 10 g，芡实 30 g，薏苡仁 30 g，瘦猪肉适量慢火煮至猪肉烂熟，可加生姜 2 片、适量盐调味，食肉喝汤。

【功效应用】

本食疗方法有健脾益胃、补肾益精、祛湿利水的效果，适用于脾胃虚损，长期服用激素、抗胆碱酯酶药物治疗，有肥胖虚肿及胃肠不适之重症肌无力患者，可作为辅助治疗。

三、牛脹健脾补肾汤

【制作方法】

牛腱90 g，切碎，用凉开水1碗余，泡浸20分钟，水变至淡红色，牛肉肌脹之营养物质逐渐为水所溶解，再煮滚，慢火熬，约15分钟，去渣，服肉汁。

也可以用牛肉90 g，照上法烹煮，去渣服牛肉汁。可加生姜2片，食盐小许。

也可以配药材淮山药、枸杞子，煲汤或炖服；或配黄芪、党参、巴戟天、大枣、生姜，慢火煮，至牛肉烂熟，加适量盐调味，食肉喝汤；或配党参、川杜仲、生姜慢火煮，至牛肉烂熟，加适量盐调味，食肉喝汤。

【功效应用】

本食疗方法有健脾益气，补肾强筋的作用，用于脾胃虚弱、脾肾虚损之重症肌无力辅助治疗。

四、瘦猪肉汤

【制作方法】

瘦猪肉90 g，切碎，用水1碗余，泡浸20分钟，水变至淡红色，瘦猪肉之营养物质逐渐为水所溶解，再煮滚，慢火熬，约15分钟，去渣，服肉汁。可加生姜2片，食盐小许。

【功效应用】

本食疗方法有补肾养血、滋阴润燥的作用，适用于各种慢性虚损性消耗性疾病辅助治疗。

五、五爪龙猪脊骨汤

【制作方法】

五爪龙30～60 g，猪脊骨120 g，大枣、生姜、食盐适量。将五爪龙洗净，加水4

碗约 1000 ml，煲滚后慢火煎煮至 1 碗约 250 ml。

【功效应用】

本食疗方法有健脾益气、滋阴填髓之效，适用于有四肢无力，神疲气短，肌肉萎缩症状的神经肌肉疾病患者。

六、鱼胶（鱼鳔）瘦猪肉汤

【制作方法】

鱼胶 30 g，瘦猪肉 90 g，生姜、食盐适量，煲汤至奶白色。

【功效应用】

本食疗方法有补血滋阴之效，用于肝肾阴虚型重症肌无力，阴血不足之神经肌肉疾病患者。如兼有湿邪可加薏苡仁 30 g 一同煲汤。

七、马铃薯番茄瘦猪肉（猪脊骨）汤

【制作方法】

马铃薯 250 g，番茄 50 g，瘦猪肉（猪脊骨）90 g，食盐适量。加水 4 碗约 1000 ml，先煲马铃薯瘦猪肉，番茄后下，慢火煎煮至 1 碗约 250 ml。

【功效应用】

本食疗方法有健脾和胃、滋阴解毒之效，适于脾胃虚损兼有感染之肌肉疾病患者。

【用药心得】

重症肌无力是慢性虚损病，病程长，易复发，因此经过服药临床治愈后，仍需坚持服药 1~2 年，以免病情复发。邓教授认为本病饮食调养非常重要，患者要少食寒凉，多食温补。尽量避免服食芥菜、萝卜、绿豆、海带、紫菜、西洋菜、白菜、黄花菜、剑花、西瓜、苦瓜、冬瓜等寒凉之品；甘味食物能够起到补益、和中、缓急的作用，因此多以此来滋补强壮，性温食物，气虚阳虚者可以选用。

以上是重症肌无力或其他神经肌肉疾病的常用食疗方，其中黄芪、党参健脾益气，是邓教授治疗重症肌无力的主要药物；五爪龙为岭南草药，功同黄芪而稍弱，但补气不温燥，扶正不碍邪，更适合虚火体质或兼有外感者；淮山药滋精固肾，被称为"神仙之食"；芡实不但止精，而亦能生精，久食延龄益寿，与山药搭配补益肾精；薏苡仁主要功效在于健脾去湿，被称为"益寿的仙丹"，近现代医家还用于缓解长期服用激素所引起来的一系列副作用；枸杞子味甘、性平具有补肝益肾之功效，《本草纲目》中说"久服坚筋骨，轻身不老，耐寒暑"；杜仲补肝肾，强筋骨；巴戟天补肾阳，壮筋骨，祛风湿。以上诸药健脾补肾，补益气血，既是中医治疗重症肌无力的主要药物，也是日常饮食常用的甘温补益之品，日常煲汤或烹煮肉食，可用 30～60 g。注意五爪龙不可生用，需要炮制成饮片后方可服用。

肉类中以牛肉营养价值为最高，其性味甘平，含有丰富的蛋白质、脂肪、维生素 B 族、烟酸、钙、磷、铁、胆甾醇等，氨基酸组成比猪肉更接近人体需要，平人常食，能补气健身。《韩氏医通》谓："黄牛肉，补气，与绵黄芪同功。"广东珠江三角洲水热土湿，有部分患者服食牛肉后有燥热感觉，可改服瘦猪肉汤。瘦猪肉也是重症肌无力患者常用食品，味甘、咸，性平，具有补肾养血、滋阴润燥的作用。《随息居饮食谱》指出，猪肉"补肾液，充胃汁，滋肝阴，润肌肤，利二便，止消渴"。猪脊骨滋补肾阴，填补精髓，亦可作营养滋补之品常用。具体做法为将瘦猪肉切碎，用凉开水 1 碗余，泡浸 20 分钟水至淡红色，瘦猪肉之营养物质逐渐为水所溶解，再煮滚，慢火熬，约 15 分钟，服肉汁。

鱼胶、马铃薯、番茄，邓教授也常用于重症肌无力患者。鱼胶即鱼鳔（鱼呼吸的地方）的干制品，富胶质，故名鱼胶，也称鱼肚、花胶，素有"海洋人参"之誉。含有高级胶原蛋白、多种维生素及钙、锌、铁、硒等多种微量元素，能增强胃肠的消化吸收功能，提高食欲，能增强肌肉组织的韧性和弹力，增强体力，消除疲劳；又具有活血、补血、止血、御寒祛湿等功效，所以能提高免疫力，对于体质虚弱、真阴亏损、精神过劳的人士，作为进补更为合适。马铃薯味甘，性平，含淀粉质、蛋白质、钙、铁、钾和维生素 A、B_1、B_2，有和胃健中、解毒消肿的功效；番茄味酸、甘，性微寒，含蛋白质、脂肪、碳水化合物、钙、磷、铁、烟酸、胡萝卜素、苹果酸及维生素 B_1、B_2、C、P 等，有生津止渴、健胃消食、凉血平肝、滋润助长之功。

八、加味猪肤汤

【制作方法】

猪肤（鲜）60 g，百合 30 g，黄芪 15 g，淮山药 15 g。取猪皮，刮净表皮、毛根，去除皮下脂肪，切成小碎块，与药材一同放入瓦锅中，加水 2000 ml，以大火烧开，然后改文火慢炖，直至猪肤炖烂。

【功效应用】

猪皮甘凉，含蛋白质、脂肪、角质等，尤以胶质多，可以滋阴益血、滋润皮肤；

百合甘寒润滑，有清肺润燥止咳、清心安神的作用；黄芪甘温，补气升阳，利水消肿，而偏于补脾阳；山药甘平，补脾养肺，养阴生津，益肾固精，而侧重于补脾阴。四味合用煲汤，能益气润肺，生肌养皮，适用于手足皲裂、硬皮病。

九、沙虫干煮瘦肉

【制作方法】

沙虫干 50 g，猪瘦肉 200 g。洗净后一同放入炖盅中，加水适量，煮沸后改文火炖约 1 个小时，加盐调味，饮汤食猪肉。

【功效应用】

沙虫干是老少皆宜的营养滋补及食疗佳品，其性寒，味甘、咸，有滋阴降火、清肺补虚之功效；瘦猪肉味甘、咸，性平，具有补肾养血、滋阴润燥的作用。两味合用煲汤，有养阴润燥、益肺固肾之功效，适用于硬皮病、运动神经元疾病、肌营养不良、肺虚喘咳等各种慢性虚损性疾病。

十、甲鱼汤

【制作方法】

甲鱼 1 只，枸杞子 60 g。取甲鱼除去肠脏及头，洗净，放在锅内，加入枸杞子，添足清水，用文火慢慢煨熟，添下调味佐料，食甲鱼肉。

【功效应用】

甲鱼性寒，味咸，具有滋阴凉血、补益调中、补肾健骨、散结消痞等作用；枸杞子滋补肝肾，益精明目。两味合用煲汤，功能滋阴潜阳，补虚扶正，适用于硬皮病及其他虚损证患者。

十一、虫草鸡汤

【制作方法】

冬虫夏草 15～20 g，龙眼肉 10 g，大枣 15 g，鸡 1 只。将鸡宰好洗净，除内脏、大枣去核与冬虫夏草和龙眼肉，一起放进瓦锅内，加水适量，文火煮约 3 小时，调味后食用。

【功效应用】

冬虫夏草简称虫草，是冬季真菌寄生于虫草蛾幼虫体内，到了夏季发育而成；

是一种传统的名贵滋补中药材，有滋肺补肾、止血化痰、调节免疫系统功能、抗肿瘤、抗疲劳等多种功效。龙眼肉味道甜美爽口，且营养价值甚高，是常用滋补食品；具有补心脾、益气血之功能，对心脾血虚引起的心悸不安、失眠和记忆力减退有独特作用；乌骨鸡肉既是营养珍品，又是传统中药，可补气血、调阴阳、养阴清热、调经健脾、补肾固精。

本食疗方法功能补脾益肾养肺安神，适用于硬皮病肺脾肾虚者。

十二、田鸡油炖冰糖（雪蛤汤）

【制作方法】

田鸡油（哈蟆油）6 g，冰糖适量。田鸡油和冰糖放入锅内，加水适量，炖烂即可食用。

【功效应用】

蛤蟆油又名蛤士蟆油，含有大量的蛋白质、氨基酸、各种微量元素动物多肽物质；味甘、咸，性平；入肺、肾经；有补肾益精，养阴润肺等功能；不燥不火，尤其适合作为日常滋补之品。冰糖味甘、性平，入肺、脾经，有养阴生津、润肺止咳的功效。

本食疗方补肾益精、润肺养阴，适用于硬皮病，病后失调，产后虚弱，肺痨咳嗽吐血，盗汗。

【用药心得】

硬皮病是一种以局限性或弥漫性皮肤增厚和纤维化为特征，并累及心、肺、肾、消化道等内脏器官的结缔组织病。目前病因尚不清楚，多认为与免疫有关，主要以皮肤等组织增厚和硬化，最后发生萎缩为特点。根据其临床表现，将硬皮病归纳中医虚损证范畴。在药物治疗的同时，配合合理的饮食调养，对于本病的康复十分有益。

饮食调养宜少食寒凉，多食补益之品。因本病为虚损病，故多食田鸡油、沙虫干、雪蛤、猪肤、鳖甲等血肉有情之品，能补肾益精，充养身中形质。饮食宜清淡，宜食奶、鱼、蛋、瘦肉、豆制品等富含蛋白质食物，忌食绿豆、海带、冬瓜、西瓜等寒凉之品，以及烟、酒、浓茶、浓咖啡等各种辛辣刺激性食物。细嚼慢咽，少食多餐，如有吞咽困难时，应予流质饮食。

硬皮病是慢性虚损性疾病，病程较长，需要长期坚持治疗，患者应树立信心，保持心胸豁达，耐心配合治疗。在工作家务方面要量力而行，不能过度劳累。注意防寒保暖，防止感冒、感染和其他疾病，注意保护肢端和关节突出部位。适当参加太极拳、气功等健身活动，避免进行剧烈的体育运动。

十三、塘鲺黑豆汤

【制作方法】

塘鲺鱼 2 ~ 4 条，黑豆 60 ~ 90 g。塘鲺鱼去除内脏、鱼鳃等，洗净后放入瓦罐内，再加入乌豆，用文火煮熟，调味即可。也可以加入适量陈皮。

【功效应用】

塘鲺鱼又名胡子鲶鱼，营养丰富，每 100 g 鱼肉中含水分 64.1 g、蛋白质 14.4 g，并含有多种矿物质和微量元素。《本草求真》说："塘鲺鱼形似鳅，腮下有二横骨能刺人。"其味甘性温，有补中益阳、利小便、疗水肿等功效。黑豆味甘性微寒，含蛋白质、脂肪、糖类、黑色素、钙、磷、铁和维生素 A、维生素 B、烟酸等，能补肾益阴、健脾利湿、除热解毒。《本草求真》还记载它能"治腰膝酸痛"。加入理气化气的陈皮，可以调胃气。

本食疗方有强精壮骨和益寿作用。广东民间调理体虚、贫血、头晕目眩、自汗盗汗、耳鸣乏倦的滋补汤水，还可辅助治疗妇女血虚头痛、产后虚弱以及血小板减少等症。这汤在夏日时对中老年人汗多、头晕乏倦的症状有良好的调理作用。

十四、黑木耳瘦肉汤

【制作方法】

黑木耳 10 g，瘦猪肉 100 g，生姜 3 片，红枣 5 枚（去核）。加适量清水，共煮熟，放少许盐调味，吃肉喝汤。

【功效应用】

黑木耳味甘、性平，含有蛋白质、粗纤维、卵磷脂等成分，被赞为"素中之荤"，具有补气血、润肺、止血等作用。西医学研究证明，黑木耳具有抗氧化、调血脂、软化血管、止血等作用。本食疗方可用于降压调脂，预防心脑血管病。

十五、大鱼头汤

【制作方法】

大鱼头（鲢鱼头）1 个，天麻 5 g，川芎 5 g。大鱼头切为两边，用清水洗净，滚油煎过以去除鱼腥味，去掉多余油分后放入炖盅内，加入天麻、川芎和适量水，隔水炖，水沸后用文火继续炖约 1.5 个小时。可加盐调味。

【功效应用】

鱼头营养高、口味好，有助于增强男性性功能，并对降低血脂、健脑及延缓衰老有好处，是绝好的滋补品，尤其适合秋冬食用。天麻甘平，入肝经，功能息风止痉，平肝潜阳，祛风通络；川芎辛温，入肝、胆、心包经活血行气，祛风止痛。

本方平肝息风，通络止痛，祛风除湿，适用于高血压，头痛、眩晕属肝阳上扰者。

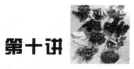

第十讲
外治法用药心得

中医外治法具有悠久的历史，操作简便，方法独特，疗效显著，适用证广，安全可靠等特点，倍受历代医家普遍重视而广为采用。《黄帝内经》就已主张外治疗法，如《素问·玉机真藏论篇》云："痹不仁肿痛……可烫及火灸刺而去之"。

邓铁涛教授在治病的过程中，既重视内治，又重视外治。他认为，内外都不可偏执，两者之间应该互相配合，互相补充，相得益彰，共治沉疴。正如清代医学家徐大椿所说："汤药不足尽病，病各有宜，缺一不可，若其病即有定所，在皮肤筋骨之间，用膏贴之，或提而出之，或攻而散之，较服药尤捷。"掌握一些简易的外治疗法，不但可减轻患者的痛苦，还可争取治疗时间，亦适合于急重症之抢救治疗。下面对邓教授常用之外治法做一一介绍（本章节部分内容参考《邓铁涛审定中医简便廉验治法》一书）。

一、浴足法治高血压

【药物组成】

怀牛膝 30 g，川芎 30 g，天麻 15 g，钩藤（后下）10 g，夏枯草 10 g，吴茱萸 10 g，肉桂 10 g。

【操作方法】

上方加水 2000 ml 煎煮，水沸后再煮 20 分钟，2～3 周为一疗程。玟汁趁温热（夏季 38℃～41℃，冬季 41℃～43℃），倒进恒温浴足盆内浴足 30 分钟，上下午各 1 次。

操作前测量汤剂的温度，检查浴足盆的性能是否良好，患者皮肤及生命体征情况，如有烧伤、烫伤、脓疱疮，以及有皮肤病者皆不宜浴足。浴足前不能事先用冷水浴足，时间安排在睡前或下午 3～4 点，饭后不要浴足，以免影响消化，浴足前排清大小便。

操作中注意观察患者的神志及有无不良反应，对一些神疲乏力头晕者，应在旁守护，做好安全措施。浴足时最佳状态为闭目浴足，并全神意想被洗的部位。浴足的过程中不要吹风，不要开空调，以防止感冒，天气寒冷时，注意保暖，可提高疗效。

浴足后抹干，穿干净袜子，如有足皲裂，水温不宜太高，泡后擦干，涂鱼肝油软膏。操作完毕后协助患者卧床休息，浴足盆进行清洁消毒。测量血压方法要规范：测量血压时要做到"四定"，即定血压计、定部位、定时间、定体位。而每次应连测血压3次，取其均值。

【应用心得】

该方有平肝潜阳，引火归元，通络息风，清热降火，活血行气通脉，补益肝肾，疏肝解郁，引肝气下降，气降火亦降等功效。全方合用，含滋水涵木，"釜底抽薪"之义。故对高血压患者有降压、缓解头痛之功。

浴足是具有中医特色的一种外部调养法，对高血压病有着较好的辅助治疗作用。邓教授强调"中药浴足这种看似简单的方法不能丢"。临床观察到，经过规范的浴足护理，患者住院时间缩短、症状缓解快、无毒副作用，患者乐于接受，经过电话随访，疗效稳定、确切，值得推广。广东省中医院吴焕林等报道用该方治疗高血压32例，降压疗效为显效9例，有效18例，无效5例，降压总有效率84.38%；症状疗效为显效12例，有效17例，无效3例，症状总有效率为90.63%。

二、拂痛外洗方治疗肢体痹痛

【药物组成】

海桐皮12g，细辛3g，祈艾12g，荆芥9g，吴茱萸15g，红花9g，桂枝9g，川断9g，当归尾6g，羌活9g，防风9g，生川乌12g，生姜12g，生葱连须5条（全株洗净）切碎，米酒30g，米醋30g。

【操作方法】

将上方煎成2000ml，分2次，每次用1000ml，药液不重复使用。

（1）熏洗法　适用于糖尿病足0级（指无开放性病变，但有明显供血不足）。

测药液温度40℃，浸洗患足及下肢20分钟。水温下降时，可随时加温，使药液保持温度。每天2次。根据病情需要，药汤可漫到踝关节或膝关节以上部位。

（2）湿敷法　适用于有开放性伤口需要避开伤口者。

将煎好的药汤趁热到入盆内，用消毒纱布7~8层或干净软布数层蘸药汤，趁热摊敷在患处，注意不要烫伤，另用一块消毒纱布不断地蘸药汤淋渍患处，持续淋渍20分钟。

【应用心得】

此方为邓教授家传方，也是多年临床中用之有效的经验方，对股动脉硬化、血栓闭塞性脉管炎等一类因脉络瘀阻而见肢体痹痛的患者屡效。方中用大队温经散寒、养血通经之品，配合少量祛风药，从而达到痛止血行络通的作用。此方体现了中医传统外治用药的特点，即取猛、生、香药，外治宗师吴师机认为："假（借）猛药，生药，香药，率领群药，开结行滞，直达其所，俾令攻决滋助，元不如志，一归于气血流通而病自己"。猛、生药均为气味俱厚之品，因未经炮制，故能保留较多的有效成分，并对局部穴位起到针灸样刺激作用。此方中猛药如川乌、吴茱萸，生药如葱、艾叶、细辛。香药即芳香走窜之品，如当归尾、红花，此类药能促进血液循环和腺体分泌，还兼有皮肤渗透剂作用。此处方特别之处在于轻用了风药如荆芥、独活、羌活、防风、海桐皮，使在血络之邪可借风药托出体外。方中生葱、米酒、米醋作用很重要，其功效为辛散酸收，走窜渗透，方中各种草药的功效借此三味，加强了活血通经的功效，有助于机体组织对药物的吸收。《本草纲目·卷二十五》载："米醋气味苦温，无毒，能消肿痛，散水气，杀血毒，理诸药……散瘀血。"醋具有活血化瘀、通络散结、消肿止痛功效。酒，《本草拾遗》载其："杀白邪，去恶气，通血脉，厚胃肠，润皮肤，散冷气"。此方用葱、醋、酒共同作用，辛散酸收，走窜渗透，增强了活血散结通透之功，使上述诸药更好更快地达到病所。

股动脉硬化、血栓闭塞性脉管炎、糖尿病足等病症运用外洗药熏洗相当重要，邓教授从自己多年丰富的实践中总结出："运用外洗药熏洗很重要，药能直接作用于病所，而且脉中之血得温熏热洗必加强其运行，有利于瘀阻得化解"。本方有祛风活血，通络止痛功效，上方热洗或湿敷，使药物从肌表直接作用于病所，再加上与内服药配合，相得益彰，治疗肢节疼痛，风寒湿痹，瘀痹以及糖尿病足等效果甚佳。

此方温行力大，但兼有燥性，内服对本虚之证容易耗阴伤血，且用方太杂，不成理法，不宜内服，以免耗伤阴血。

例　曹某，男，50岁，司机，2002年2月初诊。糖尿病2型发现1个月，双下肢麻木疼痛1个月，每晚痛如火烧，不能入睡，经服盐酸曲马多、安定、阿司匹林等药都不能止痛，下肢动脉彩超示：双足动脉供血正常。10 g尼龙丝检查（＋），踝肱血压指数0.9，下肢皮温较身体其他部位低0.1℃～0.2℃，皮肤无开放性伤口。诊断：糖尿病足0级。经用拂痛外洗方药液浸泡治疗，当晚皮温即恢复正常，疼痛略减轻，可入睡2小时，连续治疗30天，配合中药益气化瘀祛湿之品，疼痛症状消失，行走自如。此后用中西医结合治疗控制血糖、血脂在正常范围之内，随访2年未复发。

三、砂糖外敷治溃疡

【药物组成】

白砂糖适量。

【操作方法】

把白砂糖铺填满溃疡面，并使之稍堆隆起，然后用脱敏胶布条叠瓦式封贴好，3～5天后，待白砂糖溶化，封贴胶布的表面按之出现波动感即可换药，再用白砂糖如前法敷贴之，直至溃疡面愈合。

【应用心得】

白糖（又称砂糖、绵白糖）作药治疗溃疡，早已有之。清代名医王清任有"木耳散"，"治溃烂诸疮，效不可言"。近30年西医学用于治疗褥疮、脓肿，妇科外科术后止血，疗效较好。

对于白砂糖能抑制细菌的生长，缺少临床经验的年轻医生往往半信半疑，他们在使用砂糖外敷溃疡面时，会同时加入抗生素类药，但往往适得其反，愈合过程反而减慢了。邓教授指出："慢性溃疡和褥疮所致溃疡面大而深，往往是机体虚损太过，属日久不愈之阴疮范围，又患疮日久在床，翻转身体困难，故局部辨证应为虚损之证，主要矛盾在于正气衰败，气血亏虚，复生不能；抗生素治疗，毕竟是攻伐之法，正气受伐，生机不旺，肌肤怎能复生？砂糖之作用，重点不在于抑菌，而在于给溃疡面有一个营养的环境，这符合中医扶正祛邪的原理，故能生效。并有可能是白砂糖造成的高渗压能把创口中的细菌水分吸出，从而使细菌处于脱水状态而灭活。且白糖来源充足、经济，对人体组织无刺激，所以患者乐于接受。"

广州市编的《科技动态》（1989年22期）曾刊载《国外用砂糖治疗术后感染》的信息："手术后的伤口常常发生肿脓和感染，通常多采用抗生素治疗，但往往产生副作用，例如菌群失调。法国巴黎比夏医院试用普通砂糖填塞患者创口，已取得明显疗效……下肢慢性溃疡，长期难以愈合，这是由于下肢血液供给较差所致。有人试用砂糖来覆盖溃疡面，同样也取得很好疗效。"法国研究人员认为："砂糖之所以能治好溃疡，是因为糖所造成的高渗压能把创口中细菌的水分吸出，从而使细菌处于脱水状态；糖还可以阻碍细菌接近毗邻的营养物。不过砂糖疗效的这种解释还在争论中。"信息没有注明是什么时候发现的，是他们发现的还是引用别人的经验。其实用单味砂糖作为药物外敷治疗溃疡，在我国有悠久的历史。首见于一千多年前的《唐本草》，明·李时珍《本草纲目》亦将其收载于果部砂糖下，称"以蔗汁过樟木槽，取而煎成……如霜者为糖霜"即为本文所指之白糖。《本草纲目》详尽记载其气味、主治和功效，载有外用白糖治疗"虎伤人疮"。清代名医王清任《医林改错》就有用砂糖做药的方剂，该方名为"木耳散"，本方"治溃烂诸疮，效不可言，不可轻视此方，木耳一两（焙干研末），白砂糖一两（和匀），以温水浸如糊，敷之缚之"。民国《范文圃文辑》记载用五倍子煅黄糖治疗背痈。

砂糖外敷法对褥疮所致的溃疡，以及慢性难愈的溃疡较为适宜。

1. 糖尿病足

糖尿病足辨证为气血亏虚证型且局部处于生肌长肉阶段，可采用白糖外敷，以促进局部组织生长，使创面更快地愈合。西医学认为白糖呈酸性，吸水性强，有高渗作用，能减轻局部水肿，使细菌在高渗的环境中脱水，菌体蛋白质变性，致细菌停止生长而死亡；白糖酸化后降低局部环境的 pH 值，不利于一般化脓性细菌的生长；改善创面细胞的营养及新陈代谢，促进肉芽组织生长。以白糖外敷治疗伤口感染，不同于其他局部消毒剂和抗生素的作用，不会因局部消毒剂破坏正常组织细胞，也不会因局部使用抗生素而产生耐药性菌株。

例　杨某，女，72 岁，因 2 型糖尿病合并右下肢烫伤 2 周。于 2002 年 2 月 20 日入住广州中医药大学第一附属医院六内科，住院号：131392。全身症见：恶寒发热，体温 39℃，无汗，心悸气促，神疲乏力，纳呆，口苦，咽中生疮，夜尿多，4～5 次/晚，大便 3 日未行，舌淡红、苔薄白，脉左寸关浮，右尺浮大，右寸无力，局部症见右下肢踝部 6 cm×20 cm 疮口，流恶臭脓液，质较清稀，周围皮肤暗红，发热。清疮时见一条肌腱已变黑，止血钳可深探及骨；X 片显示未见骨膜感染征象。局部分泌物培养为金黄色葡萄球菌，口腔分泌物培养为白色念珠菌。中医诊断：糖尿病坏疽。西医诊断：糖尿病足，3 级。分析：入院时患者年高，因为烫伤，全身症状见恶寒发热，口苦，咽中生疮，脉象见左寸浮数。追问家属，称患者有外感风寒史，四诊合参，辨证为邪郁少阳表证，予以小柴胡汤和解少阳，未用抗生素及抗真菌药物；患肢局部用皮维碘纱条引流。2 剂汤药后，全身症状明显改善，寒热解，神智清，口腔溃疡大减。全身症状改善后，局部分泌物也大为减少。表解后，症见全身疲倦乏力，纳呆，口渴喜饮热水，舌淡红嫩苔薄滑，脉以尺部为主，寸关皆弱。局部症状见脓液清晰，恶臭已消。此时辨证抓住脾肾阳虚这一主要病机，运用真武汤为主，合二陈汤兼化痰湿，重用黄芪以补气升提拔脓。服药 1 个月后，全身症状得以改善；局部分泌物消失，肉芽嫩红色。此时辨证为阴阳两虚，继续予金匮肾气丸加田七片加减，局部与白糖外敷以生肌长肉，持续用药至出院。前后共治疗 112 天，局部伤口完全愈合出院。随访 1 年未见复发。

2. 下肢慢性溃疡

邓教授于 20 世纪 70 年代初期在广东新会县巡回医疗时，已有试用砂糖治愈慢性溃疡 1 例的经历。患者为生产队长，数月前因高热住院，静脉滴注正肾上腺素渗漏以致下肢慢性溃疡，溃疡在右膝内侧之下，面积约 2 cm×2 cm，形如漏斗，已看见大隐静脉，数月未愈。取砂糖满盖溃疡面，外用叠瓦式胶布贴紧，3 日后溃疡已变小变浅，再敷 1 次白砂糖遂愈，时间不过 10 天。

四、黑木耳外敷法治创面肉芽过剩

【药物组成】

黑木耳适量。

【操作方法】

取平柔、肥厚而无缺损的木耳，用温开水浸透胀大后，乙醇消毒。伤口周围及肉芽用生理盐水清洗消毒后，将木耳平敷贴于肉芽上，纱布包扎，约 3 ~ 4 天拆开观察 1 次。一般 1 次可愈。

【应用心得】

此法源于《中药大辞典》木耳条之"临床报道"。据报道此法治疗 2 例，均于 3 天后痊愈。据其分析，木耳疏松易收缩，吸水性强，能将肉芽中的水分大量吸收，使肉芽开始干萎；加之木耳干燥后，收缩皱凸，给肉芽均匀压力，使肉芽过剩部分褪平，上皮细胞随着向中心生长，伤口易于愈合。

五、灌肠方

【药物组成】

大黄 30 g，槐花 30 g，崩大碗 30 g，紫苏叶 10 g，益母草 30 g。

【操作方法】

将上药加水煎至 200 ml，紫金锭 3 片，溶化，保留灌肠。

【应用心得】

本方清热解毒，用于一氧化碳中毒，昏迷，脓毒血症。

例　吴某，男，26 岁。初诊：1985 年 9 月 17 日。1985 年 9 月 15 日早晨 6 时半左右，患者入砖窑内进行清理工作，50 分钟后被工友发现晕倒在窑内，昏迷不醒，急送来本院急诊室抢救。查体：颜面粉红，唇红，呼吸浅促，节律快慢不等（每分钟 20 ~ 40 次），脉搏 120 次/分，血压 140/70 mmHg，心率 120 次/分，律齐。头颅躯干四肢均无创伤，双瞳孔等圆等大，对光反射迟钝，颈软。西医诊断：一氧化碳中毒。按常规抢救一天一夜，未见转机。遂于 9 月 17 日上午邀邓教授会诊。诊查：患者昏迷不醒，呼之不应。面色瘀暗，面目浮肿，全身肿胀，肌肤灼热，呼吸喘促，痰涎壅盛，戴眼反折

（瞳仁瞧下瞧内，仅见瞳仁边缘），口气臭秽难闻，二便闭塞不通。舌瘀暗，苔厚浊，脉洪大而数。辨证：今邪毒之气上犯肺系，逆传心包，致使患者痰毒蒙心，闭塞清空，昏迷不醒。治法：因患者喉头水肿，吞咽反射消失，无法插管鼻饲，故采用下述特殊服药法。处方：①安宫牛黄丸1个，用清水10 ml化开不停地蘸点于患者舌上，干则加冷开水搅匀继续点舌；②生大黄30 g、崩大碗30 g、苏叶15 g，煎水取汁200 ml，再加紫金锭3片，溶化后作保留灌肠。一日2次。

　　二诊：9月20日。3天内经用安宫牛黄丸5个，6次灌肠后，患者体温降至37.5℃，痰涎明显减少，已停用吸痰机，解除心电监护，压迫眶上神经有痛苦表情，角膜反射及瞳孔对光反射恢复，患者由深昏迷转为浅昏迷。病有转机，治守前法，用牛黄粉每日1 g溶水点舌以取代安宫牛黄丸；灌肠法同前。

　　三诊：9月21日。患者之尿液检验发现真菌，此乃湿毒之邪蕴留下焦，浊气上蒙心窍，药量尚轻，未能胜邪，腑气未通，毒未全祛。故加大牛黄粉之用量，每天2 g溶水点舌；灌肠改用二方：上午用苇茎30 g、桃仁12 g、冬瓜仁30 g，煎水取汁200 ml保留灌肠；下午用生大黄30 g、崩大碗30 g、鲜车前草30 g如法灌肠。

　　四诊：9月23日。患者已有吞咽反射。处方：陈皮6 g，法半夏10 g，胆南星12 g，竹茹10 g，枳壳6 g，菖蒲6 g，远志6 g，郁金10 g，桃仁12 g，羚羊角骨25 g（先煎）。每天1剂，鼻饲。灌肠法用前方药。

　　五诊：9月25日。患者体温降至正常，双肺啰音消失，呼吸平顺，已能睁开双眼，神志复苏，生理反射存在。小便常规及心电图恢复正常。病入坦途，遂转入病房继续调治，未再会诊。

六、点舌法治昏迷

【药物组成】

开窍药适量。

【操作方法】

　　点舌之法，就是用紫雪丹、安宫牛黄丸、苏合香丸，或含有冰片、麝香、牛黄的丸散点放舌上，用时将药丸水溶后用棉签蘸点舌上，不停地点。凡丸药厚铺舌面，则用开水点化之，化薄后继续点药。

【应用心得】

　　对于急危重症患者出现昏迷不省，牙关紧闭时，给治疗用药带来一定的困难。而点舌法是运用芳香走窜、醒脑开窍的中药用开水化开点于舌上，俾药物从舌上吸收，对于重症昏迷、吞咽反射消失的患者，有时能起到醒脑、恢复吞咽之作用，开辟了抢救昏迷患者的给药新途径。经临床观察，点舌后昏迷患者痰涎分泌物明显减少，对促进患者复苏，争取治疗时间起着重要的作用，为抢救昏迷患者的一种简便有效的方法。该法是根据"心主神明"、"舌为心之苗窍"的中医理论，结合临床实际所创造的新方法，值得进一步推广。

例1　20 世纪 80 年代搞急症研究，广州中医药大学附属医院曾收治 1 例心肌梗死合并心律紊乱、心衰、感染的患者，患者已昏迷，吞咽反射消失，邓教授诊断为真心痛合并暑入心包之证，急用至宝丹 1 枚按上述方法点舌。约半小时，患者已有吞咽反射，为口服中药治疗打开了大门。口服处方：①高丽参炖服；②清暑热兼活血之剂。第二天患者清醒但突然腹胀甚，经用冬清油外擦及置放肛管排气等处理无效，急用大黄 30 g 煎水灌肠而解，证明患者既有心脏之本病又有暑热食滞之标证，其后连用 5 枚至宝丹，曾用生脉散注射液 1 次及西医治心肌梗死之常法，结果抢救成功，步行出院。

例2　邓教授曾经将点舌法写成文章发表在《新中医》1986 年第 3 期的"耕耘医话"里，引起了同行的共鸣，广西靖西解放军 54261 部队医院周永辉医生也撰文说"点舌"抢救危症确有良效。现录其病例如下以兹佐证。

农某，男，76 岁，农民。1978 年 9 月 16 日晚饭后洗脚时，突然神志昏迷、坠地，左侧上下肢随即僵硬，呼之不应，其家人邀余诊治。查：舌绛、苔黄，脉弦清。血压 240/200 mmHg，诊为中风。遂以"点舌"法施治，即取麝香、冰片少许，开水溶化，不断以棉签蘸药点于舌上。30 分钟后，患者左侧上下肢变软，神志略清，血压亦降至 200/180 mmHg，同时投入人参、生半夏、沙参、地龙各 10 g，生南星 6 g，生附子 5 g 煎服调理。次日下午患者能坐起进食，神志清楚，5 天后竟能外出放牛而告愈。

例3　陈某，男，62 岁，中医师。初诊：1984 年 5 月 9 日。患者于 1984 年 5 月 8 日晚洗头时突觉右侧上下肢活动无力，继而出现失语，右侧上下肢体偏瘫，神志昏迷，即请当地卫生所值班医，血压 160/110 mmHg。经检查，体温 37.8℃。神志昏迷，被动体位，体胖，面赤身热，双瞳孔等圆等大，右鼻唇沟变浅，口角左歪，颈软，肺气肿征，双肺底可闻小湿啰音，心率 104 次/分，律不整，右侧上下肢体弛缓，巴彬斯基征阳性。既往史：有高血压病史 10 多年，平素嗜烟酒。起病后曾请附近医院神经科医师会诊，拟为"脑出血与脑血栓相鉴别，建议暂不宜搬动，应原地治疗，待病情稳定后再送医院作 CT 进一步确诊"，因所在地为工厂卫生所，鉴于设备及医疗条件所限，治疗上颇感棘手，遂请邓教授会诊。诊查：症如上述，烦躁，间有抽筋，气粗口臭，喉间痰声漉漉，大小便闭，口唇红而干，舌红绛，苔黄厚干焦，脉弦滑数。辨证：中风证（直中脏腑）。证属肝风内动，痰瘀阻塞清窍。治法：平肝息风，豁痰化瘀开窍。处方：①安宫牛黄丸每天一粒半，其中一粒内服，余半粒用冷开水 10 ml 调匀，用棉枝频频点舌；②针泻双侧太冲；③中药：羚羊角骨 30 g（先煎），竹茹 12 g，天竺黄 5 g，草决明 20 g，胆南星、地龙、田七片（先煎）、橘红各 10 g，连翘 12 g，陈皮 5 g，丹参 18 g，每天 1

剂，连服 4 天。第二天由于患者合并肺部感染较明显，故加强抗感染，肌注青霉素 80 万 U、链霉素 1 g，每天 2 次，连用 1 周。

二诊：5 月 13 日。患者神智转清，喉间痰鸣消失，呼吸平顺，口臭略减，失语及右侧上下肢偏瘫如前，大便自起病后闭结，舌红，苔黄厚干，脉弦滑。血压 140/90 mmHg。处方：①安宫牛黄丸用法同前；②大黄 30 g，煎水 200 ml 低位保留灌肠（灌肠后约 1 小时排便 3 次，量约 1000 g）；③中药：石决明 30 g（先煎），竹茹 12 g，白芍 15 g，枳实、石菖蒲、胆南星、法半夏、田七片（先煎）、橘络、丹参各 10 g，太子参 20 g，每天 1 剂，连服 4 天。

5 月 17 日外出到某医院作颅脑 CT 检查（CT 号为 2116），意见为：大脑左半球底部和内囊部位血肿（大小约 5.5 cm×3.6 cm×6 cm）。因病情稳定，经家属要求于 5 月 17 日转某中医院住院。住院期间，中药用安宫牛黄丸、温胆汤，西药用能量合剂，醒脑净等。

三诊：6 月 6 日。神清，体倦神疲，语言不利，右侧肢体偏瘫，二便自调，舌质淡，苔薄白，脉细。证属气血两虚，脉络瘀阻。改用益气养血、祛瘀通络，拟方用补阳还五汤加味。处方：黄芪 100 g，赤芍、川芎、当归尾、桃仁、红花各 6 g，地龙、石菖蒲各 10 g，五爪龙、鸡血藤各 30 g，每天 1 剂。另加服猴枣散早晚各 1 支，用上方为基本方加减做善后调治近 1 年。

1985 年 6 月 6 日颅脑 CT 复查意见为：大脑左半球血肿吸收后空洞形成。现患者仍健在，生活基本能自理。

七、灯火燋痄腮（腮腺炎）

【药物组成】

灯心草一根。

【操作方法】

选取灯心草一根，蘸食油后在纸上轻轻一搓，使其含油适量，点燃之后，对准角孙穴一燋，灯火在穴位上瞬间爆开，发出"啪"的响声后火灭，便是一燋。这就是灯心火熄治腮腺炎之法。

注：角孙穴，平耳尖，直上入发际处。取穴时可将耳廓按垂直方向为轴线向前屈摺，上耳尖平对的颞颥部入发际处便是该穴。为了火熄方便，可将该穴上的头发剪剃干净，做上记号，用灯火一爆即可。

【应用心得】

灯心燋，多流行于乡村民间，医院用者甚少，其实灯火燋可以治病，而且可以治难病大病。邓教授用此法治疗痄腮（腮腺炎），方法简单，有验、便、廉之效应，值得提倡。

痄腮一病，由风湿热毒所致，病邪从口鼻而入，壅阻少阳经脉，郁而不散，结于腮部，致使耳部腮颊漫肿实硬疼痛而发病。角孙穴之功效是清热散风、消肿化瘀。此穴不但在少阳三焦经上，而且为足少阳胆经的交会穴，此二少阳经，一者绕耳背而过耳下，一者走耳前而达腮颊；其名"角孙"，是指该穴位在头角，有一孙脉从穴分出屈行下颊，故名"角孙"。在该穴施治，则能同时振奋两经，经脉流通，气血畅旺，郁结之邪得以驱散，"通则不痛"，腮部漫肿疼痛得以消除。此外，角孙穴又是少阳三焦与阳明大肠经之交会穴，虽说此病为温毒之邪从口鼻而入，壅阻少阳，郁结于腮部而成，但"温邪上受，首先犯肺"，所以肺卫亦同时受病。大肠与肺相表里，今阳明大肠经气振奋，则腑气能通，肺能清肃，气机通调，"肺朝百脉"之功能得以保障，从而调动起全身正气以抗邪。可见，选用角孙穴，既能针对病位，又能顾及整体，是针对性较强的穴位。灯心火燋之，一者有"火者散也"之意，用火攻，能散肌表郁结之邪；二者，燋火虽在瞬息之间，但作用时间长，疗效确切。

治疗痄腮用内服药兼外敷或外搽药，虽然可愈，但时间较长，疼痛减轻的也不够理想。若用此法，宜及时早用。当一侧初起，即于患侧之角孙穴用灯火一燋，只一燋便可以（亦可加服中药，不用其他外治法），往往另一侧便不会发病，而且疼痛减轻较快，若两侧齐发，则于两侧角孙穴各一燋，加服中药，亦易治愈。由于疗效快，故继发睾丸炎者极少。邓教授用此法多年，未见失败之病例。邓教授的学术继承人邓中光亦屡用此法取效。80 年间，他单位邻近的幼儿园老师因知其在前 1 年用此法治愈了几个该院的学童，便一下子拖了七八个患痄腮的小孩前去就医，他亦用此法治之，迅速控制了病情的蔓延。

《幼科铁镜》有十三燋火治疗脐风之法。广州著名儿科医家杨鹤龄，清末在有住院病床之育婴堂当医生，能全面观察患儿治疗之经过，积累了丰富而可靠的宝贵经验，后由门生为他总结，写成《杨氏儿科经验述要》一书。他治脐风用灯心火八燋，即眉心、水沟、承浆、脐正中及离开肚脐约半寸之上下左右各一燋。他说："余经手治疗此证颇多，深知此证必须施用灯心火，始有转机，不可轻视也。"从《幼科铁镜》（1695 年）到杨氏历经 200 多年，一脉相承，且疗效确切。邓教授于 1965 年下乡巡回医疗时曾治疗 1 例"脐风"。接诊时，患儿之母将孩子放下便扭头走掉了，大概她认为患儿是无法救治的了。当时患儿正在撮口抽搐，面色紫黑，急取灯芯按十三燋法，一燋囟门，一声哭叫，撮口即开，面色转好；接着眉心、水沟、承浆、少商（双侧）、脐中各一燋，脐外周边六燋，共十三燋火，抽搐缓解。另处下方：蝉蜕 49 只，全蝎、僵蚕各 9 g，煎服 1 剂。3 天后又有轻微抽搐，再用十三燋火 1 次，经后来追踪，病已痊愈。

灯火燋还多用来治疗缠腰火丹（带状疱疹）、火疗疮等，这足以说明灯火燋治法简单而有奇效。

八、治外痔方

【药物组成】

榕树须 60 ~ 100 g，苏木 20 ~ 30 g。

【操作方法】

煎水熏洗患处。

【用药心得】

榕树须是桑科常绿植物榕树的气根。榕树须味苦涩，性平，具有祛风清热、活血解毒的效能。现代药理研究证明，榕树须含有酚类、氨基酸、有机酸、糖类，可用于治疗流感、百日咳、麻疹不透、扁桃体炎、眼结膜炎、疝气腹痛、风湿骨痛、牙痛、鼻衄、血淋、跌打损伤。苏木为豆科植物苏木的干燥心材，味甘咸，性平，入心、肝、胃、大肠经。功能活血祛瘀，消肿定痛，主妇人血滞经闭、痛经、产后瘀阻心腹痛、产后血晕、痈肿、跌打损伤、破伤风。

邓教授常用二药煎水煎水熏洗患处，功效活血、软坚、消肿、止痛，主治外痔。

九、治肛裂方

【药物组成】

煅炉甘石研末 3 份，珍珠层粉 1 份。

【操作方法】

上药加凡士林适量和匀，搽。

【应用心得】

煅炉甘石味甘，性平，入胃经。功能解毒明目退翳，收湿止痒敛疮，用于目赤肿痛、眼缘赤烂、翳膜胬肉、溃疡不敛、脓水淋漓、湿疮、皮肤瘙痒。珍珠层粉是珍珠贝内壁磨成粉。其具有敷面祛斑、治疗皮肤过敏、去痘、润肤等多重功效。《本草纲目》里称其为"真珠"，"气味甘，无毒，涂面令人润泽好颜色，除面痘，解痘疗毒"。

邓教授常用二药磨粉加入凡士林，外搽患处，功效收敛生肌，主治肛裂。